診療に活かす！

ホルモンからおさえる 牛の繁殖

著　三浦亮太朗

緑書房

序 文

牛の繁殖診療は，繁殖障害を有する個体の診察と治療，および効率的な妊娠牛の獲得のために行うことから，臨床獣医師の診療業務において大きなウェイトを占めています。農場の状況や要望などに合わせて検診を行うこともあり，どのような選択が良いのか頭を悩ませている獣医師は多いのではないでしょうか。繁殖診療で農場にとって最良の選択をしていくためには，牛の繁殖生理，特にホルモンの性質や役割を十分に理解することが第一歩と言えるでしょう。また，これらのホルモンはそれぞれが独自の動きをしており，牛の繁殖状態をより正確に評価するには，現在の一時点での評価だけでなく，複数のホルモンが過去からどのように推移し，そして未来においてどのように変化していくのかを予測していくことが非常に重要であると私は考えています。

本書は，月刊『臨床獣医』の連載「ホルモンから押さえる牛の繁殖」(2022 年 12 月号～2024 年 5 月号，全 18 回)をもとにまとめたものですが，書籍化にあたっては全編に加筆・修正を施し，さらに新規項目を組み入れました。まず，繁殖生理に関わるホルモンについて，生理的意義といった基礎から臨床応用などの実践的な内容までを詳細に解説しました。個々のホルモンについては少々細かい内容も含まれていると感じるかもしれませんが，それらを理解することが繁殖診療の質向上につながることは間違いありません。続いて，発情周期，繁殖検診，発情同期化・排卵同期化，繁殖障害を解説し，繁殖診療に悩む獣医師だけでなく，繁殖診療により力を入れて取り組みたい獣医師にも役立つ内容を盛り込んだつもりです。本書が，牛の臨床に携わる獣医師の繁殖診療における処置の選択や診療方針決定のエビデンスとなり，それぞれの牛に最適な処置を選択できる一助になれば幸甚です。

2024 年 12 月

三浦亮太朗

目　次

第3章 繁殖検診

第4章 発情同期化・排卵同期化

第5章 フローチャートでみる繁殖障害

ご注意

本書の内容は，最新の科学的知見をもとに細心の注意をもって記載されています。しかし，獣医学や畜産学などの著しい発展からみて，記載された内容がすべての点において完全であると保証するものではありません。実際の症例へ応用する場合は，用法・用量などをチェックし，各獣医師の責任の下，注意深く診療を行ってください。また，動物用医薬品などを用いた適応外処方の場合においても，各獣医師の責任の下，慎重に使用してください。本書記載の治療法，薬用量などによる不測の事故に対して，著者，編集者ならびに出版社は，その責を負いかねます。

（株式会社 緑書房）

第２章 発情周期 2-2 発情周期中の発情徴候 p.96～97

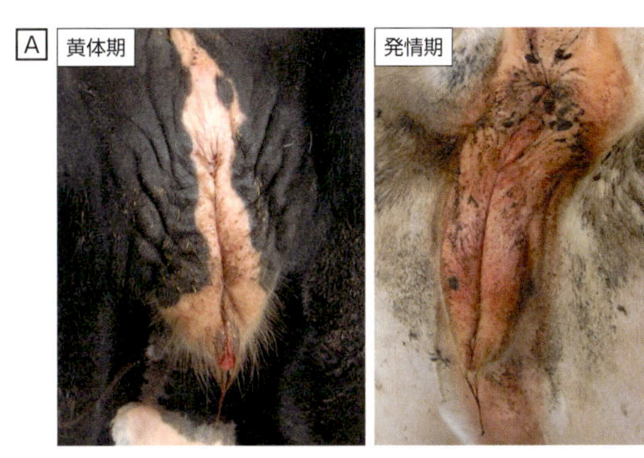

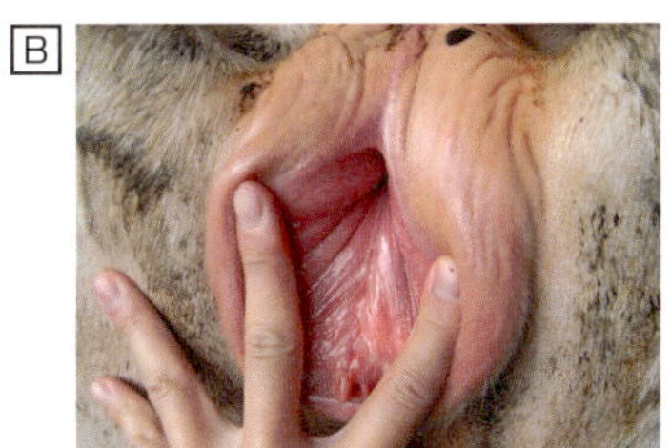

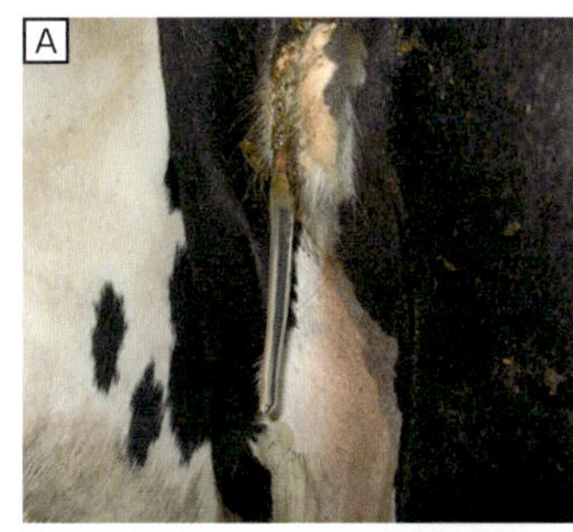

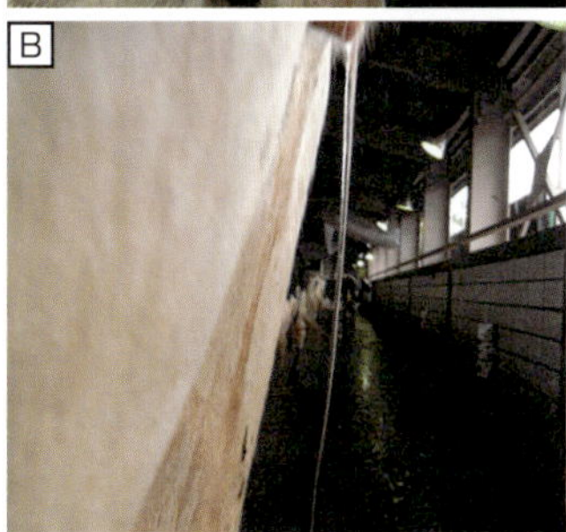

図６ 外陰部の腫脹と充血

A：黄体期と発情期の外陰部，B：発情期の陰唇粘膜。

図７ 粘液の排出

A：発情期の初期または後期の粘液，B：発情最盛期の粘液。

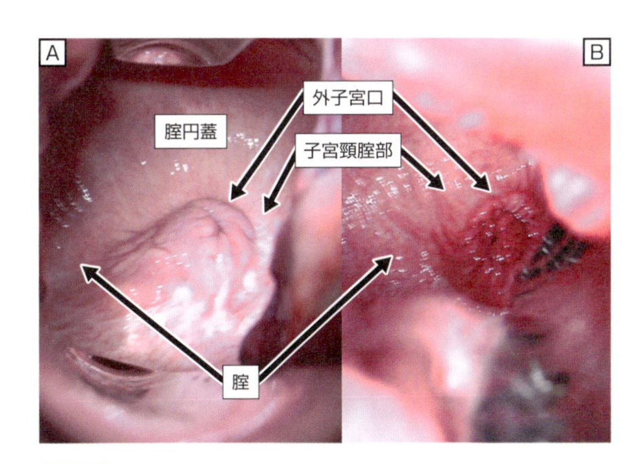

図９ 腟内所見

A：黄体期の腟内所見，B：発情期の腟内所見。

第３章 繁殖検診　3-3　超音波検査による繁殖検診　p.125

A：エコージェニックラインなし

B：エコージェニックラインあり（<50%）

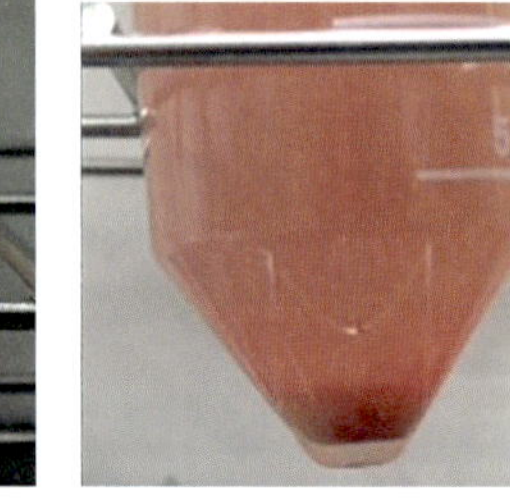

C：エコージェニックラインあり（≧50%）

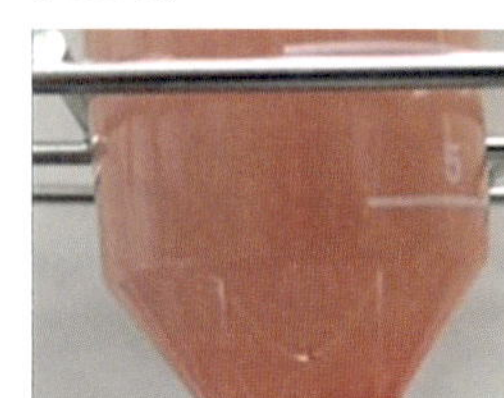

D：無エコージェニック貯留物

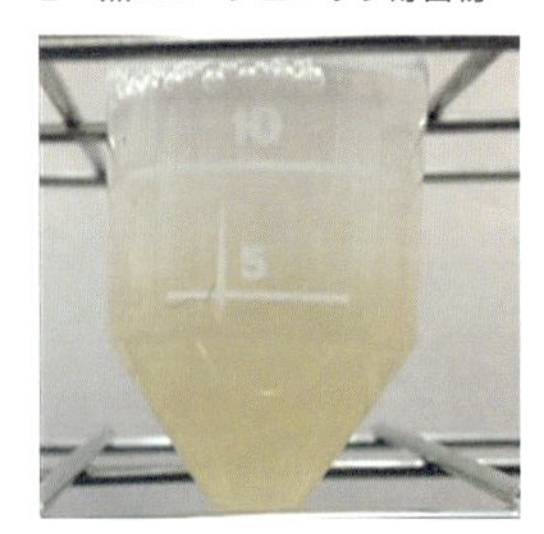

E：エコージェニック貯留物

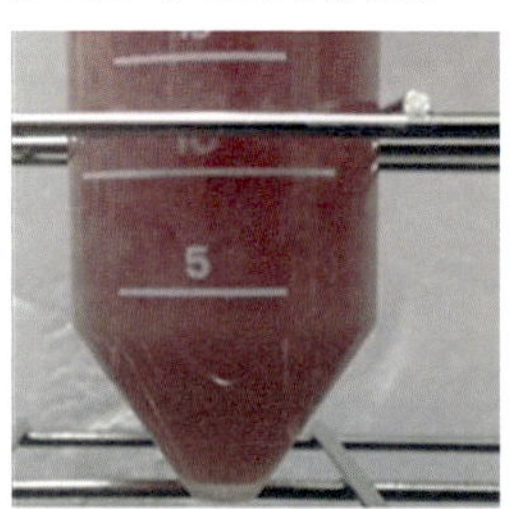

図 9　子宮の超音波画像所見と子宮内容物（iMAGO：7.5 MHz）

※子宮内容物のみ掲載。

第５章 繁殖障害　フローチャートでみる繁殖障害　p.154～155

A

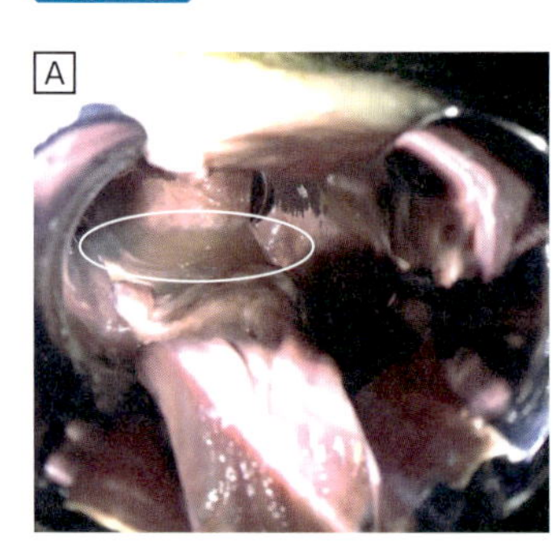

B

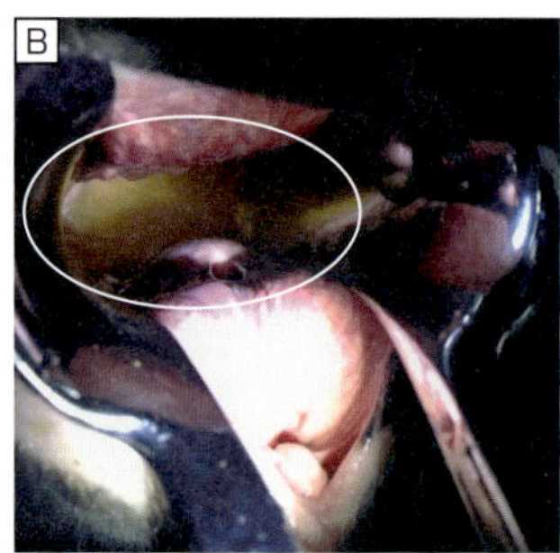

図 10　腟鏡検査による尿腟の観察

A：軽度の尿腟，B：重度の尿腟（外子宮口が尿により覆われている）。

B

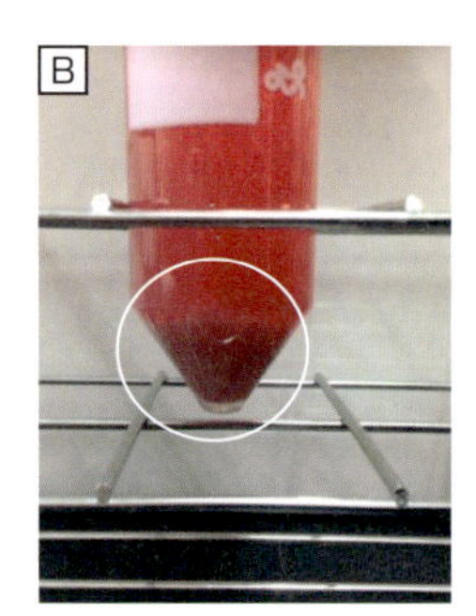

図 11　子宮内膜炎の症例

B：回収された子宮灌流液。血液と膿が回収された。

A

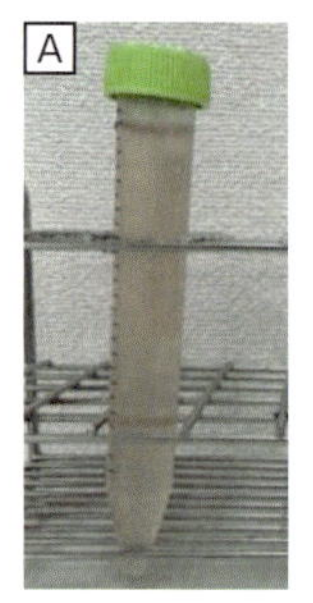

B

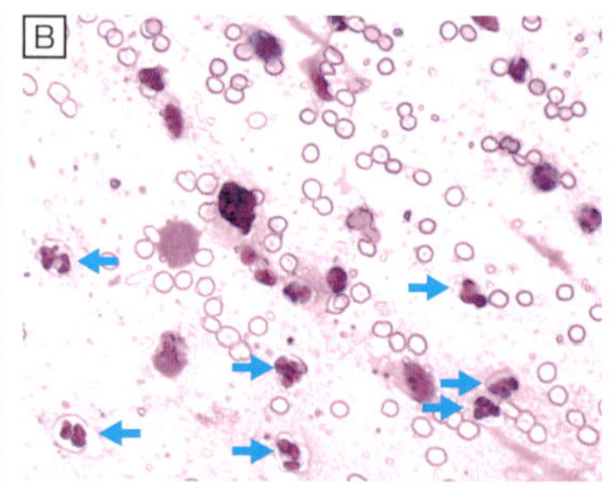

図 12　サイトブラシによる潜在性子宮内膜炎牛の子宮灌流液（A）と子宮スメアの顕微鏡写真（×400）（B）

A：子宮灌流液。B：メイグリュンワルド・ギムザ染色。矢印は PMN を示す。
子宮灌流液には膿などなく，異常は認められないように見えるが，子宮スメアでは PMN が多数確認できる（計測された全細胞の 15.0%）。

序章

ホルモンとは?
繁殖生理に関わるホルモンとは?

序章

ホルモンとは？
繁殖生理に関わるホルモンとは？

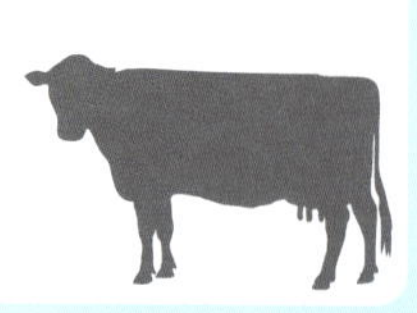

はじめに

日々の牛の診療活動のなかで繁殖に関連する業務は大きな割合を占めていると思うが，牛の繁殖生理や繁殖障害の治療方針に苦慮されている臨床獣医師は多いと聞く。牛の繁殖生理，特にホルモンの動態・機能を理解することは，ホルモンの種類と一時点での高い・低いだけではなく，その前後の複雑な動態，さらにはそれぞれのホルモンの相互作用による効果の違いが相まっていることを理解することであり，厄介かつ難解なものと捉える読者も多いのではないだろうか。

本書では，繁殖生理に関わるホルモンの基本的な生理的意義を説明していくとともに，日々の診療業務で使用するホルモン製剤の使用方法や注意点，さらには牛の繁殖管理および繁殖障害への処置方法についても解説する。

ホルモンとは

ホルモンの定義は従来，「特定の内分泌腺において産生，分泌されて血流に入り，遠隔の標的器官や組織に運ばれて，ごく微量で細胞の機能を調節する化学物質」とされていた。しかし現在，ホルモンの定義は拡張してきており，生体の神経機構に関与する神経伝達物質や免疫機構に関与する成長因子・サイトカインも含めて「**細胞の増殖，分化と代謝活動の変化を誘導する生理活性物質**」を広義のホルモンと呼んでいる。

ホルモンはその化学的性状から，①ステロイド，②アミノ酸誘導体，③ペプチドおよびタンパク質，④脂肪酸に分類される。

①ステロイド：ステロイドホルモンは前駆体であるコレステロールを基にして合成・変換を受けながら産生・放出される。例：エストラジオール(E_2)，テストステロン(T)など。

②アミノ酸誘導体：アミノ酸誘導体ホルモンはチロシンやトリプトファンなどのアミノ酸から合成・放出される。例：甲状腺ホルモン，メラトニンなど。

③ペプチドおよびタンパク質：ペプチドホルモンはアミノ酸が縮合して合成されたもの。例：性腺刺激ホルモン放出ホルモン(GnRH)，オキシトシン(OT)など。

④脂肪酸：脂肪酸ホルモンはプロスタン酸を基本骨格とする炭素数20の不飽和脂肪酸であるプロスタグランジン$F_{2\alpha}$($PGF_{2\alpha}$)が代表的な例として挙げられる。

繁殖機能制御の中心となるのは，**視床下部–下垂体–性腺軸**と呼ばれる内分泌系となる(図1)。内

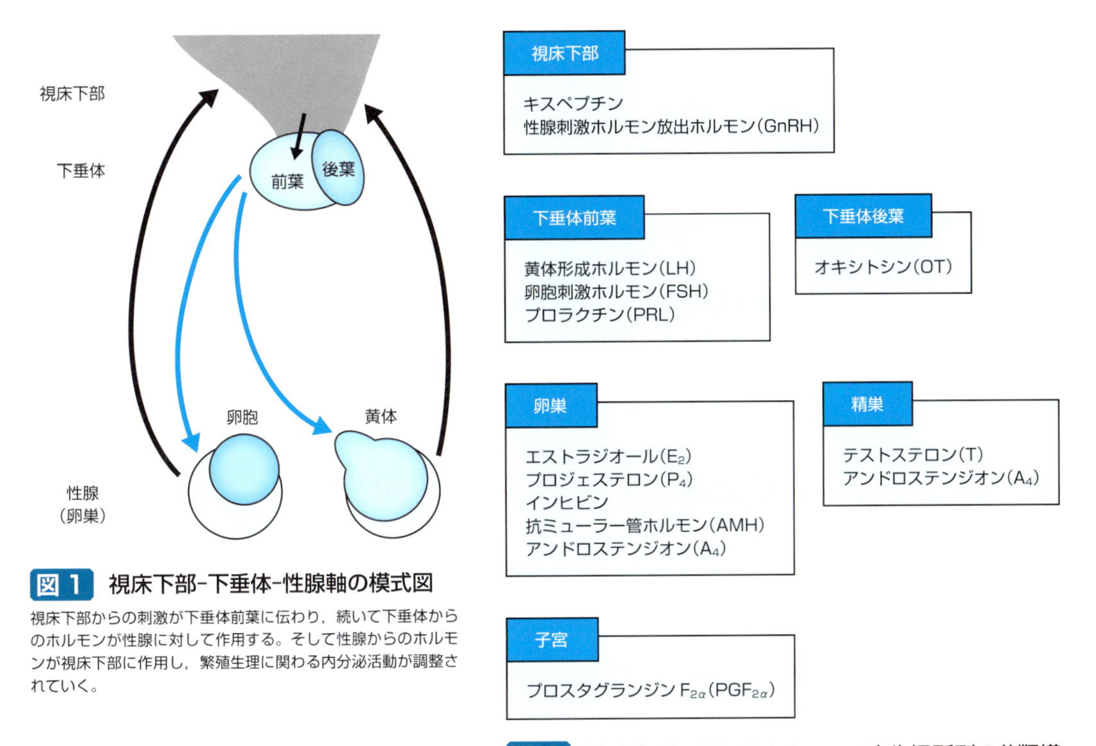

図1　視床下部-下垂体-性腺軸の模式図

視床下部からの刺激が下垂体前葉に伝わり，続いて下垂体からのホルモンが性腺に対して作用する。そして性腺からのホルモンが視床下部に作用し，繁殖生理に関わる内分泌活動が調整されていく。

図2　繁殖生理に関わるホルモンの産生場所別の分類模式図

分泌系とは，内部環境の恒常性維持，エネルギー代謝，発育と成長，そして性の分化と生殖の４つの生体機能を調整しており，ホルモンがそれらの機能を仲介する。

視床下部から放出される GnRH が下垂体前葉に作用し，下垂体前葉より放出された性腺刺激ホルモン〔黄体形成ホルモン（LH）および卵胞刺激ホルモン（FSH）〕が性腺（雌：卵巣，雄：精巣）に作用し，ステロイドホルモンが産生・放出され，副生殖器の発達そして視床下部にフィードバックされて GnRH の放出・抑制に作用し，繁殖生理に関わる内分泌活動が調整されている。

繁殖生理に関わるホルモン

繁殖生理に関連するホルモンとして重要なものを，産生される場所別に分類して図２に示す。以下に，それぞれのホルモンについて部位別に概略を説明していく。

1．視床下部

1）キスペプチン（kisspeptin）

メタスチンとも呼ばれ，2001 年に同定された比較的新しいペプチドホルモンである。視床下部-下垂体-性腺軸の上位に位置し，GnRH の分泌調節に関与するホルモンと考えられている。視床下部内の前腹側室周囲核と弓状核にキスペプチンを放出する神経群の存在が確認されており，前者は GnRH のサージ状分泌，後者は GnRH のパルス状分泌の調整に関与すると考えられている（図３）。

２）性腺刺激ホルモン放出ホルモン(gonadotropin-releasing hormone：GnRH)

1971年に発見された。視床下部の前復側室周囲核(または視索前野)や弓状核に存在する神経細胞で生成されるペプチドホルモンである。下垂体前葉に作用し，前葉で産生されるFSHとLHの放出をコントロールする。

２．下垂体：前葉

１）黄体形成ホルモン(luteinizing hormone：LH)

前葉の性腺刺激ホルモン産生細胞で合成されるタンパクホルモンである。GnRHの作用により合成と分泌が制御されている。雌においては，卵胞の発育，成熟，排卵誘発および黄体形成に関わるホルモンである。放出様式には，サージ状とパルス状の２種類が存在する。雄においては，精巣の間質細胞(ライディッヒ細胞)に対して作用し，アンドロジェンの合成と分泌に関与する。

２）卵胞刺激ホルモン(follicle stimulating hormone：FSH)

FSHも，前葉の性腺刺激ホルモン産生細胞で合成されるタンパクホルモンである。雌においては発育初期の卵胞の発育を促し，卵胞内の顆粒層細胞の分化と増殖を刺激し，卵胞腔の形成と卵胞液の貯留を促す。ただし，FSHだけでは卵胞を成熟させて十分量のエストロジェンを分泌させることはできず，LHとの協働作用が必要である。雄においては精巣内の精細管径を拡張することで精巣の発育を促す。

３）プロラクチン(prolactin：PRL)

タンパクホルモンであり，E_2，プロジェステロン(P_4)，成長ホルモン，インスリンなどと協働して乳腺を発育させ，乳腺上皮細胞に作用して乳汁の生産と分泌を刺激する。

３．下垂体：後葉

オキシトシン(oxytocin：OT)

ペプチドホルモンであり，視床下部の室傍核および視索上核の神経分泌細胞で合成され，神経軸索を下降して後葉の神経終末から血中に放出される。交尾，分娩，授乳などの行動に応じて血中のOT濃度は上昇する。特に，子宮筋のOTに対する感受性はエストロジェンによって高まり，P_4により低下することが知られている。またOTは，後葉だけでなく黄体からも分泌されていることが示されており，黄体退行時に重要な役割を演じる。

視床下部と下垂体でのそれぞれのホルモンの連携を図３に示した。

４．性腺：卵巣

１）エストラジオール(estradiol：E_2)

卵胞で産生されるステロイドホルモンである。卵胞からのE_2はLHとFSHの協働した刺激により調整されている。卵胞は卵胞膜，卵胞腔および卵子からなるが，卵胞膜は卵胞膜細胞と顆粒層細胞から構成されている。卵胞膜細胞はさらに外卵胞膜細胞と内卵胞膜細胞から構成されているが，内卵胞膜細胞がLHの刺激を受けてアンドロステンジオン(A_4)を産生し，顆粒層細胞へ供給する(図４)。顆粒層細胞ではFSHの刺激を受けて，A_4からE_2が合成される。E_2は発情行動の発現，子宮の収縮活動の促進，子宮頸管の弛緩，外陰部の腫脹・充血および乳腺の発達を促す。また，子宮内

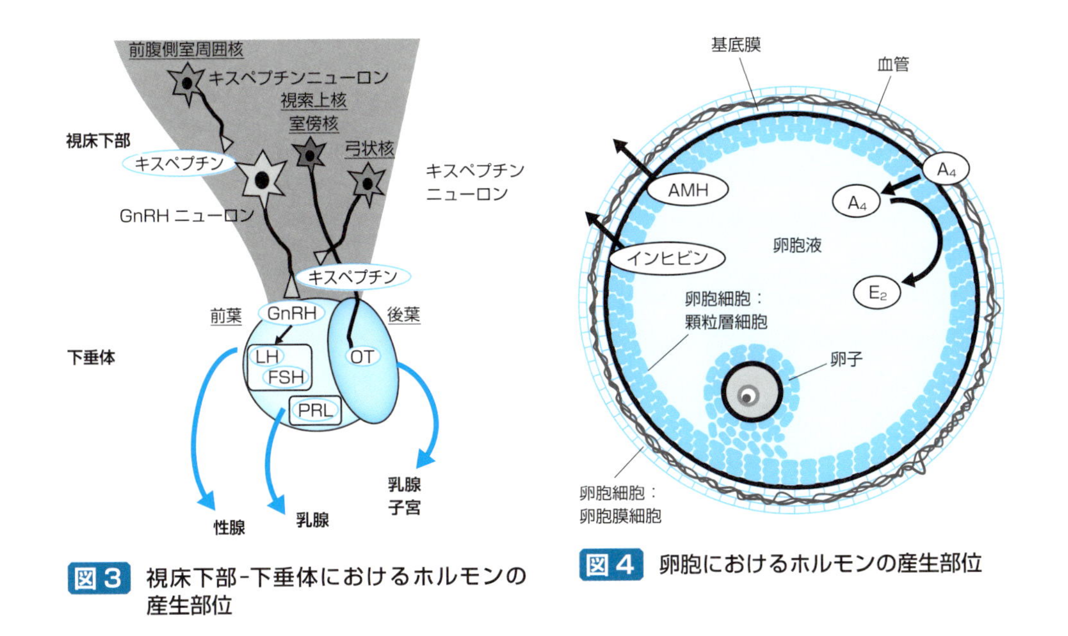

図3 視床下部-下垂体におけるホルモンの産生部位

図4 卵胞におけるホルモンの産生部位

膜上皮の発育増殖と粘液分泌活動も促す。視床下部-下垂体に対して正のフィードバックとして働くことが知られており，血中の E_2 濃度が高まると，GnRH サージジェネレーターに作用し，GnRH サージを引き起こし，さらに LH サージが誘起され，排卵が起こる。

2）プロジェステロン（progesterone：P_4）

黄体で産生されるステロイドホルモンである。妊娠中には胎盤からも産生される。主要な生理作用は妊娠を成立・維持させることである。また，P_4 は子宮の収縮運動を抑制し，子宮頸管の緊縮を起こす。さらに，E_2 の前感作を受けた子宮内膜に作用し内膜上皮の増殖と子宮腺発達を促し，多種の脂肪酸，アミノ酸および糖をはじめとする炭水化物を含む子宮乳の産生・分泌を行う。血中 P_4 濃度が高まると子宮頸管の粘液の粘稠性が高まり，外子宮口から子宮内への異物の侵入を防ぐ障壁となる。視床下部-下垂体に対しては負のフィードバック作用として働き，血中 P_4 濃度が高まると下垂体からの LH 分泌を低下させ，卵胞の成熟および排卵が抑制される。

3）インヒビン（inhibin）

雌においては卵胞（特に主席卵胞）の顆粒層細胞（図4），雄においてはセルトリ細胞からそれぞれ分泌されるタンパクホルモンである。主要な生理作用は下垂体前葉に作用して，FSH 分泌を抑制することである。雌においてインヒビンは卵胞の発育に伴い血中濃度が上昇するが，排卵に伴い血中濃度が低下する。この作用により，卵胞発育や主席卵胞の選抜に関与する。

4）抗ミューラー管ホルモン（anti-Müllerian hormone：AMH）

発育中の卵胞の顆粒層細胞で産生・分泌されるタンパクホルモンである（図4）。胞状卵胞数に応じて血中抗ミューラー管ホルモン（AMH）濃度が変化するため，卵巣予備能（卵巣内の卵胞数）の予測として利用される。また，AMH は発情周期を通して大きなが変化が見られないことが知られている。

5．性腺：精巣

テストステロン(testosterone：T)

主に精巣のライディッヒ細胞で産生されるステロイドホルモンである。生理作用は雄の副生殖器の発育と機能および精子形成を促進し，雄に特徴的な体型の発現，性行動の発現に関与する。

6．性腺：卵巣・精巣

アンドロステンジオン(androstenedione：A_4)

コレステロールからはじまる性ステロイドホルモンの生合成の過程で E_2 およびTの前駆体となるステロイドホルモンである。雌においては卵胞の卵胞膜細胞で産生される(図4)。

7．子宮

プロスタグランジン $F_{2\alpha}$(prostaglandin $F_{2\alpha}$：$PGF_{2\alpha}$)

プロスタグランジンは全身に分布している不飽和脂肪酸からなる一群の生理活性物質である。生殖機能に関係のあるプロスタグランジンは，$PGF_{2\alpha}$ と PGE_2 である。雌において $PGF_{2\alpha}$ は，黄体退行因子であり，子宮内膜が主要な産生部位である。牛では，子宮内膜で産生された $PGF_{2\alpha}$ は子宮静脈に流入し，卵巣動脈にコイル状に巻き付いて密着する卵巣動脈へ移行して，高濃度の $PGF_{2\alpha}$ が卵巣に運ばれて黄体に作用し，黄体退行が引き起こされる。雄では，$PGF_{2\alpha}$ と PGE_2 は精漿に多量に含まれ，交配後の雌の子宮や卵管の自発運動を増強して，精子の受精部位への移送を促進する。

文　献

1）中尾敏彦，津曲茂久，片桐成二 編：獣医繁殖学 第4版，文永堂出版，東京(2012)

第1章

繁殖生理に関わるホルモン

第１章　繁殖生理に関わるホルモン

1-1　キスペプチンとKNDyニューロン

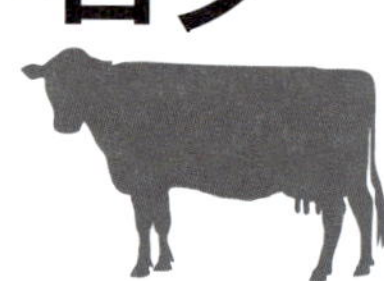

はじめに

ここでは，脳内の特定領域の神経細胞で産生・分泌されている**キスペプチン**を中心とした神経ペプチドについて説明していく。キスペプチンは，視床下部-下垂体-性腺軸の上位にあたる視床下部で産生・分泌される性腺刺激ホルモン放出ホルモン（GnRH）の分泌を制御するホルモンであり，繁殖機能を制御する最上位のホルモンであると考えられている。

キスペプチン

1．発見と構造について

キスペプチン（kisspeptin）は**メタスチン**（meatastin）とも呼ばれ，2001年にOhtakiら[1)]により人胎盤抽出物から同定された生理活性ペプチドである。Ohtakiらは，腫瘍転移抑制遺伝子として同定されていた*Kiss1*遺伝子の産物が，Gタンパク共役型の受容体である**GPR54の内因性リガンド**であることを発見した。彼らは腫瘍転移（metastasis）抑制作用を持つことから，メタスチンと命名した。それにやや遅れて，別の研究グループも*Kiss1*遺伝子の産物がGPR54のリガンドであることを見つけ，キスペプチンと命名した[2)]。近年では，生殖における重要な因子としての位置付けから，キスペプチンの名称が優位に用いられるようになってきた。

*Kiss1*遺伝子の由来は，1996年に米国・ペンシルバニア州立大学の研究グループが人の悪性黒色腫の腫瘍転移を抑制する物質として同定された遺伝子のタンパクを命名するときに，仮の抑制遺伝子配列を意味する“<u>i</u>nterim <u>s</u>uppressor <u>s</u>equence：<u>iss</u>”と，大学と同じ町にあるHershey <u>k</u>iss chocolateの“K”の文字を取り“Kiss”と命名された[3)]。

キスペプチンのアミノ酸配列は動物種によりやや異なり，52～54個のアミノ酸から構成されている（牛：53個，マウス・ラット：52個，人：54個）が，キスペプチンの生理効果をもたらす部分はC末端側の10個のアミノ酸であると考えられ，人，マウス，ラットのみならず，反芻動物，豚などの家畜を含めて多くの動物で共通である[4)]。

2．生殖生理における関わり

キスペプチンが生殖生理に関わりを持つことが判明したのは，2003年に低ゴナドトロピン性性腺低形成症（idiopapathic hypogonadotropic hypogonadism；性成熟が起こらない，または第二次性徴

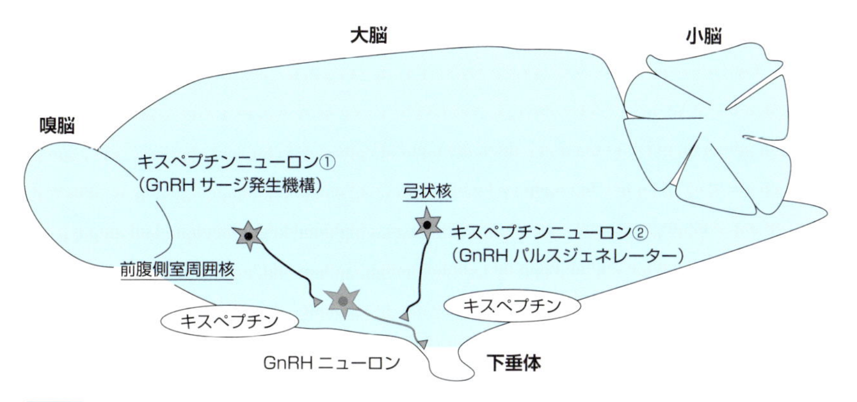

図 1 脳内でのキスペプチンの産生部位

キスペプチンを産生・分泌する神経細胞(キスペプチンニューロン)の一群は，前腹側室周囲核または内側視索前野(キスペプチンニューロン①)と弓状核(キスペプチンニューロン②)に存在する。キスペプチンニューロン①は GnRH サージ発生機構，キスペプチンニューロン②は GnRH パルスジェネレーターとされている。

が発来しても進行せず不完全になる症状を示す)の患者において，キスペプチンの受容体であるGPR54 の遺伝子に変異が認められることが報告されてからである[5, 6]。これ以降の研究でキスペプチン-GPR54-GnRH という新しい流れが考えられ，キスペプチンによる GnRH ニューロンの制御，すなわちキスペプチンによる視床下部-下垂体-性腺軸の制御という新しい概念が認められてきた。

また，キスペプチンは視床下部内でのみ作用するだけでなく，末梢血管への投与においてもラットや牛などにおいて黄体形成ホルモン(LH)や卵胞刺激ホルモン(FSH)の放出を増加させ，また排卵も誘起できることが示されており[7, 8]，今後の臨床応用にも発展できる可能性が期待されている。

3．脳内におけるキスペプチンの産生領域

キスペプチンは**キスペプチンニューロン**により産生・分泌されるが，キスペプチンニューロンの分布は大きく 2 つの領域で確認される(図 1)。1 つ目は視床下部前方の**前腹側室周囲核**(ラット，マウス)もしくは**内側視索前野**(羊，山羊)，2 つ目は視床下部内側基底部の下方に位置する**弓状核**と呼ばれる領域である[9, 10]。ラットやマウスにおいて，前腹側室周囲核と弓状核の存在するキスペプチンニューロンには**エストロジェン受容体**(ER α)が発現していることが示されているが，**エストロジェンによる制御がまったく正反対**であることが明らかになっている[9]。前者はエストロジェンにより *Kiss1* 遺伝子の発現が促進されるのに対して，後者では *Kiss1* 遺伝子の発現が抑制されることが示されている。このことは，これらの領域にあるニューロン群がエストロジェンによる**正または負のフィードバック作用を仲介する存在**であることを示唆している。

キスペプチンの GnRH 分泌に対する制御

キスペプチンニューロンは前腹側室周囲核および弓状核に分布し，それぞれエストロジェンに対する反応性が異なることを記したが，以前よりこれらの領域は，それぞれ GnRH のサージ状分泌，そして GnRH のパルス状分泌の調整に関与する領域と考えられてきた。

その後の研究により，前腹側室周囲核または内側視索前野はエストロジェンによる促進的な働き

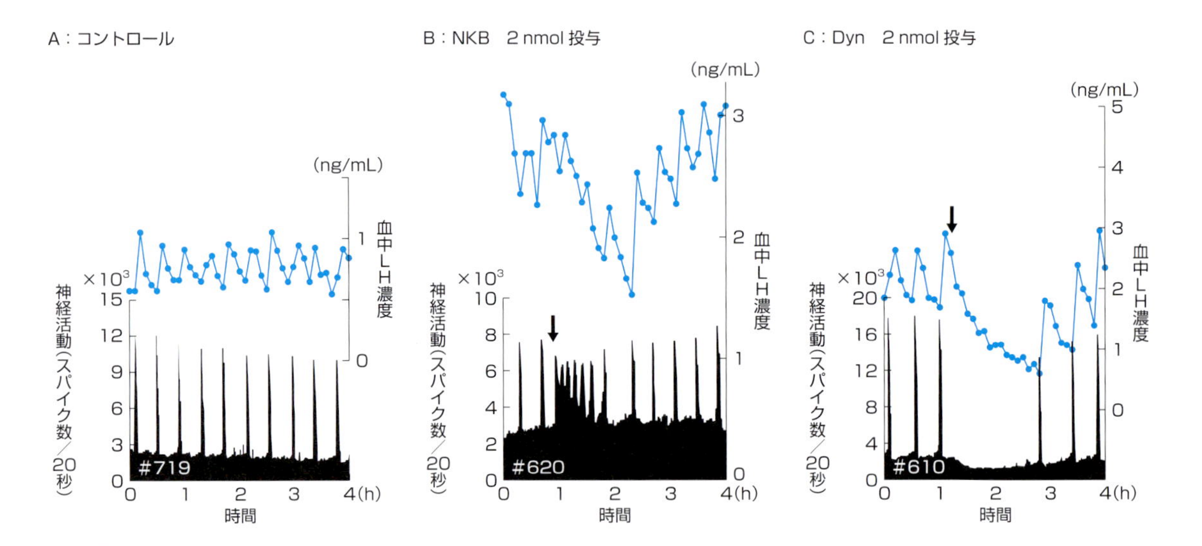

図2　弓状核におけるキスペプチンニューロンへのNKBとDynの神経活動と血中LH濃度に対する効果
NKBを投与（B黒矢印）すると神経活動が増加しているのに対して，Dynを投与（C黒矢印）すると神経活動が減少しており，それぞれの神経活動に連動して血中LH濃度が変動していることが分かる。
文献14より引用・改変

を受けて，GnRHニューロン（キスペプチンの受容体であるGPR54を発現している）に刺激を与えて，GnRHの一過性の大量放出（サージ）を引き起こし，**LHサージを起こす**ことが示された。そのため，この領域がエストロジェンの正のフィードバックを仲介する**GnRHサージ発生機構**であることが明らかにされた[9, 11]（図1）。

弓状核はGnRHのパルス状放出を制御する神経機構（**GnRHパルスジェネレーター**）が存在すると考えられてきた領域であるが，山羊の弓状核のキスペプチンニューロンの近くに電極を留置し，神経活動と血中LH濃度を比較したところ，周期的な神経活動の増加と血中LH濃度が同調することが示された[12]。下垂体からのLH分泌はGnRHにより制御されること[13]，**キスペプチンニューロン活動の上昇はGnRHを下垂体に放出させる**指令であると考えられるため，弓状核は**GnRHパルスジェネレーターの本体**であるとされている（図1）。それでは，GnRHパルスジェネレーターはどのように制御されているのだろうか？

キスペプチンニューロンのGnRH分泌のフィードバック調節

弓状核におけるキスペプチンニューロンの詳細な調査によって，キスペプチンに加えて**ニューロキニンB**（neurokinin B：NKB）と**ダイノルフィンA**（dynorphin A：Dyn）を産生・分泌することが明らかになっている[14]。山羊を用いてキスペプチンニューロンの神経活動に及ぼす影響を評価したところ，NKBを投与するとキスペプチンニューロンの神経活動が強く刺激されるのに対して，Dynを投与すると神経活動が抑制されることが示されている[14]（図2）。弓状核のキスペプチンニューロンはこれら3つの神経ペプチドの頭文字を取り，**KNDyニューロン**とも呼ばれる。

図3で示したように，NKBとDynは自身のニューロンに対して側方から放出・受け取りされるようなかたちになっており，NKBとDynが直接GnRHニューロンを刺激してGnRH放出を制御しているのではなく，自身の神経細胞に対して協調してNKBとDynを放出することで，パルス状に

キスペプチンの放出を調整し，GnRHパルスの発生を制御している。相対的にNKBが多ければ神経活動は上昇し，一方でDynが多くなれば神経活動は低下することになる。近年の研究で，KNDyニューロンがGnRHパルス発生の本体であることが明らかになり，卵胞の発育に関わることが証明されている[15]。

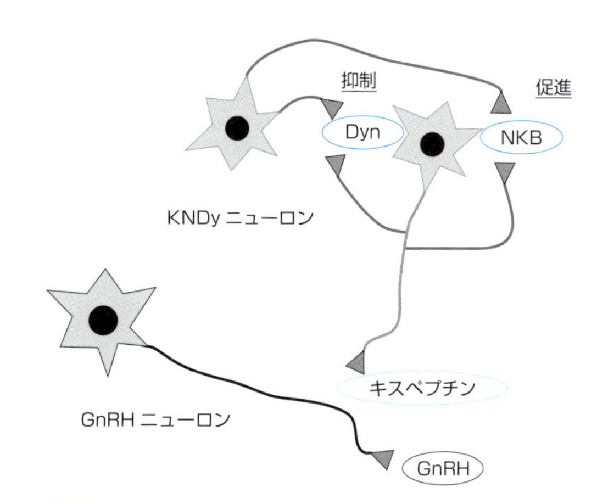

図3 弓状核でのKNDyニューロンの模式図

KNDyニューロンはGnRH/LHのパルス状分泌を制御するGnRHパルスジェネレーターとして機能し，NKBはKNDyニューロンに促進的に，Dynは抑制的に作用することで，KNDyニューロンのパルス状の活動が制御されると考えられている。

低栄養とダイノルフィンニューロンとの関連

過去の報告より，低栄養状態に陥ると，LHのパルス状分泌が抑制されることが知られている[16]。これは，低栄養の情報がGnRHのパルス状分泌を抑制することによるものと考えられる。また，**第四脳室周囲**に存在する**上衣細胞**が**低栄養シグナル（グルコースの利用阻害，ケトン体など）を感知する部位**であることが示唆されてきた[17]。これらのことから，第四脳室への低栄養シグナルが弓状核のキスペプチンニューロンにどのように作用するのかを，室傍核のダイノルフィンニューロンに注目して評価した報告がある[18]。

この結果から，後脳で低栄養シグナルが感知されると，室傍核のダイノルフィンニューロンにその刺激が伝わり，ダイノルフィンニューロンが活性化され，ダイノルフィンが弓状核のキスペプチンニューロンの神経活動を抑制することで，GnRHのパルス状分泌，さらにはLHパルス頻度を抑制するようになると考えられた（図4）。また，ダイノルフィンニューロンは低栄養時の糖新生や摂食量の増加に関与することなく，GnRH/LHパルスを特異的に抑制することが示された。このことは，低栄養状態がどのような流れで繁殖機能を低下させていくのかを明らかにできる報告であると考えられる。

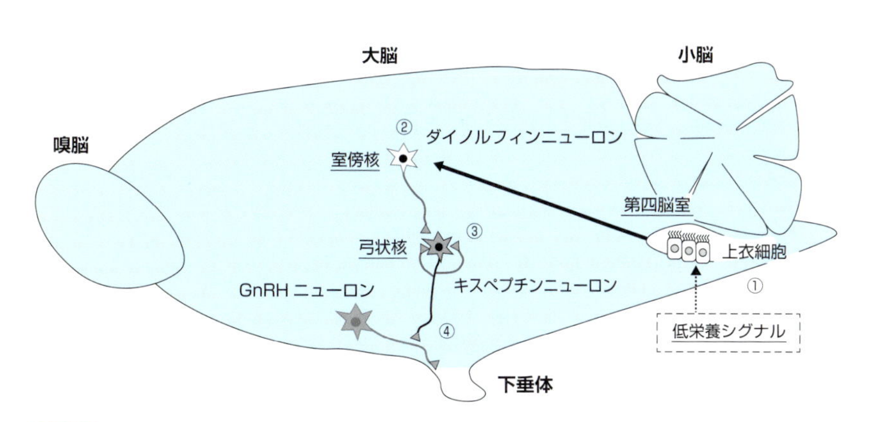

図4 低栄養シグナルの脳内での伝達経路

低栄養シグナルを第四脳室内の上衣細胞で受け取り（①），その刺激が室傍核のダイノルフィンニューロンに伝わり（②），弓状核のキスペプチンニューロンに伝達され（③），GnRHニューロンに伝わり（④），GnRHパルスの頻度を低下させることで繁殖機能を抑制する。　文献18をもとに作図・改変

まとめ

キスペプチンとKNDyニューロンに関連する調査は未解明なところが多く，今後のさらなる研究が待たれるところである。脳領域における繁殖制御の本質が解明されることで，繁殖成績の低下の原因やその改善方法の新たな開発につながることが期待される。

文　献

1）Ohtaki T, Shintani Y, Honda S, et al.：*Nature*, 411, 613-617(2001)
2）Kotani M, Detheux M, Vandenbogaerde A, et al.：*J Biol Chem*, 276, 34631-34636(2001)
3）Lee JH, Miele ME, Hicks DJ, et al.：*J Natl Cancer Inst*, 88, 1731-1737(1996)
4）大蔵 聡，上野山賀久，冨川順子ら：日獣会誌，64，39-44(2011)
5）Seminara SB, Messager S, Chatzidaki EE, et al.：*N Engl J Med*, 349, 1614-1627(2003)
6）de Roux N, Genin E, Carel JC, et al.：*Proc Natl Acad Sci USA*, 100, 10972-10976(2003)
7）Matsui H, Takatsu Y, Kumano S, et al.：*Biochem Biophys Res Commun*, 320, 383-388(2004)
8）Naniwa Y, Nakatsukasa K, Setsuda S, et al.：*J Reprod Dev*, 59, 588-594(2013)
9）Adachi S, Yamada S, Takatsu Y, et al.：*J Reprod Dev*, 53, 367-378(2007)
10）Franceschini I, Lomet D, Cateau M, et al.：*Neurosci Lett*, 401, 225-230(2006)
11）Matsuda F, Nakatsukasa K, Suetomi Y, et al.：*J Neuroendocrinol*, 27, 57-65(2014)
12）Ohkura S, Takase K, Matsuyama S, et al.：*J Neuroendocrinol*, 21, 813-821(2009)
13）Yoshioka K, Suzuki C, Arai S, et al.：*Biol Reprod*, 64, 563-570(2001)
14）Wakabayashi Y, Nakada T, Murata K, et al.：*J Neurosci*, 30, 3124-3132(2010)
15）Nagae M, Uenoyama Y, Okamoto S, et al.：*Proc Natl Acad Sci USA*, 118, e2009156118(2021)
16）Nagatani S, Bucholtz DC, Murahashi K, et al.：*Endocrinology*, 137, 1166-1170(1996)
17）Tsukamura H：*Gen Comp Endocrinol*, 315, 113755(2022)
18）Tsuchida H, Mostari P, Yamada K, et al.：*Endocrinology*, 161(11), bqaa161(2020)

1-2　性腺刺激ホルモン放出ホルモンと性腺刺激ホルモン(FSH, LH)

はじめに

視床下部で産生されている**性腺刺激ホルモン放出ホルモン**(GnRH)と，下垂体前葉で産生されている性腺刺激ホルモンである**卵胞刺激ホルモン**(FSH)と**黄体形成ホルモン**(LH)の基本的な性質と機能，さらに実際に臨床現場で使用するホルモン剤の効果や使用時のホルモンの血中動態について説明する(図 1)。GnRH は LH と FSH の産生・分泌を制御するホルモンであり，LH と FSH は性腺(雌では卵巣，雄では精巣)に作用するホルモンである。

GnRH

1．構造と性質

GnRH(gonadotropin releasing hormone)は，1977 年に Guillemin ら[1]と Schally ら[2]により羊と豚の脳からほぼ同時期に発見された神経ペプチドホルモンである。GnRH のアミノ酸配列は 10 個のアミノ酸から構成されており，分子量 1,182 のポリペプチドである。哺乳類の GnRH の構造に種差は認められないことが示されている[3]。

GnRH は視床下部の前腹側室周囲核(または視索前野)や弓状核に存在する神経細胞内で，プレプロ GnRH→プロ GnRH→GnRH という過程で生成され，視床下部正中隆起部に終末する軸索から下垂体門脈中に放出される。GnRH は下垂体前葉に対して，前葉内の β 細胞からの FSH と LH の放出を促進することが主作用となるが，β 細胞内での性腺刺激ホルモン(特に LH)の合成を促進する作用も有する[3]。

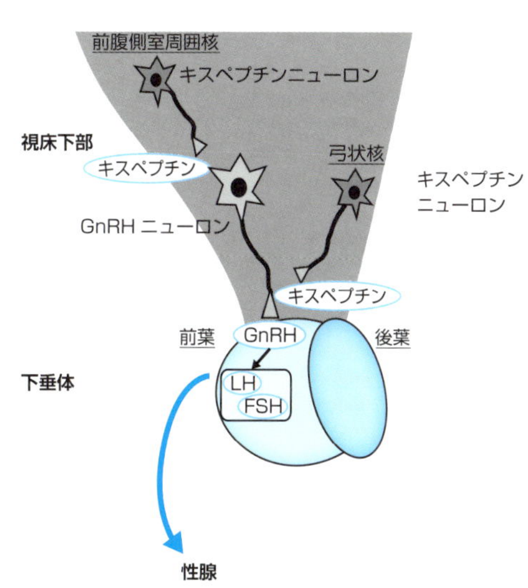

図 1　視床下部-下垂体におけるホルモンの産生部位

2．繁殖生理における機能

GnRH は，①パルス状の放出，②サージ状の放出，と 2 パターンの放出様式があるが，1-1 キスペプチンと KNDy ニューロン(p.16)で紹介したように，パルス状の放出は弓状核の KNDy ニューロン[4]，サー

—○— GnRH　—●— LH

A：①発情前期（排卵 3 日前），②黄体期初期（排卵 3 日後），③黄体期（排卵 10 日後）の推移

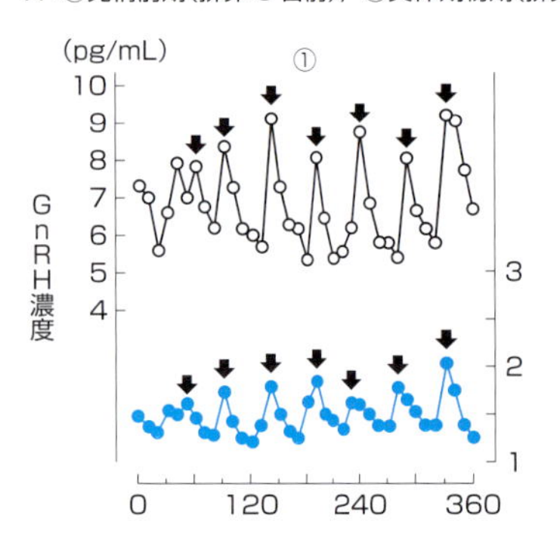

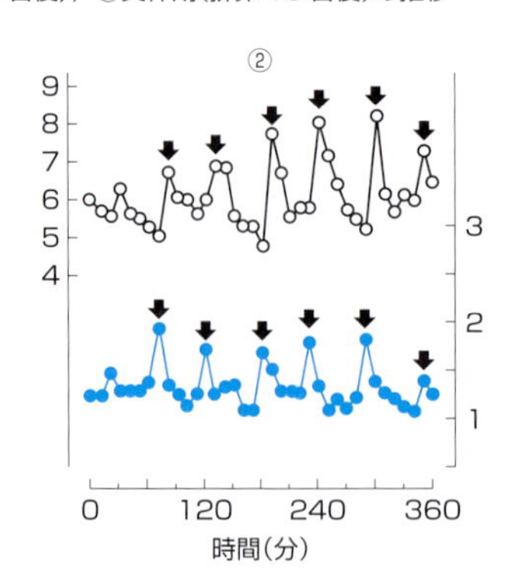

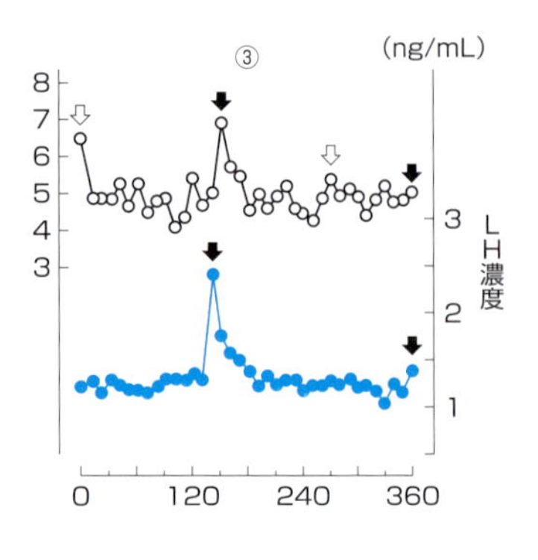

B：PGF$_{2\alpha}$投与後における LH サージ発現前後の推移

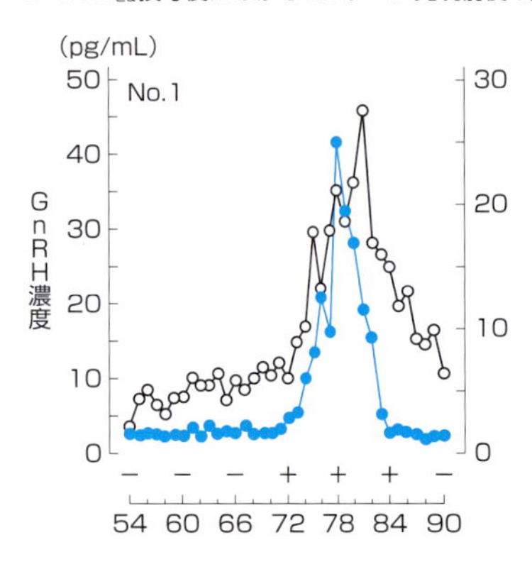

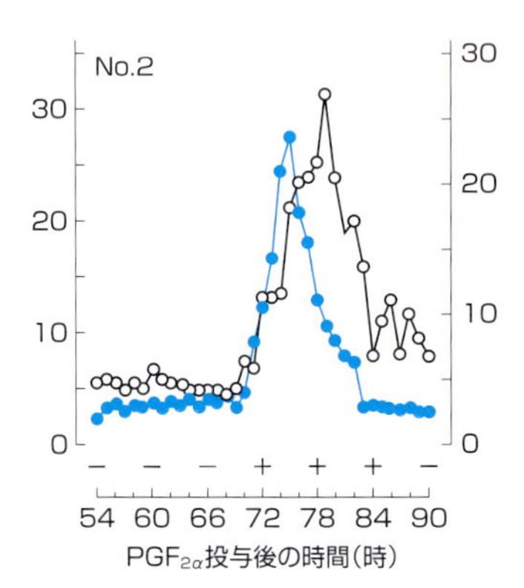

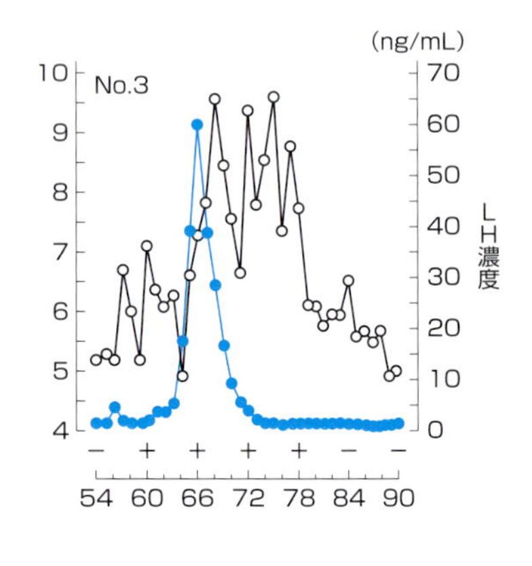

図 2　第三脳室での GnRH 濃度と末梢血中の LH 濃度

A：矢印は GnRH と LH のパルス状放出を指しており，黒矢印は GnRH と LH の放出が連動しているポイント，白矢印が LH の放出が認められないポイントとなる。
B：各グラフ下部に示してある−と＋はスタンディング発情の有無を示している。　文献 7 より引用・改変

ジ状の放出は視索前野にあるキスペプチンニューロン[5]により制御されている。GnRH は FSH と LH の放出制御に関与すると前述したが，FSH の放出は卵胞で産生・放出される**インヒビン**〔p.40，1-4 インヒビンと抗ミューラー管ホルモン（AMH）参照〕からの制御も受けており（インヒビンは FSH 放出を抑制する[6]），実質的には GnRH の刺激は主に LH の放出を直接的に制御していると考えるのが良い。

図２Ａは牛を用いて，大脳の第三脳室液および末梢血（外頚静脈）を 10 分間隔で採取し，脳室液中の GnRH および末梢血中の LH のパルス状の放出パターンの推移を示したものである[7]。図２Ａの①は発情前期（排卵 3 日前），②は黄体期初期（排卵 3 日後），③は黄体期（排卵 10 日後）のそれぞれ 6 時間の変化を示している。図から分かるように，脳室内の GnRH のパルス状の濃度上昇に合わせて血中の LH 濃度もパルス状に上昇していることが見て取れる。また，①発情前期から②黄体期初期，そして③黄体期に向かうにつれて，GnRH および LH パルスの頻度が低下していくことが明らかである。このとき，それぞれの時期の血中プロジェステロン（P_4）濃度は，およそ① 0.6 ng/mL，② 1.9 ng/mL，③ 6.5 ng/mL であった。GnRH パルスジェネレーターは血中 P_4 濃度により負のフィー

ドバックを受けるため，**血中 P_4 濃度が上昇すると GnRH パルス頻度が減少し，LH パルス頻度も減少する。**

図２Bは黄体期の牛にプロスタグランジン $F_{2\alpha}$（$PGF_{2\alpha}$）を投与し，発情誘起を起こした状態で第三脳室液および末梢血を１時間ごとに採取し，脳室液中の GnRH および末梢血中の LH のサージ状の放出パターンの推移を示したものである[7)]。GnRH サージは，血中 P_4 濃度が十分に低くかつ血中エストラジオール（E_2）濃度が上昇すると，正のフィードバックを受けて引き起こされる。

このように GnRH は LH の放出に直接的に影響を与えること，そして血中 P_4 濃度の高低により GnRH 濃度ではなくパルス状放出の頻度が調整されることで，末梢血中の LH パルス頻度が変化し，繁殖生理を制御している。

FSH と LH

1．構造と性質

FSH は分子量約 30,000，LH は分子量 29,000 の炭水化物を含有する糖タンパクホルモンであり，下垂体前葉の性腺刺激ホルモン産生細胞（ゴナドトロフ）で合成される[3)]。下垂体前葉の細胞は，大きく色素嫌性細胞と色素好性細胞に２分でき，そのうち色素好性細胞はさらに酸好性細胞（acidophilic cell：α細胞）と塩基好性細胞（basophilic cell：β細胞）に分類でき，ゴナドトロフはβ細胞に分類される[3)]。

FSH と LH は，αサブユニットとβサブユニットの２つのサブユニットから構成されている。αサブユニットは FSH と LH で共通の構造であるが，βサブユニットは FSH と LH それぞれで特有の構造をしており，特異的なホルモン活性はβサブユニットにより決定される[3)]。FSH と LH は細胞内で分泌顆粒内に蓄積したのち，開口分泌により細胞外へ放出，血液を介して性腺へと運搬され機能する。

2．繁殖生理における機能

FSH は GnRH の制御を受けるが，卵胞から放出される**インヒビンの影響も受け制御されるため**，その放出様式は GnRH の放出と直接的には連動しないことが多い。FSH の放出様式は図３Aに示すように，一過性に多量に放出されたのち，１～２日経過すると大きく低下していく[8)]。FSH は，雌牛では**２～４ ㎜前後からの小さな胞状卵胞の発育**を促す。図４は卵胞の発育ステージ別の名称を示している。原始卵胞は卵子の周囲に一層の卵胞上皮細胞が取り囲んでいる状態で，一・二次卵胞になると顆粒層細胞が周囲に形成されていき，初期胞状卵胞では顆粒層細胞の周囲に卵胞膜細胞と顆

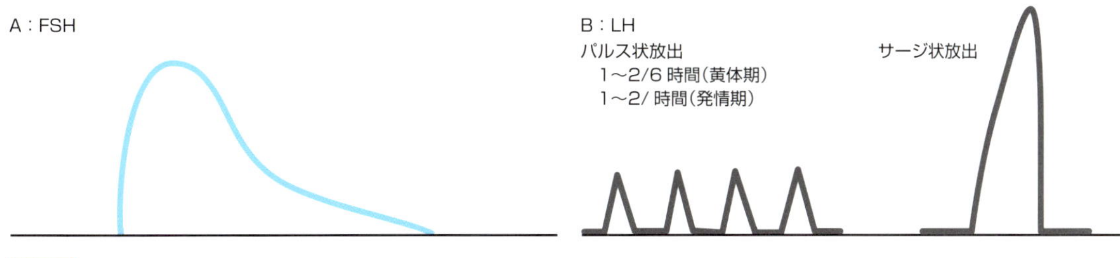

図３ FSH（A）と LH（B）の放出様式

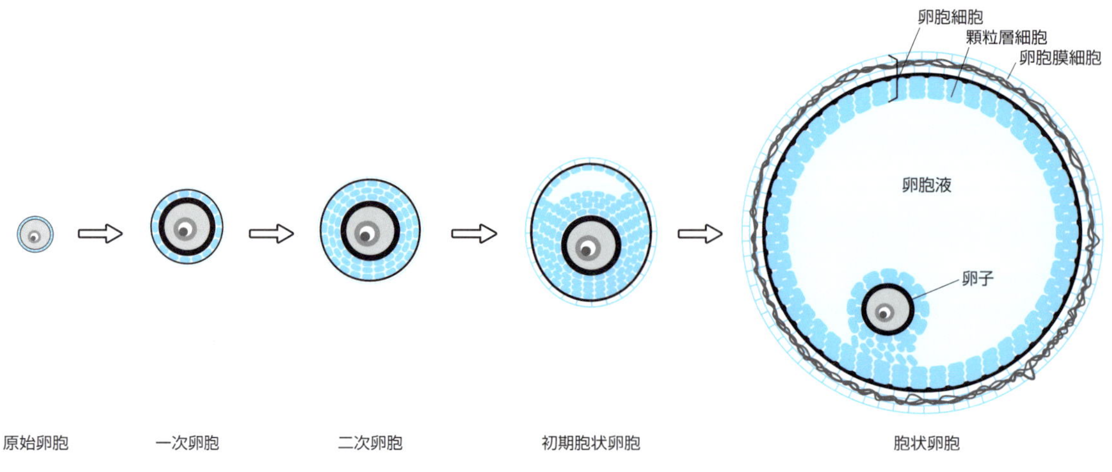

図４　卵胞の発育ステージ

粒層に卵胞液を貯めた内腔が形成されていく（卵胞腔）[3]。FSH は卵胞の顆粒層細胞に作用して顆粒層細胞の分裂と増殖を刺激し，卵胞腔の形成と卵胞液を産生して胞状卵胞の発育を促していく[3]。ただし，**FSH のみでは卵胞を成熟させることはできず，LH との協働作用が必要**になる[3]。

LH は GnRH に直接的に支配されており，図３Ｂに示したように，①パルス状，②サージ状の２パターンの放出様式がある。LH パルス頻度は血中 P_4 濃度の影響を受け，血中 P_4 濃度の高い黄体期にはパルス頻度は減少（１～２回/６時間）し，反対に P_4 濃度の高い発情期にはパルス頻度は上昇（１～２回/時間）する[7]。LH パルスは，FSH によりある程度まで発育した胞状卵胞の最終的な発育と成熟において重要な役割を担っている。胞状卵胞の直径が十分に大きく（15 ㎜前後）なるためには，黄体期レベルの LH パルス頻度が十分である必要がある。しかし，十分量のエストロジェンを産生し，発情・排卵を誘起できるような成熟卵胞になるためには，短時間における高頻度の LH パルスが必要となる。LH パルスは卵胞の成熟だけでなく，黄体の形成や維持にも関与する[3]。**LH サージは LH の一過性の多量放出になるが，これは一定のサイズを超えた卵胞を排卵させる**働きを担う。

３．FSH と LH の協働作用による卵胞波の発現・発育

卵胞の発育は胞状卵胞の発育推移の様子から**卵胞波**と呼ばれる。以下に，FSH と LH の協働作用による卵胞波の発現・発育について説明する。

FSH の放出様式は図５①に示したように，一過性に多量に放出し血中濃度が高くなった後に急速に減少する。**この一過性の上昇により２～４ ㎜の複数の小卵胞の発育が開始**する（図５②）。これが卵胞波発現（０日目）となる。一度に発育開始する小卵胞数は８～40 個と牛により大きく異なる[9]。小卵胞は発育して直径が少しずつ大きくなっていくが，FSH は大きく低下していくため，低下した FSH 濃度では発育できない小卵胞は徐々に死んでいく（閉鎖）（図５）[10]。そのなかでも，いくつかの卵胞は発育を継続するが，最終的には１個の卵胞のみが発育を継続し，この卵胞を**主席卵胞**と呼ぶ[10]。この主席卵胞が低い血中 FSH 濃度でも発育を継続できるのは，**主席卵胞の顆粒層細胞に LH 受容体が発現するため**であり[11]，これにより LH に反応し発育が継続していく（図５③）。つまり，FSH 依存性から LH 依存性になれた卵胞が主席卵胞になることができる。主席卵胞に選抜され

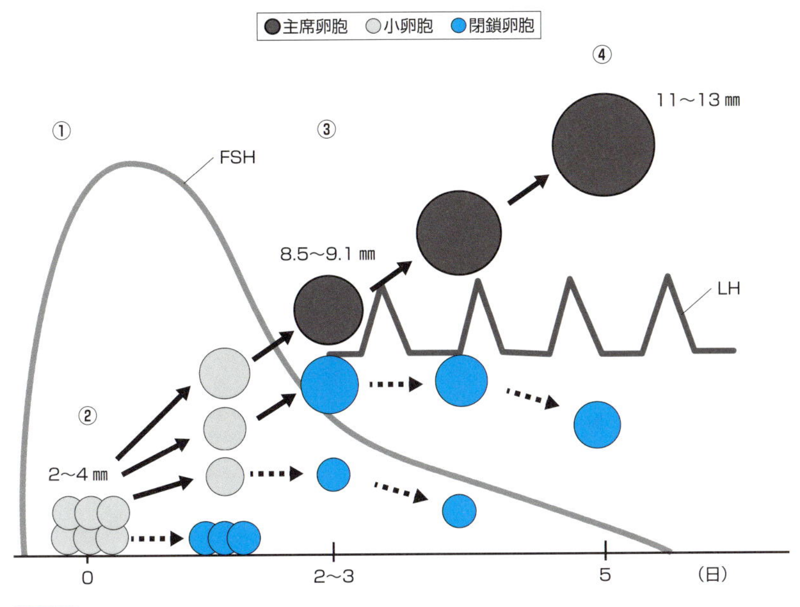

図5 FSH と LH の協働作用による卵胞波の発現と卵胞の発育

る時期は卵胞波の発現日から２～３日とされており，そのときの直径は 8.5～9.1 mm[12, 13] とされている。そして，卵胞波発現から５日で 11～13 mm[13] にまで発育する（図５④）。

このとき，「卵胞が顆粒層細胞で LH 受容体を発現する大きさが 8.5 mmからであるならば，8.5 mm以上の卵胞があれば，GnRH 製剤を投与しても確実に排卵させることができるのではないか？」との質問を受けることがあるが，そうではない可能性がある。表１は排卵日を０日（つまり卵胞波発現日）としたときに，排卵からの日数別に LH を 4.0 mg（排卵誘起が可能な投与量）投与したときの卵胞の排卵率と，排卵した卵胞と無排卵であった卵胞の直径を示したものである[13]。この表から，主席卵胞になったとされる２～３日目，直径にして 10 mmに達していたとしても，主席卵胞が排卵しないことが多いことが分かる。また，**すべての卵胞が排卵できたのは卵胞波発現から５日目の平均 13.6 mmの直径に達した場合**であった。このデータはホルスタイン泌乳牛を対象にしているので，ホルスタイン未経産牛や黒毛和種にもそのまま当てはまるとは言えないが，**主席卵胞に達してからある程度時間を置かなければ，排卵誘起の効果は低下する可能性があること**を認識するのは，臨床上重要と考えられる。

表１ 排卵からの日数と LH 投与による排卵率および卵胞直径

排卵からの日数(日)	排卵率(%，n)	排卵卵胞直径(mm)	無排卵卵胞直径(mm)
2	0.0(0/9)		8.0±0.3
3	25.0(3/12)	11.7±0.3	10.1±0.3
4	50.0(6/12)	12.7±0.5	10.3±0.2
5	100.0(8/8)	13.6±0.4	

文献 13 より引用・改変

GnRH 単回投与は小卵胞の発育を促すか？

臨床獣医師の方々から「GnRH 投与するとLH サージだけでなくFSH サージも引き起こすのだから，目立つ卵胞がなく卵巣が小さい症例に対して投与すると小卵胞の発育を促すことができるのではないか？」という質問を受けることがある。確かに，GnRH サージによりLH サージだけでなく，FSH サージも引き起こされるのは事実であるが，残念ながら**GnRH 投与により引き起こされるFSH サージで卵胞波発現が引き起こされることはない**。

図6は自然発情を示した12時間後から，12時間ごとに牛卵胞液（以下，卵胞液）を10 mL ずつ投与した牛，生理食塩水を10 mL ずつ投与した牛，それぞれの血中FSH およびLH 濃度の推移を示したものである[14]。卵胞液にはFSH 放出を抑制するインヒビンが多量に含まれているため，卵胞液を投与された牛では生理食塩水を投与された牛に比べて血中FSH 濃度が低く推移しており（図6），卵胞液投与を止めたところからFSH 濃度が上昇していることが見て取れる（図6）。両群ともLH サージのピーク時にFSH 濃度も上昇し，そのピークと一致していることが示されており，LH サージに伴いFSH サージが起きていることが分かる。その後，生理食塩水投与牛では，FSH 濃度がいったん低下したのち，発情開始24時間後あたりから再度大きく上昇し，発情開始60時間後まで高く維持されていることが分かる。牛では発情・排卵直後から卵巣内で卵胞波の発現が開始する（第1卵胞波）のだが，**この2回目のFSH 濃度の上昇により第1卵胞波の発現が引き起こされているの**である。事実，生理食塩水投与牛の卵胞波発現は発情から1.8日頃であり，2回目のFSH 濃度上昇のタイミングと一致する（表2）。一方で，卵胞液投与牛では，発情直後のタイミングには第1卵胞波の発現は起こらず，投与中止後のFSH 濃度上昇のタイミング（発情開始84～108時間後，図6）で第1卵胞波の発現が起きている（発情開始から4.5日後，表2）。このことは，LH サージとともに出現するFSH サージは卵胞波発現の誘起，つまり小卵胞の発育を促すことができないということである。そのため，**10 ㎜を超える主席卵胞が認められない，卵巣萎縮のような状態ではGnRH 製剤を投与しても卵胞の発育を促す効果がない**ということを認識しておくことは，臨床現場でのホルモン処置の選択において重要であると考える。

GnRH 製剤

牛の臨床現場において，GnRH 製剤は，排卵とその後の黄体形成が起こらず発情周期が営まれていない病態である**卵巣静止**や**卵胞嚢腫**，通常よりも発情発現から排卵までの時間が延長する**排卵遅延**に対して適応されている。また近年では，**発情・排卵同期化プログラム**を構成するホルモン製剤としても活用されており，繁殖管理のなかでも使用される頻度の高い，ポピュラーなホルモン製剤の1つである。それゆえに，投与方法（投与時期，投与量，GnRH 製剤の成分）について多くの質問をいただく。そこで，GnRH 製剤投与後のLH 濃度の推移，排卵誘起までの時間，投与量および GnRH 投与時の血中 P_4 濃度が排卵率に与える影響について解説していく。

1．GnRH 投与後の血中 LH 動態

図7Aは GnRH 製剤（成分：ゴナドレリン）投与後15分ごとに採血し，血中LH 濃度推移を示したものである[15]。GnRH 製剤が100 μg（投与量2.0 mL）と200 μg（投与量4.0 mL）の投与量にかかわら

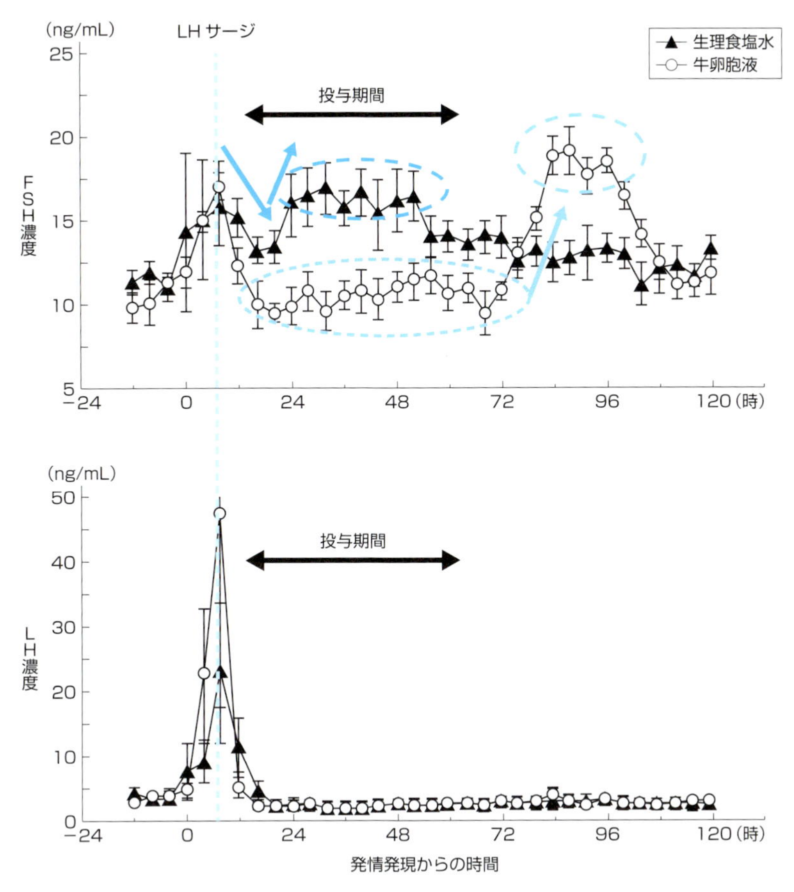

図 6 発情開始 12 時間後から 12 時間ごとに牛卵胞液を 10 mL 投与した場合の FSH および LH 濃度の推移

表 2 牛卵胞液投与による卵胞波発現の遅延（発情日：0日目）

	生理食塩水	牛卵胞液
卵胞波発現日(日)	1.8±0.2	4.5±0.3

平均±標準誤差　　文献 14 より引用・改変

ず，投与後 2.0 時間で最高値(LH ピーク)を示し，投与後 6 時間で基底値に戻ることが分かる。日本で使用される GnRH 製剤は，フェルチレリンを成分とした製品が多いと考えられ，図 7 B にフェルチレリンを投与した場合での個体ごとの LH 濃度推移を示した。こちらも，投与量(50 µg vs. 100 µg)にかかわらず約 2 時間で LH ピークが認められ，およそ 6 時間後には基底値まで低下している[16]。また，ブセレリン(10 µg)を使用する場合もあると思うが，投与後の LH 濃度の推移を見てみると，ゴナドレリンと比較して上昇がやや遅いが約 2 時間でピークに達し，その後やや高い推移をしながら，およそ投与 5 時間後には両成分とも基底値に戻る[17]（図 7 C）。つまり，GnRH 製剤は**投与量や成分にかかわらず，基本的には投与後 2 時間で LH サージのピークが起きている**と考えて良いだろう。

自然発情において内因性の LH サージの発現はスタンディング発情発現からおよそ 3 時間後(3.1 ± 0.5 時間：平均 ± 標準誤差)に LH ピークが認められ，その LH ピークからおよそ 25 時間後(25.0 ± 0.4 時間)で排卵することが報告されている[18]。そのため，卵巣内に十分に大きく発育したアクティ

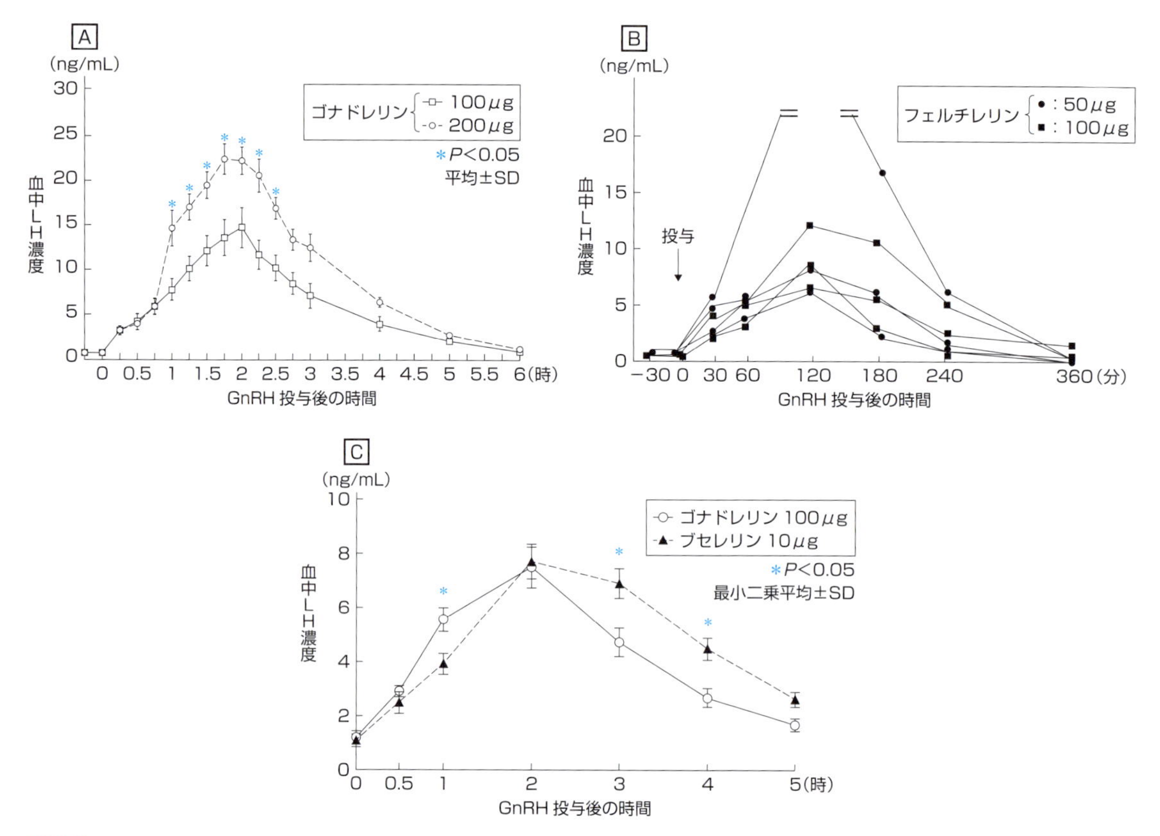

図7　GnRH 投与後の血中 LH 濃度の推移

投与量および成分の違いによる LH ピークまでの時間に大きな差はない。

A：文献 15 より引用・改変
B：文献 16 より引用・改変
C：文献 17 より引用・改変

表3　GnRH(ゴナドレリン 100 μg)投与から排卵までの時間

	GnRH 投与から排卵までの時間(時)				
	24	26	28	30	32
泌乳牛 （n＝20）	0.0% （0）	5.0% （1）	60.0% （12）	15.0% （3）	20.0% （4）
未経産牛 （n＝18）	0.0% （0）	44.4% （8）	55.6% （9）	5.6% （1）	0.0% （0）

26～32 時間の間で排卵することが分かる。　　文献 19 より引用・改変

ブな主席卵胞(≧12.0 mm)が存在すると，GnRH 投与後およそ 27 時間で排卵誘起できることになる。事実，GnRH 投与から排卵までの時間を調べた過去の報告から，表3のように**GnRH 投与後 26～32 時間の間に排卵する**ことが分かる[19]。逆に言えば，GnRH 投与後 36 時間以上経過しても排卵しない場合は，卵巣内に排卵できる卵胞がいない(卵胞が閉鎖または小さい)，または LH サージが十分に起きていないことが考えられる。では，LH サージが起きにくいまたはピーク濃度が低くなる条件は何であろうか？

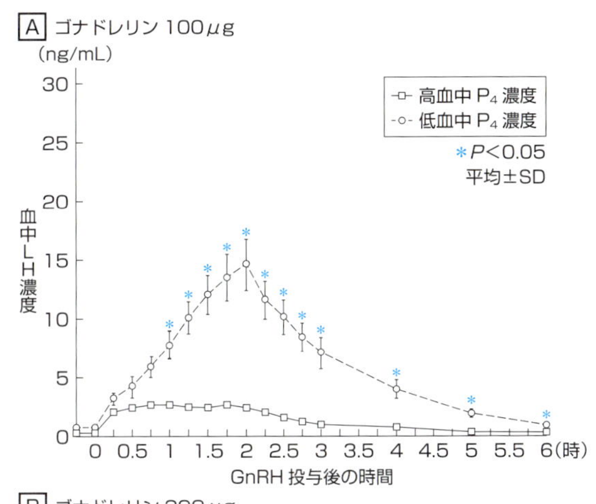

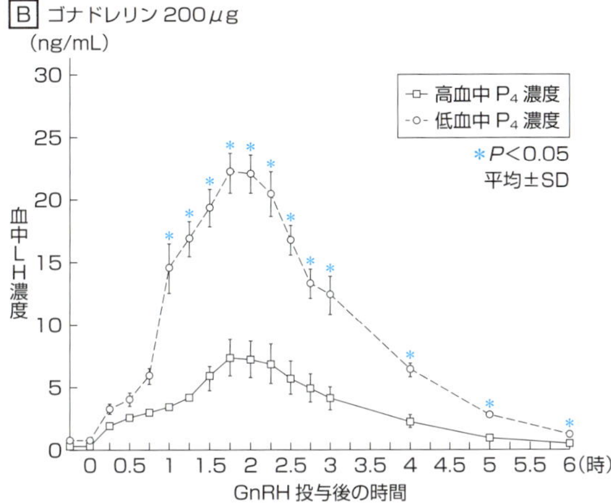

図 8 GnRH(ゴナドレリン)投与時の血中 P_4 濃度が血中 LH 濃度推移に与える影響

GnRH 投与量にかかわらず，血中 P_4 濃度が高いと LH 濃度が低く推移することが分かる。 文献 15 より引用・改変

表 4 GnRH(ゴナドレリン)投与量と投与時の血中 P_4 濃度の高低が血中 LH ピーク濃度と排卵率に与える影響

GnRH 投与量	血中 P_4 濃度 (ng/mL)	LH ピーク濃度 (ng/mL)	排卵率 (%)
100 μg	3.5 (2.2～4.8)	3.3	**75.0** (9/12)
	0.2 (0.1～0.6)	15.7	**90.9** (10/11)
200 μg	3.6 (1.1～5.3)	8.5	**91.7** (11/12)
	0.2 (0.1～0.4)	23.6	**100.0** (10/10)

排卵率に有意差はないが，高血中 P_4 濃度条件下では 100 μg 投与群で排卵率がやや低い。 文献 15 より引用・改変

2．GnRH 製剤の投与量と投与時の血中 P_4 濃度

前項で示した GnRH 製剤投与後の牛はすべて，血中 P_4 濃度が低い(機能性黄体がない)タイミングで投与したデータになる。一般的に，卵巣静止や卵胞嚢腫のような症例に対して臨床現場で使用される条件に近いものと考えられる。一方で，発情・排卵同期化プログラムの 1 つであるオブシンクを開始する際には，黄体期初期～中期に GnRH を投与して新規卵胞波発現を誘起することが推奨されている。黄体期，つまり血中 P_4 濃度が高い条件で GnRH 製剤を投与すると，LH 濃度推移に影響を与えるのかを示したのが図 8 である[15)]。

図 8 A は，血中 P_4 濃度が高い牛と低い牛(投与時のそれぞれの平均血中 P_4 濃度は表 4 に記載)それぞれにゴナドレリン 100 μg を投与後の血中 LH 濃度を示したものである。血中 P_4 濃度が高い牛で明らかに LH ピーク濃度が低いことが分かる。次に，投与量を 200 μg にした場合の推移を図 8 B に示したが，同様に血中 P_4 濃度が高い牛で LH ピーク濃度が低くなる。同条件における 100 μg 投与と比べて LH ピーク濃度は高くなってはいるが，血中 P_4 濃度が低い牛の 100 μg 投与に比べて LH ピーク濃度はまだ低いことが確認できる(表 4)。血中 P_4 濃度が高いと LH ピークが低下するため，排卵率に影響はないか気になるところだが，この表では，血中 P_4 濃度が低ければ投与量によらず排卵率は 90% 以上と高く，血中 P_4 濃度が高い牛において 100 μg 投与では排卵率 75.0%，200 μg 投与では 90.9% と，100 μg 投与で排卵率がやや低くなっている。ただし，排卵率に統計学的に有意差はないことになっている。

このことから，血中 P_4 濃度が高い条件での GnRH 製剤の投与は，**① LH ピーク濃度を低下させる，②排卵率を大きく低下させることはない，③投与量を増やすことで LH ピーク濃度と排卵率を**

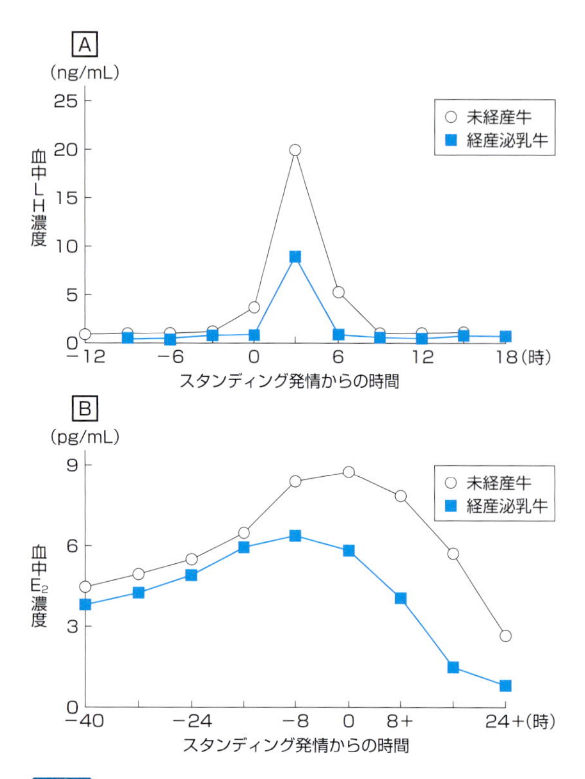

図9　スタンディング発情前後における血中LH濃度の推移

経産泌乳牛のLHピーク濃度は10 ng/mLを超えていないことに注目。この濃度であっても排卵可能ということである。　文献20より引用・改変

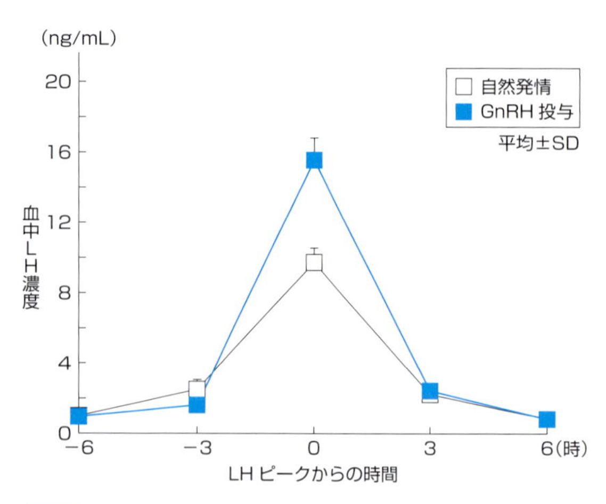

図10　経産泌乳牛の自然発情とGnRH(ブセレリン10 μg)投与後のLHピーク濃度の比較

GnRH投与群でLHピーク濃度が高いことが分かる。文献18より引用・改変

高めることができる，といったことが言える。一方で，血中P_4濃度が十分に低い条件では，GnRH製剤の投与量は100 μgで十分に効果があると考えても良いだろう。また，図7Bより同様量のGnRH製剤を投与しても，LH濃度に個体ごとにバラツキがあることも見て取れる。そのため，GnRH製剤は100 μg投与を基本として実施し，反応性が悪い個体がいれば200 μg投与にするなどの切り替えを行っても良いかもしれない。

では，GnRH製剤投与後のLHピーク濃度を低下させるその他の要因は何であろうか？

3．産次と暑熱の影響

自然排卵下での未経産牛と経産泌乳牛におけるLHサージ前後の濃度推移を示したのが図9になる[20]。図9Aから明らかなように，LHピーク濃度は未経産牛で高く，経産泌乳牛では平均で10 ng/mLに達していない。しかしながら，この濃度でも経産泌乳牛は排卵できることが示されている。血中LHピーク濃度が低い理由として，LHサージ前の血中E_2濃度が関連することが示されており[21]，図9Bのように血中E_2濃度は未経産牛ではスタンディング発情発現前から血中E_2濃度が高く推移していることが分かる[20]。では，GnRH投与後でも経産泌乳牛ではLH濃度が低いのだろうか？

図10は，経産泌乳牛の自然発情または発情発現時にGnRH製剤(ブセレリン10 μg)投与後の血中LH濃度推移を示したものである。この結果より，経産泌乳牛でもGnRHを投与することで十分に高いLHピーク濃度に達することが認められる[18]。そのため，**GnRH投与のLHピーク濃度に産次の影響は少ない**と考えられる。しかしながら，体重が大きくなると同量のGnRH製剤を投与してもLHピーク濃度が低くなる可能性があるため，GnRH投与後の反応が悪い場合は投与量を増加させ

ることは良い方法かもしれない。

暑熱ストレスは，GnRH 投与後の LH ピーク濃度に影響を与えることが示されている。図11は，夏場に暑熱対策をしない牛と暑熱対策をしている牛の発情時に GnRH 製剤（ブセレリン 10 μg）を投与した場合の血中 LH および FSH 濃度推移を示したものである[21]。この図から明らかなように，**暑熱ストレスを受けることで，GnRH 製剤投与後の LH および FSH 濃度は低くなる**ことが分かる。そのため，夏場の暑熱ストレスが厳しい時期における GnRH 製剤の投与は排卵誘起率が低下する可能性が予測される。暑さが厳しいタイミングで排卵誘起を狙う際には，GnRH 製剤の投与量を増やす，または別の処置を考えることが重要であると考えられる。

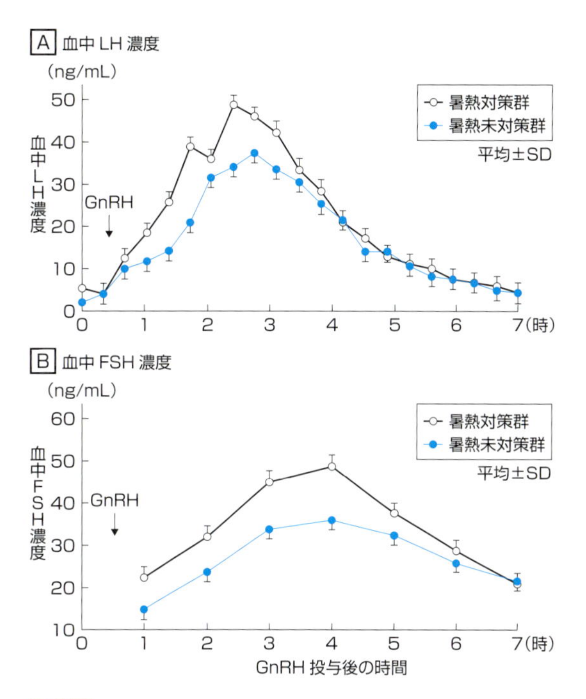

図11 GnRH（ブセレリン 10 μg）投与後の血中 LH および FSH 濃度推移：夏場の暑熱対策の有無による差異

暑熱対策をした牛で LH および FSH 濃度が高く推移していることが分かる。

文献 21 より引用・改変

FSH 製剤

FSH 製剤は主に過剰排卵処置を実施する際に使用されている。日本で販売されている FSH 製剤は豚の下垂体から抽出されたものである。多数の卵胞を発育させるためには，血中の FSH を一定濃度に維持していく必要があるが，FSH は筋肉内投与しても一時的に血中濃度が上昇するのみで，長くは維持されない。そのため，FSH を頻回（1 日 2 回）に数日間かけて量を漸減させながら投与していく方法が採られてきた（漸減投与法）。しかしながら，近年，FSH と徐放剤（水酸化アルミニウムゲル）を混濁させて投与する方法が開発され，現場でも広まっている。そこで，従来の漸減投与法と徐放剤を併用した場合（徐放剤併用法）の血中 FSH 濃度推移とその後の卵巣の反応性について説明していく。

1．FSH の漸減投与法と徐放剤併用法での FSH 濃度推移

図 12 は，漸減投与法と徐放剤併用法それぞれの血中 FSH 濃度推移を示したものである[22]。黒毛和種を対象に，漸減投与法では FSH を 12 時間ごとに 6，6，4，4，3，3，2，2 AU（計 30 AU）を 4 日間かけて筋肉内投与し，徐放剤併用法では 30 AU を水酸化アルミニウムゲルと混和し初日に筋肉内投与した。図から分かるように，徐放剤併用法では期間を通して十分に血中 FSH 濃度が上昇し，また時間の経過とともに FSH 濃度が緩やかに低下していくことが見て取れる。

また，最終的な採卵での成績を比較すると，採卵時の平均黄体数（11.7 ± 1.8 vs. 12.3 ± 1.7；漸減投与法 vs. 徐放剤併用法），回収された総受精卵数（9.3 ± 1.7 vs. 10.0 ± 2.5），移植可能胚数（8.0 ± 1.8 vs. 8.6 ± 2.3）と投与方法で差はなかった。ただし，徐放剤併用法での留意点は，水酸化アルミニウムゲルを高用量（アルミニウムとして総量 15.0 mg）で使用する場合は筋肉内投与でも効果があるが，低用

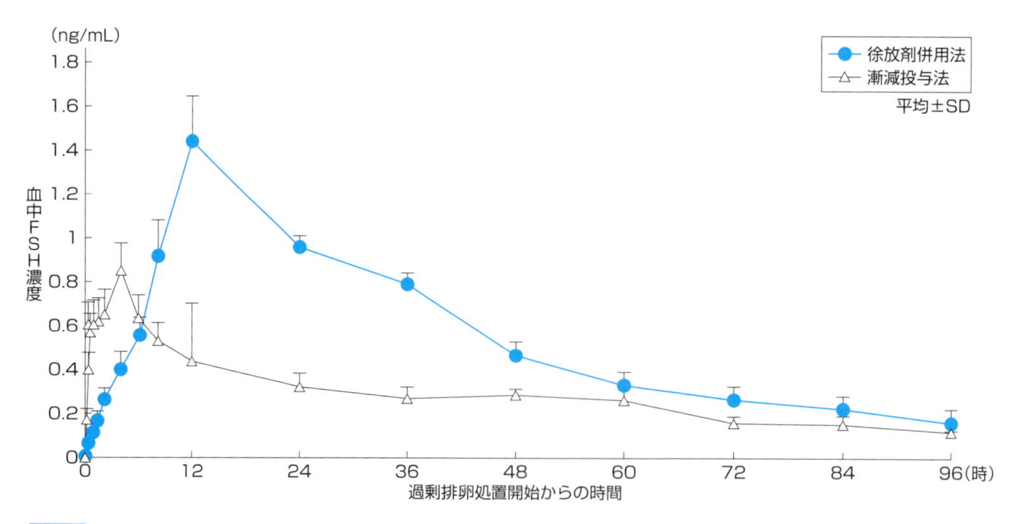

図12 FSHの投与法の違いによるFSH投与後の血中FSH濃度推移

漸減投与法はFSHを頻回（1日2回）に数日間かけて量を漸減させながら投与していく方法，徐放剤併用法はFSHの漸減投与法と徐放剤（水酸化アルミニウムゲル）を併用した方法。投与法はどちらも筋肉内投与。

文献22より引用・改変

量（アルミニウムとして総量1.5 mg）では効果が認められない可能性があることである[23]。一方で，皮下投与では少量の水酸化アルミニウムゲルでも十分な効果が認められる。徐放剤併用法（アルミニウムとして総量1.5 mg）における皮下投与と筋肉内投与での，採卵時の平均黄体数（17.7±5.2 vs. 2.7±2.7），回収された総受精卵数（11.0±4.0 vs. 0），移植可能胚数（9.0±3.8 vs. 0）となり，アルミニウムとして総量1.5 mgを使用する場合の筋肉内投与ではまったく胚生産できないことが分かる。徐放剤併用法では製剤を確実に皮下投与することが重要である。

2．FSH投与期間中の血中LH濃度

過剰排卵を目的にFSH製剤を投与する際に，「主席卵胞の発育にはLHが必要だから，FSH製剤投与期間の血中P_4濃度を低下させることで，より卵胞の発育を促せるかもしれない」と考えるかもしれないが，残念ながらそのような目論見は達成できないことが示されている。

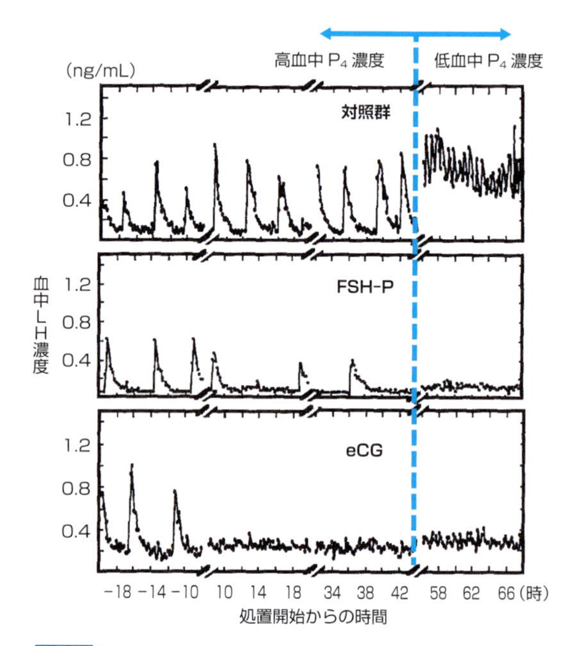

図13 FSHまたはeCG投与後のLH濃度の推移

FSHまたはeCG投与後にLHパルスが認められなくなることが見て取れる。また，処置開始後48時間に$PGF_{2\alpha}$投与を行い，血中P_4濃度を低下させている。対照群ではLH濃度が上昇しているが，FSHまたはeCG投与で血中P_4濃度が低下してもLH濃度は上昇していないことが見て取れる。

文献24より引用・改変

図13は，FSH投与前後の血中LH濃度の推移を評価したものである[24]。上段の対照群ではLH濃度は一定のリズムでLHパルスが確認され，さらに血中P_4濃度が低下してから血中LH濃度が上昇していることが分かる。それに対してFSH投与では投与後に，LHパルス頻度が低下，またはパル

スが消失していることが認められた。また，その影響は血中 P_4 濃度が低下した条件でも LH パルスが認められないことが示された。さらに，ウマ絨毛性性腺刺激ホルモン(eCG)投与においても FSH 投与後と同じ血中 LH 濃度推移を示した。このことから，**血中 P_4 濃度の高低にかかわらず FSH を投与すると，LH パルスを抑制する性質がある**ことが示されている。そのため，過剰排卵処置を行ううえで LH パルスの影響を考慮する必要はないと考えている。

文　献

1）Guillemin R, Burgus R, Vale W：*Vitam Horm*, 29, 1-39(1971)
2）Schally AV, Nair RM, Redding TW, et al.：*J Biol Chem*, 246, 7230-7236(1971)
3）中尾敏彦，津曲茂久，片桐成二 編：獣医繁殖学 第4版，文永堂出版，東京(2012)
4）Nagae M, Uenoyama Y, Okamoto S, et al.：*Proc Natl Acad Sci USA*, 118, e2009156118(2021)
5）Matsuda F, Nakatsukasa K, Suetomi Y, et al.：*J Neuroendocrinol*, 27, 57-65(2015)
6）Beard AJ, Castillo RJ, McLeod BJ, et al.：*J Endocrinol*, 125, 21-30(1990)
7）Yoshioka K, Suzuki C, Arai S, et al：*Biol Reprod*, 64, 563-570(2001)
8）Adams GP, Matteri RL, Kastelic JP, et al.：*J Reprod Fertil*, 94, 177-188(1992)
9）Burns DS, Krassel FJ, Ireland JLH, et al.：*Biol Reprod*, 73, 54-62(2005)
10）Ginther OJ, Beg MA, Bergfelt DR, et al：*Biol Reprod*, 65, 638-647(2001)
11）Beg MA, Bergfelt DR, Kot K, et al.：*Biol Reprod*, 64, 432-441(2001)
12）Ginther OJ, Beg MA, Donadeu FX, et al.：*Anim Reprod Sci*, 78, 239-257(2003)
13）Sartori R, Fricke PM, Ferreira JC, et al.：*Biol Reprod*, 65, 1403-1409(2001)
14）Turzillo AM, Fortune JE：*J Reprod Fertil*, 89, 643-653(1990)
15）Giordano JO, Fricke PM, Guenther JN, et al.：*J Dairy Sci*, 95, 3781-3793(2012)
16）Yamada K, Nakao T, Nakada K, et al.：*Anim Reprod Sci*, 74, 27-34(2002)
17）Armengol-Gelonch R, Mallo JM, Ponté D, et al.：*Theriogenology*, 91, 121-126(2017)
18）Kaim M, Bloch A, Wolfenson D, et al.：*J Dairy Sci*, 86, 2012-2021(2003)
19）Pursley JR, Mee MO, Wiltbank MC：*Theriogenology*, 44, 915-923(1995)
20）Wolfenson D, Inbar G, Roth Z, et al.：*Theriogenology*, 62, 1042-1055(2004)
21）Gilad E, Meidan R, Berman A, et al.：*J Reprod Fertil*, 99, 315-321(1993)
22）Kimura K, Hirako M, Iwata H, et al.：*Theriogenology*, 68, 633-639(2007)
23）Kimura K：*J Reprod Dev*, 62, 423-429(2016)
24）Price CA, Carrière PD, Gosselin N, et al.：*Theriogenology*, 51, 37-46(1999)

1-3　プロラクチンとオキシトシン

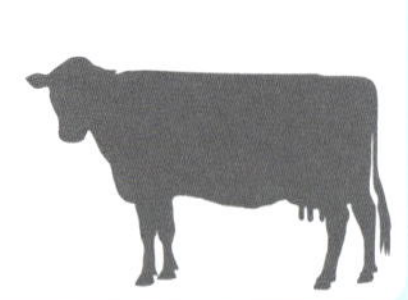

はじめに

本項では，下垂体前葉で産生放出される**プロラクチン**(prolactin：PRL)，そして，視床下部で産生され，下垂体後葉に蓄積し放出される**オキシトシン**(oxytocin：OT)について説明する。PRL と OT は泌乳生理において重要なホルモンであるが，OT はさらに子宮収縮作用と黄体退行においても重要な役割を果たす。また，OT は薬剤として使用されていることから，臨床現場での使用方法やその効果についても解説していく。

PRL

1．構造と性質

PRL は 199 個のアミノ酸から構成される，分子量 22,000 の単純タンパクホルモンである[1)]。PRL は，下垂体前葉の色素好性細胞のうちの酸好性細胞であるラクトトロフで合成される[1)](図 1)。PRL の分泌は視床下部により抑制・促進の支配を受けており，抑制はドパミン，促進には甲状腺刺激ホルモン放出ホルモン(TRH)，血管作動性ポリペプチド(VIP)などの複数の物質で調整されていると考えられている[2)]。PRL はエストロジェン，プロジェステロン(P_4)，成長ホルモン(GH)，甲状腺ホルモン，副腎皮質ホルモンと連動して，**乳腺の発達**と**乳汁の生産**と**分泌**を刺激する[1)]。そのため，**PRL は乳汁の産生には関わるが，射乳作用は有しておらず**，射乳の働きを担うのは後述する OT である。

図 2 は牛の分娩前後の血中 PRL および GH 濃度の推移を示したものである[3)]。GH は分娩の 2 日ほど前から血中濃度が上昇していき，分娩後に高く推移しているが，PRL は分娩前後 1 日に一過性に上昇し，その後低く推移していることが見て取れる。この分娩前後の PRL の上昇を抑制すると，その後の乳生産が大きく低下することが示されている[4)]。この分娩前後の血中 PRL 濃度の上昇は乳生産開始のスイッチと推測される[3)]。

2．繁殖生理における機能

PRL の繁殖生理における役割は動物種により異なり，犬，猫およびげっ歯類では黄体刺激作用を有し，黄体の形態と機能を維持して P_4 の合成と分泌を増加させる[1, 2)]。一方で，その他の動物では PRL 単独では黄体刺激作用は認められない[2)]。また，雄に対してもアンドロジェンと協働して前立

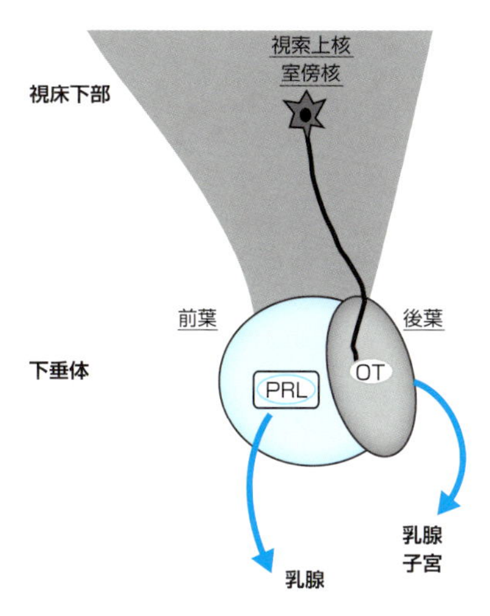

図 1 視床下部・下垂体における PRL と OT の産生部位と放出部位

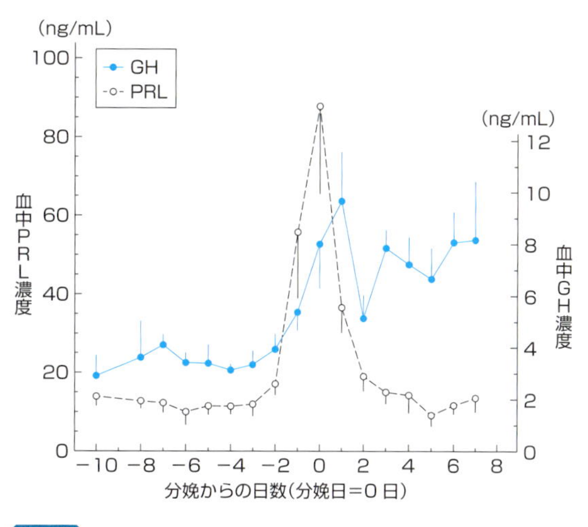

図 2 分娩前後の血中 GH と PRL 濃度の推移

腺，精嚢腺などの副生殖腺の発育を促進する[1,2]。

雌牛を対象にした，発情周期中の血中 PRL 濃度を抑制した試験において，発情周期中の①血中黄体形成ホルモン(LH)濃度，②血中 P_4 濃度，③黄体期の期間，④発情期のエストラジオール(E_2)濃度，⑤排卵前卵胞液中の E_2，アンドロステンジオン(A_4)および P_4 濃度，に影響を与えなかった[4]。このことから，牛において PRL は発情周期の動態に影響を与えないとされている。

OT

1．構造と性質

OT は 9 個のアミノ酸から構成される，分子量 1,007 のペプチドホルモンである[1,2]。OT は視床下部の室傍核と視索上核の神経内分泌細胞で合成され，下垂体後葉の分泌顆粒(ヘリング小体)に貯蔵された後，神経刺激により血中に放出される。

OT は子宮，子宮頸への機械的刺激，乳頭への刺激に対して反応して血中濃度が上昇する。生理作用としては平滑筋収縮作用が一番に挙げられ，泌乳生理においては乳房内組織を構成する乳腺胞の周囲を取り巻く筋上皮細胞の収縮を促し，乳腺胞内に蓄積した乳汁を乳管とその先の乳腺槽に放出する**射乳作用**を有する[1,2]。そのため，OT 自体に乳産生の作用は持たない。

2．繁殖生理における機能

OT の主な生理作用は平滑筋収縮であると上述したが，子宮も平滑筋で構成されている。雌において OT は**子宮平滑筋の収縮を促す**ため，分娩時の陣痛を引き起こして胎子の娩出やその後の胎盤排出に関与する。また，交配後の精子が，子宮から卵管に移動するのを助ける役割も担うとされている。

この子宮平滑筋の OT に対する感受性はステロイドホルモンにより変化することが知られており，**血中エストロジェン濃度が上昇すると感受性が高まる**。その一方で，**血中 P_4 濃度が上昇すると**

低下する。発情している牛に対して直腸検査をした際，子宮を触診したとたんに子宮収縮が強まり，さらには射乳する牛に出会ったことのある方もいるかと思う。これは子宮に対して機械的刺激を与えたことによりOTが放出され，かつ血中P_4濃度が低く，血中エストロジェン濃度が高い条件下であることから，子宮平滑筋や乳腺胞の筋上皮細胞のOT感受性が高まっているために引き起こされる。黄体を有する牛の子宮に対して刺激を与えても，子宮収縮や射乳が認められないのは，上記の条件が逆になっているためである。

OTは平滑筋収縮作用に加えて，**子宮内膜のOT受容体に結合し，子宮内膜でのプロスタグランジン$F_{2\alpha}$($PGF_{2\alpha}$)の産生・放出を促す**ことも明らかになっている[6]。さらに，OTは下垂体後葉以外に黄体からも産生・放出されることが明らかになっており，黄体におけるOT産生・放出は$PGF_{2\alpha}$により促進されることも明らかになっている[7]。このことは黄体退行のプロセスにおいて，非常に重要な役割を演じていることを示している〔OTと$PGF_{2\alpha}$が黄体退行に対してどのように作用するのかは，p.71，1-8プロスタグランジン$F_{2\alpha}$を参照〕。

OT製剤の臨床利用

動物用医薬品としてのOT製剤の効能・効果として挙げられているのは，陣痛微弱，子宮脱，ミイラ変性胎子の排出，射乳促進，そして胎盤停滞となっている。投与方法は，静脈内，筋肉内または皮下投与となっており，牛での用量は1回当たり20〜150単位となる。

このOT製剤の使用として以前より議論されてきたのは，胎盤停滞の予防または治療としての効果ではないかと思う。そこで，胎盤停滞の予防または治療に対するOT製剤の効果について検討していきたいと思う。

1．胎盤停滞とは

胎盤停滞は，胎子娩出後に一定時間経過しても胎盤が排出されない状態を指す。胎盤は通常，分娩後3〜8時間で排出されるが，12時間経過しても排出されないものを胎盤停滞と診断する。その発症率は**乳牛において7〜15%**とされている[1,2]。

胎盤停滞を発症すると，その後の子宮修復が遅延し，子宮炎(産褥熱)やそれに伴う食欲低下によりケトーシスなどの代謝性疾患の発症率が上昇すること，また子宮内膜炎の発症リスクが上昇するため，その後の繁殖成績が低下することが知られている。

胎盤停滞の原因は明確にはなっていないが，胎子娩出後の後陣痛の微弱，早産，双子，分娩誘起，母牛の免疫機能低下に起因すると考えられている。

治療として，胎盤の用手剥離，薬剤投与としてOT，エストロジェン，$PGF_{2\alpha}$などを使用することが多いが，その効果について一致した見解は得られていない[1,2]。

2．OT投与による胎盤停滞発症の予防または処置

馬の胎盤停滞に対する処置として，胎子娩出後3〜5時間にOTを20〜150単位を皮下または筋肉内に投与，または40〜50単位を静脈内点滴により数時間かけて投与する方法が示されている[2]。また，重種馬を対象にした過去の報告で，胎子娩出後1時間経過しても胎盤が排出されない場合，胎盤が排出されるまで1時間ごとにOTを50単位投与する方法が効果的であると示されている[8]。

表1 分娩後のOT投与が胎盤停滞発症率とその後の繁殖成績に及ぼす影響

AはOT投与の効果が認められた報告で，BとCはOT投与の効果が認められなかった報告。無処置群の胎盤停滞発症率に注目。

A：自然分娩の乳牛に対して分娩直後と2～4時間後それぞれにOT30単位を筋肉内投与

処置	n	胎盤停滞発症率(%)	初回授精日数(日)	初回授精受胎率(%)	授精回数(回)	空胎日数(日)
無処置	175	24.6[a]	89.2±8.2[a]	－	2.7±0.9[a]	124.4±14.5[a]
OT処置	175	10.9[b]	60.2±7.7[b]	－	1.9±0.7[b]	93.7±9.6[b]

a, b：$P<0.01$　　文献9より引用・改変

B：乳牛に対して分娩3～6時間の間にOT20単位を筋肉内投与(分娩状況不明)

処置	n	胎盤停滞発症率(%)	初回授精日数(日)	初回授精受胎率(%)	授精回数(回)	空胎日数(日)
無処置	100	12.0	－	－	－	－
OT処置	100	8.0	－	－	－	－

文献10より引用・改変

C：自然分娩の交雑種に対して分娩直後と6時間後それぞれにOT30単位筋肉内投与

処置	n	胎盤停滞発症率(%)	初回授精日数(日)	初回授精受胎率(%)	授精回数(回)	空胎日数(日)
無処置	256	3.1	－	47.8	2.0±0.1	110.5±5.3
OT処置	280	4.6	－	54.0	1.9±0.1	113.6±5.0

文献11より引用・改変

牛に対するOT投与の胎盤停滞発症の予防の効果について，過去より多くの報告がなされているが，その効果については様々である。Molloら[9)]が報告した研究においては，乳牛を対象として，分娩時に無処置群とOT投与群の2群に分け，OT投与群では分娩直後と分娩2～4時間後に30単位を筋肉内投与した。この試験では分娩後24時間を経過しても胎盤が排出されない場合を胎盤停滞としている。詳細を表1に示す。OT投与により胎盤停滞発症率が低下し，その後の繁殖成績も向上していることが示された(表1A)。一方で，Millerら[10)]が乳牛に対して行った試験では，分娩後の3～6時間(分娩後3時間以内に胎盤が排出された個体は無処置に組み込まれている)にOT投与群に20単位を筋肉内投与し，分娩後12時間を経過しても胎盤が排出されない場合を胎盤停滞としているが，胎盤停滞の発症率を抑えることはできなかった(表1B)。また，*Bos indicus*(コブウシ)とホルスタインの交雑牛に対して，OT投与群では分娩直後と分娩6時間後に30単位のOTを投与し，分娩後12時間を経過しても胎盤が排出されない場合を胎盤停滞としたが，胎盤停滞の発症率を抑えることはなかった(表1C)[11)]。

OT効果の有無について着目すべきは，対照群(無処置群)における胎盤停滞の発症率であろう。Molloらの対照群における胎盤停滞の発症率は24.6%であるのに対して，Millerらの報告では12.0%，Palomaresらの報告では3.1%であった。このことは，**OT投与で効果が認められる牛群は，もともと胎盤停滞の発症率が高い牛群ではないかと推測**される。そのため，OT投与を牛群管理のなかで採用するか否かを決める際には，事前に牛群として胎盤停滞発症率を評価した後，分娩後の管理業務として採用するかを決定した方が良いだろう。

表2 分娩介助の有無による分娩後のOT投与が胎盤排出時間に及ぼす影響

分娩3時間後に胎盤が排出されない牛のみが含まれる。

分娩状況	処置	n	胎盤排出時間(時)	胎盤停滞発症率(%)
自然	無	41	10.3±7.3[a]	34.1
	OT	33	7.6±5.1[b]	18.2
介助	無	22	11.4±6.6[a]	50.0[A]
	OT	10	7.0±2.8[b]	20.0[B]

a, b：$P<0.05$, A, B：$P<0.1$

文献12より引用・改変

表3 分娩介助の有無による分娩後のOT投与が繁殖成績に及ぼす影響

分娩状況	処置	n	初回授精日数(日)	初回授精受胎率(%)	授精回数(回)	空胎日数(日)	120日妊娠率(%)
自然	無	36	93.3±30.7	47.2[a]	2.0±1.2	134.3±58.5	41.7
	OT	30	83.3±29.0	20.0[b]	2.4±1.3	125.8±48.8	46.7
介助	無	17	90.5±41.0	23.5[A]	3.1±1.9[a]	175.5±71.0[a]	17.6[a]
	OT	6	113.0±47.9	66.7[B]	1.2±0.4[b]	111.8±49.5[b]	66.7[b]

a, b：$P<0.05$, A, B：$P<0.1$

文献12より引用・改変

それでは，個体としてOTを投与すべきか否かの基準となる指標はあるのだろうか？

3．分娩介助の有無とOT投与の胎盤停滞発症への効果

Magataら[12]は2産以上の経産乳牛を対象にした報告で，分娩介助の介入度合いとOT投与の効果を検証している。このなかで，**分娩時に1人でも分娩進行に関与した場合を介助**として，**自然分娩と分娩介助**の2群に群分けした。

それぞれの群内で，分娩後3時間までに胎盤が排出された牛は試験には供さず，3時間を経ても胎盤が排出されない牛に対して，OT投与群には50単位のOTを筋肉内投与し，分娩後12時間を経過しても胎盤が排出されない場合を胎盤停滞とした。

前提として，この試験の対照群(無処置)の胎盤停滞発症率(3時間以内に胎盤排出した牛も含む)は，全体で22.6%(24/106)，自然分娩群で17.9%(14/78)，分娩介助群で35.7%(10/28)であり，胎盤停滞の発症率としてはやや高めであると考えられる。

次に，自然分娩群と分娩介助群それぞれに対して無処置またはOT投与それぞれの胎盤停滞発症率を示したのが表2である。OT投与群で胎盤排出までの時間は，自然分娩群と分娩介助群でともに短縮しているが，胎盤停滞発生を抑えることに関しては**分娩介助した牛に対してより効果的**であることが示された。

さらに，その後の繁殖成績を評価すると，**分娩介助した牛に対してOT投与**を行うことで**初回授精受胎率，空胎日数および分娩後120日までの妊娠率を改善**させることが明らかになった(表3)。

分娩時に何らかのトラブルがあり娩出までに時間を要したり，子宮収縮が長時間にわたり引き起

こされる状況では，下垂体後葉のOTが不足することが推測される。その結果として，胎盤停滞の発症率が高まる。そのため，OTを補完することで，その後の胎盤排出が促されたのかもしれない。

上記の事柄から，分娩後の胎盤停滞発症予防を目的にOT投与をする場合，①牛群全体として胎盤停滞発症率が高い，②分娩介助を行った牛，という条件において効果的である可能性が高い，と考えられる。しかしながら，胎盤停滞の発生機序や効果的な処置方法については未解明な部分が多く，胎盤停滞の予防や処置に関しては今後もさらなる研究が進むことを期待する。

文献

1）中尾敏彦，津曲茂久，片桐成二　編：獣医繁殖学 第4版，文永堂出版，東京（2012）
2）小笠 晃，金田義宏，百目鬼郁夫　監：動物臨床繁殖学，朝倉書店，東京（2014）
3）Johke T, Hodate K：*Jpn J Zootech Sci*, 48, 772-776（1977）
4）Schams D, Reinhardt V, Karg H：*Experientia*, 28, 697-699（1972）
5）Bevers MM, Dieleman SJ, Kruip TA：*Tijdschr Diergeneeskd*, 113, 1227-1236（1988）
6）Lafrance M, Goff AK：*Biol Reprod*, 33, 1113-1119（1985）
7）Flint AP, Sheldrick EL：*Nature*, 297, 587-588（1982）
8）Ishii M, Kobayashi S, Acosta TJ, et al.：*J Vet Med Sci*, 71, 293-297（2009）
9）Mollo A, Veronesi MC, Cairoli F, et al.：*Anim Reprod Sci*, 48, 47-51（1997）
10）Miller BJ, Lodge JR：*Theriogenology*, 22, 385-388（1984）
11）Palomares RA, Gutierrez JC, Portillo G, et al.：*Theriogenology*, 74, 1414-1419（2010）
12）Magata F, Sone A, Watanabe Y, et al.：*Theriogenology*, 176, 200-205（2021）

第 1 章　繁殖生理に関わるホルモン

1-4 インヒビンと抗ミューラー管ホルモン（AMH）

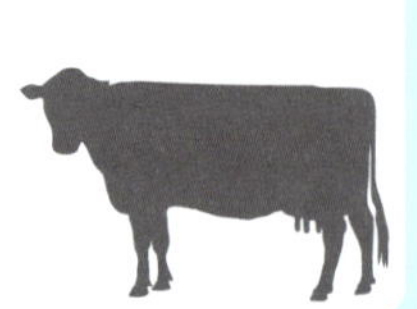

はじめに

本項では性腺，特に卵巣内で産生・放出されているホルモンである**インヒビン**(inhibin)と**抗ミューラー管ホルモン**(anti-MÜllerian hormone：AMH)を解説する。インヒビンは卵胞の発育に関わる卵胞刺激ホルモン(FSH)の放出を制御するホルモンである。AMH は前胞状卵胞や初期胞状卵胞で主に産生・放出されるホルモンであり，卵胞数の評価に応用されている。

インヒビン

1．構造と性質

インヒビンは，分子量 32,000 の糖タンパクホルモンであり，雌では卵胞の顆粒層細胞，雄では精巣のセルトリ細胞から分泌される[1, 2]。インヒビンは，αサブユニットとβサブユニットが２つのサブユニットがジスルフィド結合(S-S 結合)したヘテロ二量体である[1, 2]。βサブユニットはさらに，βA とβB の２つのタイプが存在し，αサブユニットとβA サブユニットで構成されたものをインヒビンA，αサブユニットとβB サブユニットで構成されたものをインヒビンＢという[1, 2]。

女性においては，血中インヒビンＢは卵胞期早期から中期にかけて上昇し，排卵直前に低下したのち，排卵時にピークを示すが，黄体期には低下し，低く推移する。一方で，インヒビンＡは卵胞期の終わり頃から上昇しはじめ，黄体期中期に向かってピークを示し，その後徐々に低下していく（図１）[3]。すなわち，インヒビンＡは主席卵胞と黄体からの産生が，インヒビン

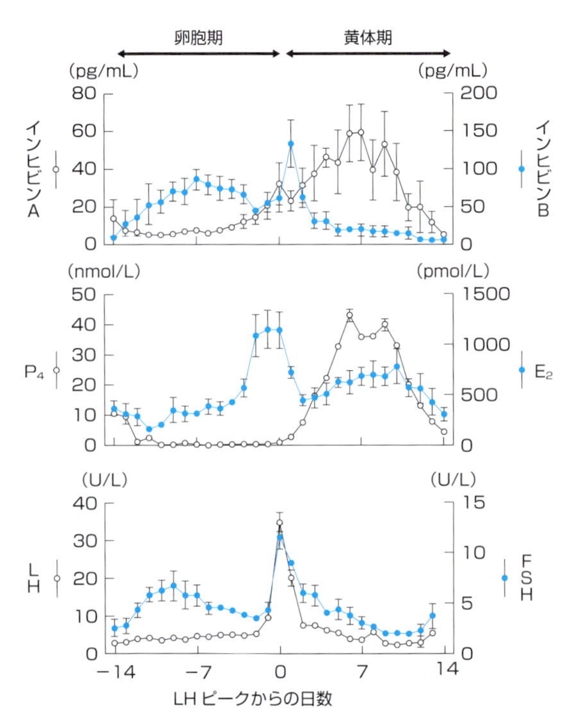

図１　人の性周期における血中性ホルモン動態推移

黄体期にインヒビンＡ，卵胞期にインヒビンＢが最高値を示すことが確認できる。また，濃度で見るとインヒビンＢの方が高いことにも注目。

文献３より引用・改変

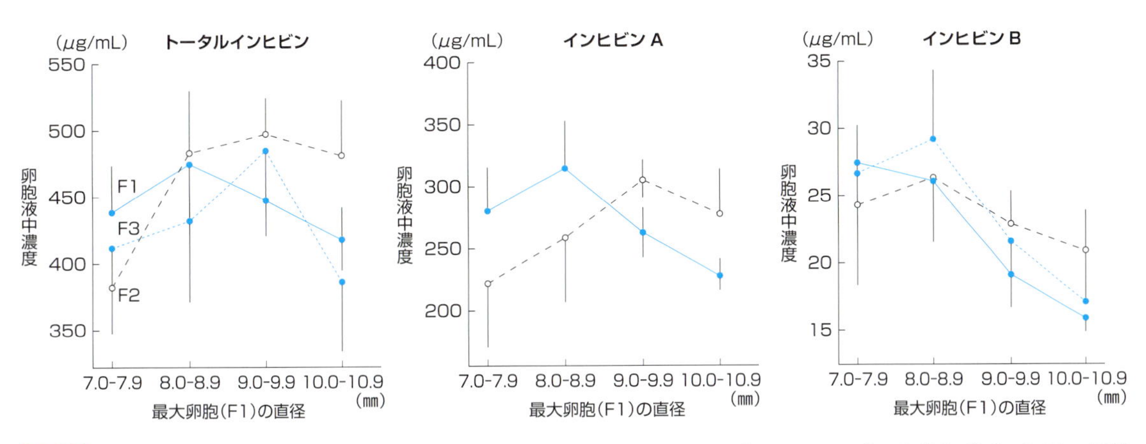

図2　卵巣内の卵胞直径が上位3つの卵胞の卵胞液中のトータルインヒビン，インヒビンAおよびインヒビンB濃度推移

インヒビンBはインヒビンAの1/10ほどの濃度でしか認められない。F1：最大卵胞，F2：2番目に大きい卵胞，F3：3番目に大きい卵胞。文献4より引用・改変

Bは小中卵胞での産生が反映されていると考えられる。また，インヒビンAとインヒビンBの最大濃度の値を図1で見ると，インヒビンBの方が高値を示していることが分かる。

一方で，雌牛においては卵胞液中から検出されるのはインヒビンAが主であり，インヒビンBの濃度は低いことが示されている[4)]。図2の試験では，未経産牛の卵巣内の卵胞直径が上位3つの卵胞を超音波画像診断装置で経時的に観察しながら，最大卵胞が図2の横軸で示した直径に達したときに，卵胞吸引を行い卵胞液中のインヒビン濃度を測定している。図2より，インヒビンAは直径にかかわらず3桁の濃度で高値を示しているが，インヒビンBはインヒビンAの1/10ほどの濃度しかない。また，血中のインヒビンB濃度は現状のELISAでは検出することができず[5)]，血中のインヒビンAが高濃度で検出される[6, 7)]。そのため，牛では血中インヒビンの評価において，インヒビンAを標的にする必要がある。

2．繁殖生理における機能

インヒビンは，下垂体前葉で産生されるFSHにより合成・放出が促される[1, 2)]。インヒビンの主な作用は下垂体前葉のゴナドトロフに直接作用し，**FSH分泌を抑制する**働きである。図3は卵巣内での主席卵胞発育期間中の血中性ホルモン〔インヒビンA，FSH，エストラジオール(E_2)，黄体形成ホルモン(LH)〕濃度推移を示したものである[6)]。図3のグラフは左より，分娩後10～20日の初回卵胞の発育，未排卵卵胞の発育，分娩後の初回排卵の卵胞発育，分娩後の2回目排卵の卵胞発育期間中を示す。注目すべきは，すべての場合において**卵胞の発育開始時にはFSH濃度が高くなっているが，主席卵胞の発育に伴いインヒビンA濃度が高くなり**，それとともに**FSH濃度が急速に低下**していることが見て取れる。この変動は，卵胞の発育に伴い顆粒層細胞で産生・放出されるインヒビンの量が増えることで，下垂体前葉でFSHの産生・放出が抑制されたためである。

また，分娩後の初回排卵の卵胞発育および未排卵卵胞の発育においては，卵胞直径が小さくなるタイミングの直前からインヒビンA濃度が低下し，FSH濃度が上昇することが認められるが，これは**主席卵胞が閉鎖しインヒビンA産生が停止した**ためである。一方で，初回排卵の卵胞発育，および2回目排卵の卵胞発育では排卵のタイミングでインヒビンAが低下し，FSH濃度が上昇してい

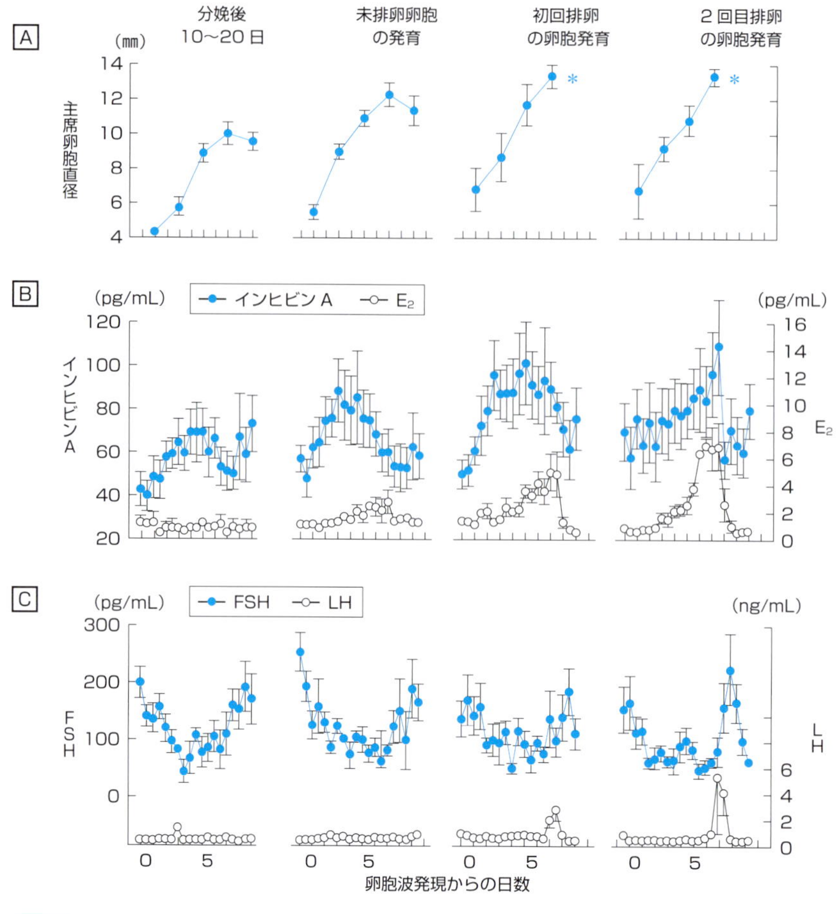

図3　分娩後の初回卵胞発育，未排卵卵胞の発育，分娩後の初回排卵の卵胞発育，分娩後の2回目排卵の卵胞発育期間中の血中インヒビンA，E_2，FSH，LH濃度推移

＊は排卵した時点を示す。卵胞の発育開始時にはFSH濃度が高く，卵胞の発育に伴いインヒビンA濃度が高くなり，FSH濃度が急速に低下していることが見て取れる。また，分娩後の初回卵胞発育および未排卵卵胞の発育で卵胞直径が小さくなる（閉鎖）直前からインヒビンAが低下し，FSH濃度が上昇すること，一方で初回排卵の卵胞発育，2回目排卵の卵胞では排卵（主席卵胞の消失）を境にインヒビンAが低下し，FSH濃度が上昇することに注目。　文献6より引用・改変

る。これは排卵により**主席卵胞が消失したことで，インヒビンA放出が停止した**ためである。このことから，**FSH濃度の上昇を再開させるには，主席卵胞の閉鎖または排卵が必要**なことも分かる。

AMHの構造と性質

AMHは，トランスフォーミング増殖因子-β（TGF-β）の仲間の1つであり，雌では卵胞の顆粒層細胞で産生・放出されるホルモンである。2つのサブユニットがS-S結合している同性二量体であり，分子量は140 kDaである。最も重要な機能は，胚の発生過程において将来，卵管および子宮へと発生するミューラー管の形成を阻害する作用になる[8]。雄ではミューラー管の形成を阻害するために，精巣のセルトリ細胞がAMHを産生・放出することで雄への分化が進んでいく[9]。一方，AMHは妊娠36週以降の女子胎子の卵巣の卵胞で産生されることが報告されている[9]。そのため，

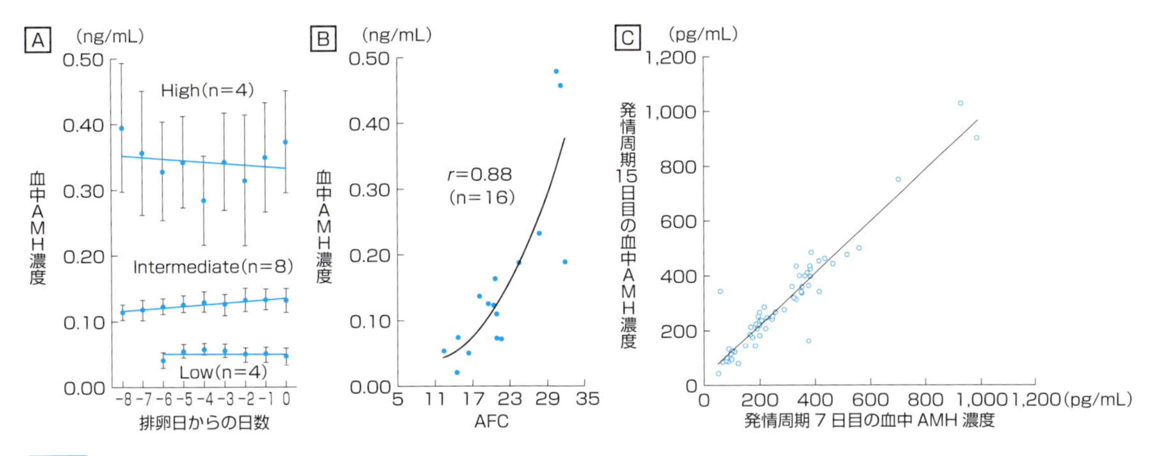

図４　血中 AMH 濃度と AFC との関連

A：AFC の数別で Low(≦15)，Intermadiate(16～24)，High(≧25)にて群分けした場合の血中 AMH 濃度推移(平均±標準誤差)。B：AFC と血中 AMH 濃度の相関。C：発情７日目と 15 日目の AMH 濃度との相関。
Aより血中 AMH 濃度は，Low≦Intermediate≦High となっており，AFC が多い群で AMH 濃度は高値を示すことが分かる。Cより発情周期を問わず，血中 AMH 濃度に大きな違いは認められないことが分かる。
A・B：文献 10 より引用・改変，C：文献 11 より引用・改変

成長してからも血中では AMH 濃度を測定することができる。AMH 自身が生理的にどのように作用するのかは十分に明らかにされていないが，人医療においては**卵巣予備能(卵巣における卵胞の量と卵子の質)の評価**に応用されることが多い。つまり，**AMH は卵巣内で有する卵胞数の評価ができる**ということになる。

AMH の繁殖生理における機能

1．血中 AMH 濃度と卵巣予備能との関連

Ireland ら[10]は牛を対象に，超音波画像診断装置を用いて左右卵巣を描出し，3.0 mm以上の卵胞の数を胞状卵胞数(antral follicle count：AFC)として記録し，個々の牛の３～５つの卵胞波内で最大数となる AFC の平均値を算出し，Low：≦15 AFC，Intermediate：16～24 AFC，High：≧25 AFC の３つに群分けした。図４Ａは横軸に排卵までの日数，縦軸に血中 AMH 濃度を示したもので，血中 AMH 濃度は Low≦Intermediate≦High と，**AFC の多い群で AMH 濃度は高値を示している。**また，図４Ｂは AFC と血中 AMH 濃度の相関を評価したもので，AFC の増加に伴い AMH 濃度も上昇していることが明らかである。このことから，**血中 AMH 濃度は卵巣内の卵胞数を反映している**ことが分かる。

興味深いのは図４Ａにおいてそれぞれの日ごとに AMH 濃度に多少の変動はあるものの，AFC の高低と AMH 濃度は交差しないことが見て取れる。また，図４Ｃは発情周期７日目と 15 日目の血中 AMH 濃度の相関を見たものであるが，非常に高い相関関係が認められる[11]。これらのことから，**血中 AMH 濃度は発情周期の影響を受けずに，卵巣内の卵胞数を比較的安定して反映していること**が考えられる。

それでは，血中 AMH 濃度の測定を具体的にどのように応用していくのか？

表1 ホルスタイン乳牛における，血中 AMH 濃度を 25%区切りで 4 群に分けたときの過剰排卵処置に対する反応性（平均±標準誤差）

評価	血中 AMH 濃度の 25%区切りでの群分け				P 値
	Q1	Q2	Q3	Q4	
n	18	18	18	18	
AMH(pg/mL)	44.9±6.9	114.1±3.3	155.6±3.8	243.1±14.3	<0.01
黄体数	12.0±1.5[a]	14.7±2.0[ab]	17.2±1.2[b]	25.6±2.5[c]	<0.01
移植可能胚数	3.1±0.8[a]	3.8±1.2[a]	4.4±1.1[ab]	7.2±1.4[b]	0.05
凍結可能胚	2.9±0.8[a]	3.7±1.2[a]	3.9±1.1[ab]	6.6±1.2[b]	0.06

血中 AMH 濃度の区分：Q1＝0.01～82.6 pg/mL，Q2＝91.1～132.5 pg/mL，Q3＝135.3～183.8 pg/mL，Q4＝184.4～374.3 pg/mL
a, b, c：P<0.05
文献 12 より引用・改変

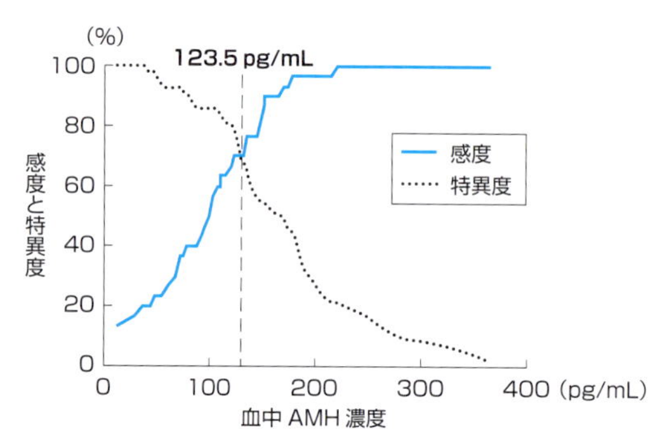

図5 ホルスタイン泌乳牛における，採卵時に黄体が 15 個より多く形成される推定血中 AMH 濃度のカットオフ値

カットオフ値は感度と特異度から算出。 文献 12 より引用・改変

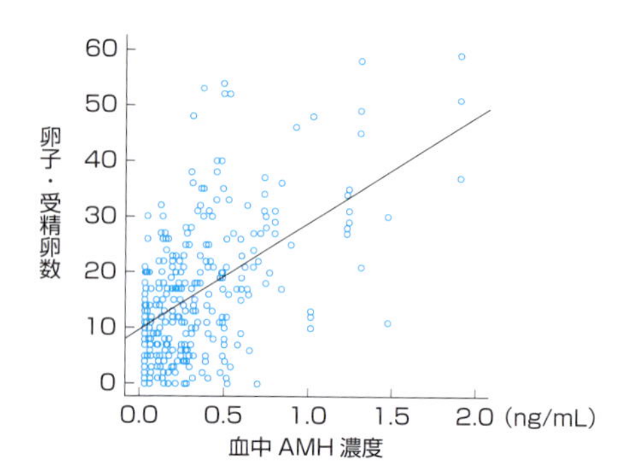

図6 黒毛和種牛における，血中 AMH 濃度と回収された卵子・受精卵数との相関

n＝295，r=0.537，P<0.001。
文献 13 より引用・改変

2．血中 AMH 濃度と過剰排卵処置に対する反応性

1 酪農場で飼養されているホルスタイン泌乳牛を対象にして，血中 AMH 濃度と過剰排卵処置に対する反応性を評価した報告がある[12]。処置開始前に発情同期化を行い，分娩後 40± 3 日（周期不明），分娩後 50± 3 日（発情期）および分娩後 57± 3 日（黄体期）の 3 ポイントで採血を行い，AMH 濃度を測定した。その後，過剰排卵処置を実施し，分娩後の 70± 3 日（平均泌乳量 39.6 kg/日）に採卵を行い，形成された黄体数，移植可能胚，凍結可能胚の評価を行った。

血中 AMH 濃度は 3 ポイントの測定周期間で正の相関が認められ，発情周期による影響はなかった。AMH 濃度を 25%区切りで 4 群に分けて過剰排卵処置に対する反応性の評価を行ったところ，**AMH 濃度が高いほど回収される受精卵数が多い**ことが示された（表1）。さらに，採卵時に黄体が 15 個より多く形成される牛の推定 AMH 濃度のカットオフ値は 123.5 pg/mL であることも示されている（図5）。

複数の農場で飼養されている黒毛和種を対象にした報告[13]においても，血中 AMH 濃度と過剰排卵処置後に回収された卵子・受精卵数に正の相関があることが示されている（図6）。また，回収された卵子・受精卵数が≦5，≧15 および≧25 個となる牛の推定 AMH 濃度のカットオフ値はそれぞれ 0.215 ng/mL（215 pg/mL），0.264 ng/mL（264 pg/mL），0.342 ng/mL（342 pg/mL）となること

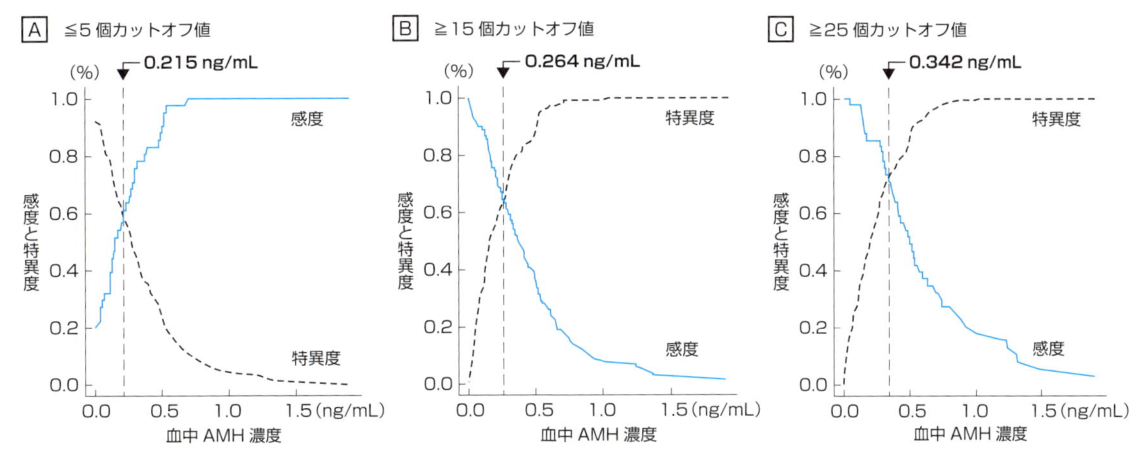

図7 黒毛和種牛における，回収された卵子・受精卵数と AMH 濃度のカットオフ値

卵子・受精卵数がA：≦5個，B：≧15個，C：≧25 個回収された場合の推定 AMH 濃度のカットオフ値を感度と特異度から算出した。文献 13 より引用・改変

表2 黒毛和種における，血中 AMH 濃度を下位 25%(L群)，下位 25%〜上位 25%(M群)，上位 25%(H群)で群分けした場合の過剰排卵処置に対する反応性(平均±標準偏差)

群	農場	過剰排卵	卵子・受精卵数	移植可能胚数
L	総合	71	9.3±6.7[A]	5.9±5.6[A]
	A	59	8.1±5.7[A, a]	5.1±5.1[A, a]
	B	10	16.3±8.4[AB, b]	10.8±6.1[b]
	D	2	7	4
M	総合	148	15.6±10.6[B]	9.0±7.0[B]
	A	69	13.0±8.3[B]	8.5±6.4[B]
	B	70	19.0±11.9[A]	10.1±7.4
	C	3	7.0±4.1[A]	2.0±1.4[A]
	D	6	10.8±6.1	6.0±4.8
H	総合	76	24.3±14.2[C]	13.2±9.9[C]
	A	30	21.3±14.9[C]	12.7±11.6[B]
	B	42	26.7±13.5[B]	13.7±8.8
	C	3	26.3±4.5[B]	13.3±2.5[B]
	D	1	6	4

AMH の区分：L＝下位 25%，M＝下位 25%〜上位 25%，H＝上位 25%。
[A, B, C]：$P<0.05$，同じ農場内での群間での差異を評価。
[a, b]：$P<0.05$，同じ群間内の農場間での差異を評価。

文献 13 より引用・改変

も示されている(図7)。さらに，AMH 濃度を下位 25%(L群)，上位 25%(H群)，下位 25%〜上位 25%の範囲(M群)で群分けした場合においても，**AMH 濃度が高いほど回収される卵子・受精卵数が多いこと**が示された(表2)。

これらの結果から，ホルスタイン，黒毛和種ともに**AMH 濃度を測定することで，過剰排卵処置により反応できる牛を選出できる可能性**がある。

ただし，Souza ら[12]の報告のなかで，AMH 濃度は分娩時から採卵までの間の体重減少量と弱い負の相関($r=-0.22$)が認められていることも示されている。また，Hirayama ら[13]の報告のなかで，同じ AMH 濃度群内(L群)においても，回収された卵子・受精卵数は農場間で異なることが示されている(表2)。このことは，飼養管理方法や栄養代謝状態，個々の牛の血統(遺伝的な差異)などの要因によっても，過剰排卵処置に対する反応性が異なることが推測され，AMH 濃度の評価のみでその後の過剰排卵処置の反応性の良し悪しを必ずしも評価できるわけではないことが考えられ，やはり牛の全身状態も十分に加味した評価が必要と考えられる。

AMH 濃度は生涯生産性の指標となるか？

AMH の活用として，牛の生涯生産性の指標に活用できる可能性が示されている[14]。図８は初回分娩からの牛群内における在籍率の推移を示したものである。生後 11～15 カ月齢のホルスタイン未経産牛を対象に，採血を１回行い血中 AMH 濃度を測定し，濃度の低い順に 25％区切りで４つに群分けした（Q１：～25％，Q２：26～50％，Q３：51～75％，Q４：76％～）。その後，通常通りの繁殖管理を行い，初回分娩からの牛群内生存を評価した。その結果，Q１に分類された牛は，初回分娩後および２回目分娩後の除籍率が高く，３産目以降の在籍率がQ２およびQ３に比較して有意に低下していることが示された。また，初回分娩後の 305 日乳量においても，Q１（12,223±369 kg）はQ２（13,598±318 kg）およびQ３（13,381±368 kg）に比較して低いことが示されている（平均±標準誤差）。この除籍の理由は繁殖の問題が割合として多く，繁殖開始前の血中 AMH 濃度測定はその後の繁殖成績や生涯生産性の予測，さらには牛群に残す牛の選抜基準として使用できる可能性がある。ただし，Q４の在籍率推移はQ１とQ２および３の中間を推移しており，AMH 濃度が高すぎても在籍率に影響を与える可能性があることも示唆される。AMH の活用については今後のさらなる研究での発展が望まれるところである。

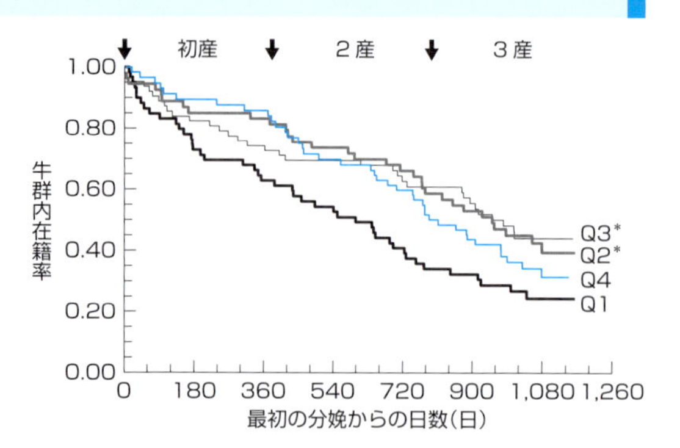

図８ 未経産時における血中 AMH 濃度を 25％区切りで４群に分けたときの牛群内在籍率の推移

＊はQ1と有意差があることを意味する。　文献 14 より引用・改変

文 献

1）中尾敏彦，津曲茂久，片桐成二 編：獣医繁殖学 第４版，文永堂出版，東京（2012）
2）小笠 晃，金田義宏，百目鬼郁夫 監：動物臨床繁殖学，朝倉書店，東京（2014）
3）Groome NP, Illingworth PJ, O'Brien M, et al.：*J Clin Endocrinol Metab*, 81（4），1401-1405（1996）
4）Beg MA, Bergfelt DR, Kot K , et al.：*Biol Reprod*, 66（1），120-126（2002）
5）Groome NP, Tsigou A, Cranfield M, et al.：*Mol Cell Endocrinol*, 180（1-2），73-77（2001）
6）Kaneko H, Noguchi J, Kikuchi K, et al.：*Biol Reprod*, 67（1），38-45（2002）
7）Parker KI, Robertson DM, Groome NP, et al.：*Biol Reprod*, 68（3），822-828（2003）
8）La Marca A, Volpe A：*Clin Endocrinol*, 64（6），603-610（2006）
9）Rajpert-De Meyts E, Jørgensen N, Graem N, et al.：*J Clin Endocrinol Metab*, 84（10），3836-3844（1999）
10）Ireland JLH, Scheets D, Jimmenez-Krassel F, et al.：*Biol Reprod*, 79（6），1219-1225（2008）
11）Ribeiro ES, Bisinotto RS, Lima FS, et al.：*J Dairy Sci*, 97（11），6888-6900（2014）
12）Souza AH, Calvalho PD, Rozner AE, et al.：*J Dairy Sci*, 98（1），169-178（2015）
13）Hirayama H, Naito A, Fukuda S, et al.：*J Reprod Dev*, 63（1），95-100（2017）
14）Jimenez-Krassel F, Scheetz DM, Neuder LM, et al.：*J Dairy Sci*, 98（5），3036-3045（2015）

1-5 エストロジェンとアンドロジェン

はじめに

本項では，**エストロジェンとアンドロジェン**について解説していく。エストロジェンは主に卵胞で産生されるホルモンで，発情発現や生殖器を刺激する作用を担う。アンドロジェンは雄性ホルモンであり，精巣で産生されるホルモンであるが，雌の卵胞でも産生される。これらのホルモンの生理作用，主に雌に関する事柄について解説する。

エストロジェンの構造と性質

エストロジェン（estrogen）は，**ステロイド骨格の構造を有するステロイドホルモン**であり，産生細胞から放出され，血流を介して標的器官に作用する。血中では一部は遊離型で存在するが，多くは担体タンパク質と結合し，標的器官に到達したのち担体タンパクから離れ，細胞内の核内受容体に結合して mRNA 合成を刺激し，生理的応答が起こる[1,2]。

エストロジェンとして，**エストロン**（estron：E_1），**エストラジオール**（estradiol：E_2），**エストリオール**（estriol：E_3），そして**エステトロール**（estetrol：E_4）の４種が知られているが，そのなかで最も活性が高く，臨床現場において多く使用されるのは E_2 である（図１）。E_2 は分子量 272 であり，雌では卵胞の顆粒層細胞，胎盤，雄では精巣のセルトリ細胞からそれぞれ分泌される[1,2]。

エストロジェンの性質として，①雌の副生殖器の発育・増殖とその機能の刺激，②乳腺の発達，③第二次性徴の発現，④小卵胞の発育，⑤**雌の発情徴候の発現**，⑥**性腺刺激ホルモンの分泌の調節**が挙げられる。

アンドロジェンの構造と性質

アンドロジェン（androgen）は，**ステロイド骨格の構造を有するステロイドホルモン**である[1,2]。

アンドロジェンとして，**テストステロン**（testosterone：T），**アンドロステンジオン**（androstenedione：A_4）の２種が有名である（図１）。そのなかで最も活性が高く，国内でも牛を対象とした製剤として販売されているのはＴである。

Ｔは分子量 288，A_4 は分子量 286 であり，雌では卵胞の内卵胞膜細胞，雄では精巣のライディッヒ細胞からそれぞれ分泌される[1,2]。

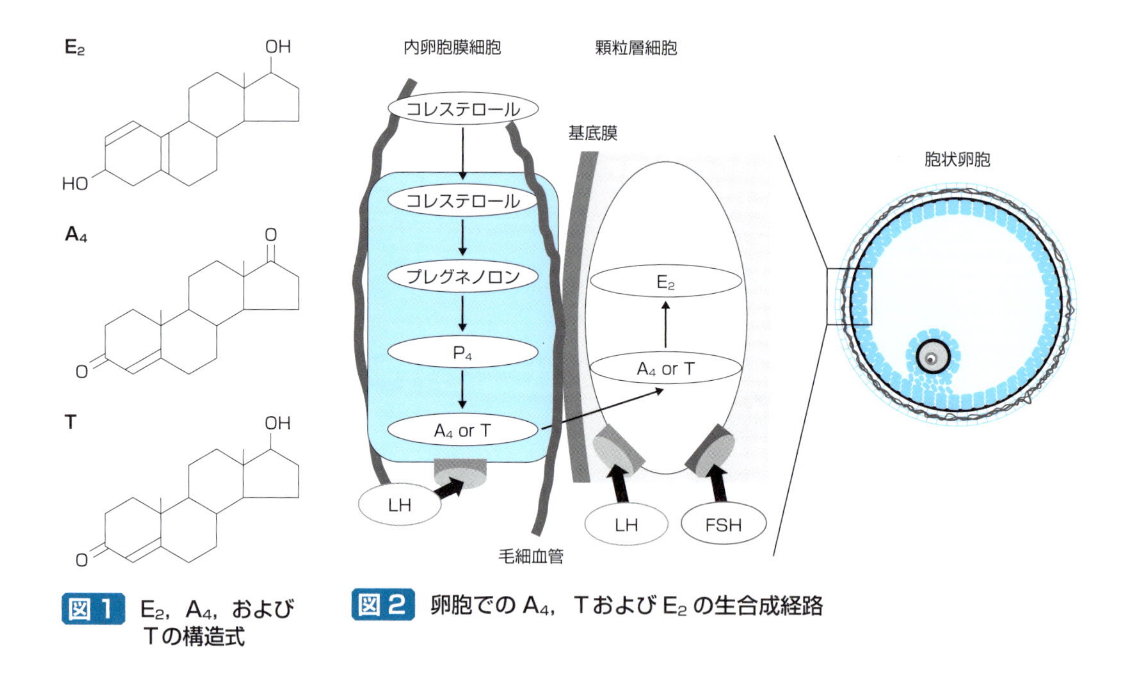

図1 E_2，A_4，および Tの構造式

図2 卵胞での A_4，Tおよび E_2 の生合成経路

アンドロジェンの性質は，①雄の副生殖器の発育・増殖とその機能の刺激，②雄の第二次性徴の発現，③精子形成の刺激，④雄型性行動の刺激(攻撃性亢進)，⑤下垂体前葉の性腺刺激ホルモン放出の抑制，⑥タンパク質同化作用の調節が挙げられる。

エストロジェンとアンドロジェンの生合成経路

図2は，胞状卵胞の卵胞壁を拡大した詳細部分でのエストロジェンとアンドロジェンの生合成経路について記載したものである。性ステロイドホルモンの生合成経路は実際はより複雑であるが，主要な部分を抜粋している。

卵胞壁の外側を構成する内卵胞膜細胞の周囲には毛細血管が分布しており，コレステロールが血液を介して内卵胞膜細胞に取り込まれ，コレステロールからプレグネノロンに変換される。プレグネノロンからプロジェステロン(P_4)に変換されたのち，**P_4 から A_4 またはTに変換**されていく(図2)。内卵胞膜細胞は下垂体前葉からの黄体形成ホルモン(LH)の刺激を受けて，上記の過程を進行させていく。その後，**内卵胞膜細胞から A_4 またはTが顆粒層細胞へ移動し，E_2 に変換**される。顆粒層細胞はLHと卵胞刺激ホルモン(FSH)の受容体を発現しており，FSHの作用により A_4 またはTを前駆体として E_2 が合成される。

つまり，**E_2 は内卵胞膜細胞と顆粒層細胞，そしてLHとFSHの協力作用により合成が行われる**(two-cell two gonadotropin theory)。

エストロジェンの視床下部および下垂体に対するフィードバック調節

牛において，卵胞で産生され，血中に放出されたエストロジェンは視床下部および下垂体に作用して，性腺刺激ホルモン(LHおよびFSH)の分泌を抑制(負のフィードバック)または促進(正のフィードバック）するが[1, 2]，それは**血中 P_4 濃度の高低によって発現する状況が異なる**。

血中 P_4 濃度が低い条件では，血中エストロジェン濃度が上昇すると，視床下部前腹側脳室の**キスペプチンニューロン**を介して**性腺刺激ホルモン放出ホルモン（GnRH）の分泌を高め**，下垂体前葉からの **LH サージを誘起**する。一方で，血中 P_4 濃度が高い条件では，血中エストロジェンを高めることで視床下部弓状核の**キスペプチンニューロン**を介して **GnRH パルス状分泌を抑制**し，下垂体前葉からの **LH と FSH の分泌を抑制**する[1, 2]。このように，エストロジェンの視床下部および下垂体に対するフィードバックには，正と負の２つが存在することを認識いただきたい。

エストロジェンの生殖器に与える影響

血中 P_4 濃度が低い条件で血中エストロジェン濃度が上昇すると，**視床下部に作用して発情の発現**を促す[3]が，それに伴い**頸管粘液の性質の変化とその分泌量の増加**を促し，また**子宮平滑筋の収縮を強める（子宮収縮）**ことが認められる。これは，子宮内に侵入してきた精子の子宮から卵管への輸送を促すことにつながると考えられる[4]。さらに，**エストロジェンは子宮内の pH を低下させる**ことが示されており，発情発現の 12 時間前では pH 7.0 を示しているが，発情開始時には pH 6.7，排卵直前になると pH 7.0 と元に戻り，この pH の低下により精子の生存期間を延長させるのではないかと推察されている[5]。

肉牛において，発情時（０日目）の血中 E_2 濃度がその後の子宮内膜の遺伝子発現に影響を与えることも示されており，血中 E_2 濃度の高い牛では発情周期 16 日目（胚と子宮内膜が妊娠認識のシグナルを出し合い交流を行う時期）の子宮内膜におけるグルコーストランスポーター（SLC2A，SLC5A）の遺伝子発現が高いこと[6]，子宮内膜の再構築（PRSS8），接着（CLDN4），免疫（CXCL10）に関与する遺伝子発現が高いこと[7]が示されており，**発情時の E_2 濃度の高低がその後の子宮内膜機能に影響を与える**ことが示されている。そのため，発情時の十分な血中エストロジェン濃度の上昇は，その後の受胎性を高めることが示唆される。

発情時の血中 E_2 濃度とその後の受胎性

それでは，発情時の血中 E_2 濃度はどの程度その後の受胎性に影響を与えるのか？

肉牛（n ＝1,164）を対象にした定時受精卵移植（ET）プログラム（コシンク，図３A）を実施し，２回目の GnRH 投与日の血中 E_2 濃度を測定し，その後の受胎性を評価した報告がある[8]。血中 E_2 濃度の頭数分布を図３B に示す。平均の血中 E_2 濃度は 8.5 pg/mL であり，また過去の報告から同じタイミングでの血中 E_2 濃度が＜8.4 pg/mL であると人工授精（AI）受胎率が低下することが示されており[9]，この試験では＜8.4 pg/mL を Low 群，≧8.4 pg/mL を High 群と分類した。

1,164 頭のうち，810 頭に対して２回目の GnRH 投与と同時に AI を実施し（ドナー），354 頭に対しては AI を実施しなかった（レシピエント）。２回目の GnRH 投与から７日目に黄体を１つのみ形成しているドナーに対して子宮内灌流を行い受精卵を回収，それをレシピエントに ET し，その後の受胎の有無を評価した（図３A）。このとき，ドナーとレシピエントのそれぞれで，Low 群と High

A

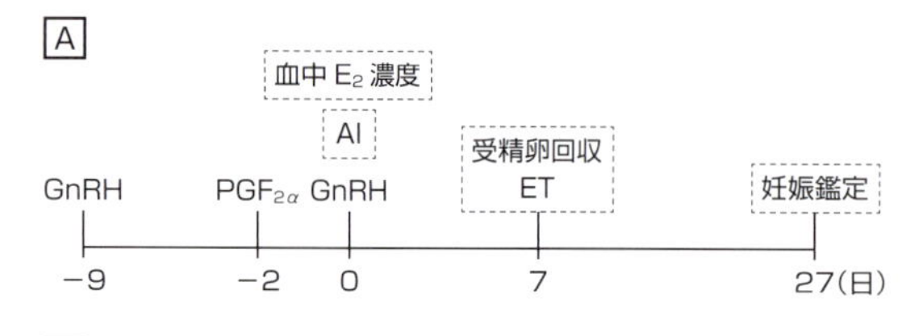

B

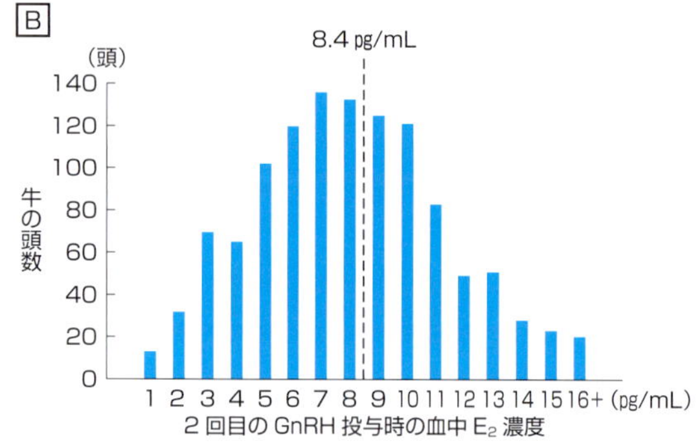

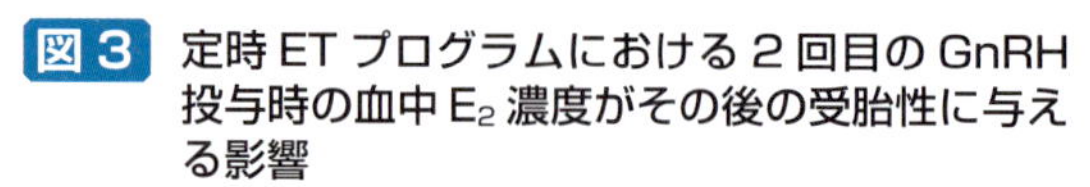

図3　定時 ET プログラムにおける 2 回目の GnRH 投与時の血中 E_2 濃度がその後の受胎性に与える影響

A：試験概要，B：2 回目の GnRH 投与時の血中 E_2 濃度の頭数分布。

文献8より引用・改変

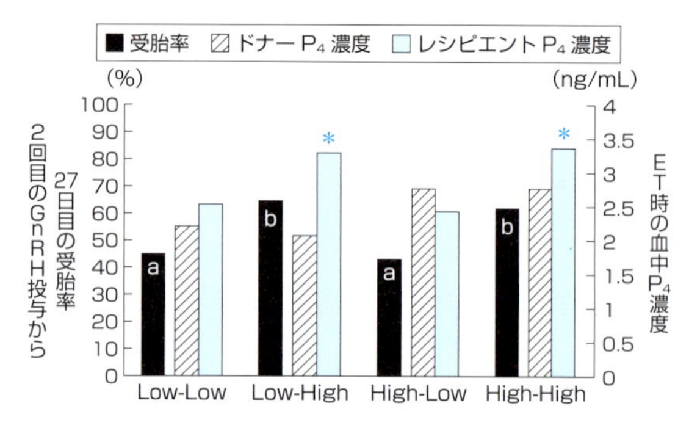

図4　ドナーとレシピエントの血中 E_2 濃度の高低の組み合わせ別での受胎率と ET 時の血中 P_4 濃度

a，b：受胎率間で有意差あり（$P<0.05$），＊：各群内のドナーとレシピエント間で有意差あり（$P<0.01$）。

文献8より引用・改変

群に分類した。そのため，ドナーとレシピエントの組み合わせとして，

・Low 群のドナーから回収した受精卵を Low 群のレシピエントに移植（Low-Low： n ＝78）
・Low 群のドナーから回収した受精卵を High 群のレシピエントに移植（Low-High： n ＝80）
・High 群のドナーから回収した受精卵を Low 群のレシピエントに移植（High-Low： n ＝91）
・High 群のドナーから回収した受精卵を High 群のレシピエントに移植（High-High： n ＝101）

の 4 通りの組み合わせができた。

受胎率と ET 時の血中 P_4 濃度の結果を図4に示す。この結果から，**ドナーの Low または High 群にかかわらず，レシピエントが High 群であることが高い受胎率をもたらす**ことが示された。つまり，**発情時の E_2 濃度はその後の発情周期中の長期にわたり母体の子宮環境が胚の発育や妊娠認識を向上させている**ことが推察される。一方で，High 群のレシピエントは血中 P_4 濃度も高いことが示されている（図4）。発情周期中の血中 P_4 濃度が高く推移することは受胎性を向上させることも示されているため[10]，高 P_4 が受胎率向上に寄与した可能性も考えられる。発情時の E_2 濃度とその後の P_4 濃度ではどちらがより受胎性に寄与するのか？ ということについては，1-7 エストラジオールとプロジェステロン（p.66）を参照いただきたい。

乳牛においても，発情同期化プログラム（オブシンク）の 2 回目の GnRH 投与時の血中 E_2 濃度とその後の受胎性について評価されており，**血中 E_2 濃度が高いほど受胎可能性が高い**ことが示されている[11]（図5）。このことから，発情時の血中 E_2 濃度が高いことは，その後の受胎性に大きく影響を与えることが推察される。

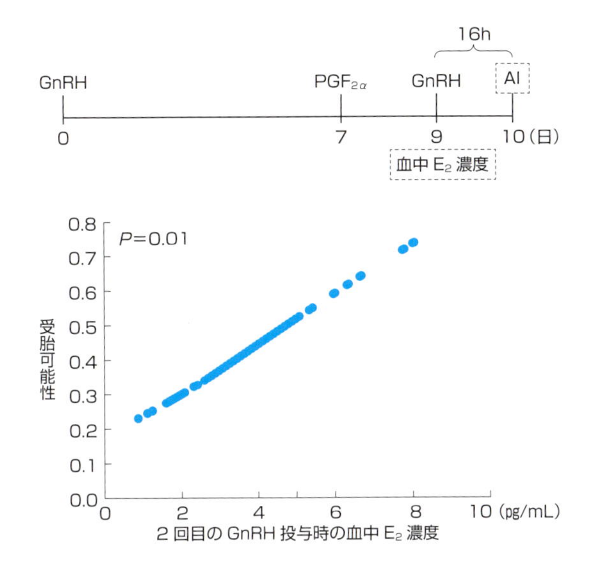

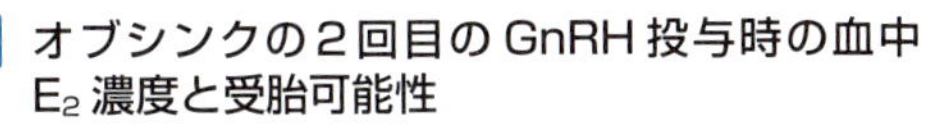

図5 オブシンクの2回目の GnRH 投与時の血中 E_2 濃度と受胎可能性

文献11より引用・改変

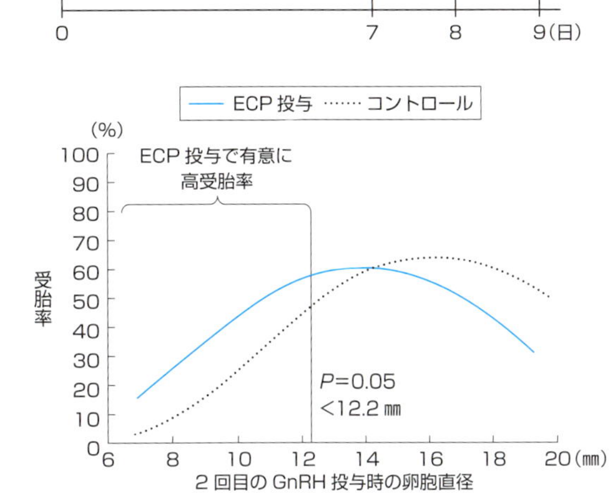

図6 コシンクの2回目の GnRH 投与日の卵胞直径とその前日に ECP を投与したことによる受胎率

文献8より引用・改変

血中 E_2 濃度を高める処置により受胎性は改善するか？

上記で紹介した Jinks ら[8]の報告の2つ目の試験において，肉牛(n =600)を対象にコシンクの2回目の GnRH 投与前日にエストラジオールシピオネート(estradiol cypionate：ECP：0.5 ㎎筋注)を投与したことが(図6)，その後の受胎率にどのような影響を与えるのかを評価した報告がある(ECP 投与：n =297，コントロール：n =303)。このとき，2回目の GnRH 投与時における卵胞直径を測定し，その卵胞直径別で ECP 投与の効果を評価すると，**卵胞直径が<12.2 ㎜の牛に対してのみ，ECP 投与は受胎率を有意に高めること**が示された(図6)。

また，乳牛を対象にオブシンクを用いて，2回目の GnRH 投与の8時間前に E_2(1.0 ㎎筋注)を投与した場合の受胎性を評価した報告[12]のなかでも(n =867，E_2 投与：n =420，コントロール：n =447)，**E_2 投与時の卵胞が<20 ㎜であれば受胎性は高くなるが，それ以上の直径になると受胎性が低下**していくことが示されている(図7A)。

これらの2つの報告から，肉牛または乳牛にかかわらず，定時 AI プログラムの授精直前の卵胞直径が小さい個体においては E_2 投与が効果的である可能性が示唆される。さらに Souza ら[12]は，AI 時のボディコンディションスコア(BCS)を加味して E_2 投与の効果を評価したところ，**BCS2.50 以下の牛に対して E_2 投与を行うと受胎率を向上させる可能性**を示している(図7B)。

これらのことは，授精前後の血中 E_2 濃度を高める処置を行うことで，受胎性を向上させる可能性を示している。しかしながら，すべての牛に対して処置の効果があるのではなく，**血中 E_2 濃度が低くなるであろう「授精時に卵胞直径が小さい牛」「栄養状態が悪い牛」に対して E_2 を補うという考えで投与するのが良い**と考えられる。

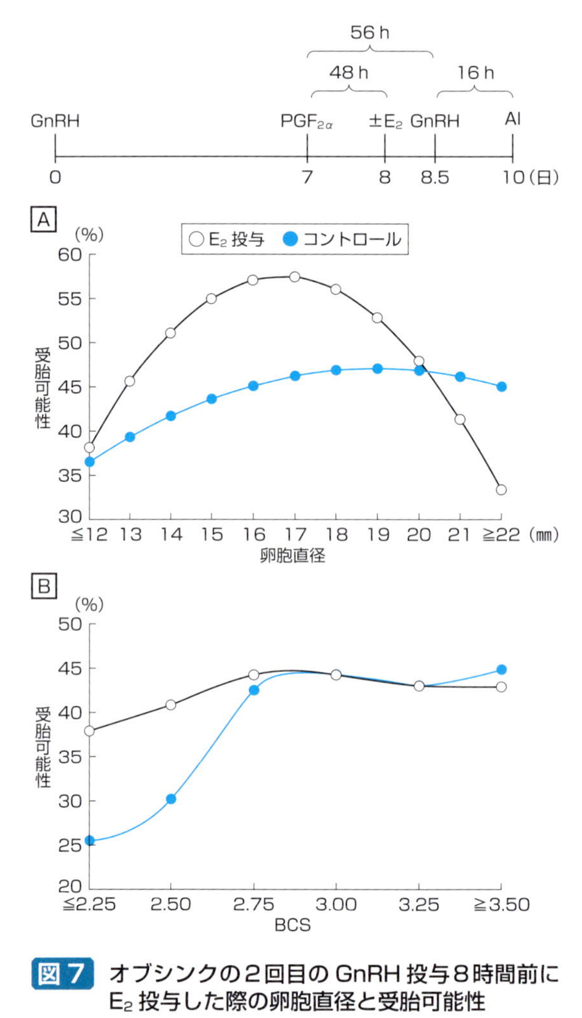

図7 オブシンクの2回目のGnRH投与8時間前にE_2投与した際の卵胞直径と受胎可能性

文献12より引用・改変

文 献

1）中尾敏彦，津曲茂久，片桐成二 編：獣医繁殖学 第4版，文永堂出版，東京(2012)
2）小笠 晃，金田義宏，百目鬼郁夫 監：動物臨床繁殖学，朝倉書店，東京(2014)
3）Ireland JJ：*J Reprod Fertil Suppl*, 34, 39-54(1987)
4）Hawk HW：*J Dairy Sci*, 66, 2645-2660(1983)
5）Perry GA, Perry BL：*Domest Anim Endocrinol*, 34, 333-338(2008)
6）Northrop EJ, Rich JJJ, Cushman RA, et al.：*Biol Reprod*, 99, 629-638(2018)
7）Northrop-Albrecht EJ, Rich JJJ, Cushman RA, et al.：*Biol Reprod*, 105, 381-392(2021)
8）Jinks EM, Smith MF, Atkins JA, et al.：*J Anim Sci*, 91, 1176-1185(2013)
9）Perry GA, Smith MF, Lucy MC, et al.：*Proc Nat Acad Sci U S A*, 102, 5268-5273(2005)
10）Lopes AS, Butler ST, Gilbert RO, et al.：*Anim Reprod Sci*, 99, 34-43(2007)
11）Bello NM, Steibel JP, Pursley JR：*J Dairy Sci*, 89, 3413-3424(2006)
12）Souza AH, Gümen A, Silva EPB：*J Dairy Sci*, 90, 4623-4634(2007)

1-6 プロジェステロン

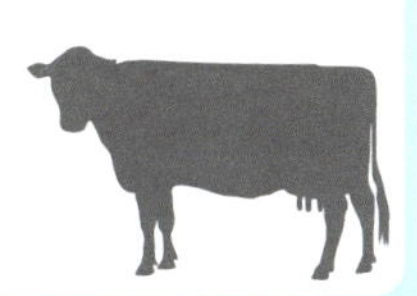

はじめに

プロジェステロン(progesterone：P_4)は主に黄体で産生されるホルモンで，発情発現の抑制や妊娠の成立・維持の作用を担い，牛の臨床現場でも話題になるホルモンの1つではないかと思う。P_4の話題は多岐にわたり，P_4の生理作用と受胎やその維持に与える影響，さらにはP_4製剤における定時人工授精(AI)，再発情発現の有効化，受胎率向上および胚死滅予防を目的にした使用方法について説明していく。

P_4の構造と性質

子宮内膜に着床性増殖を引き起こす物質を総称してジェスタージェン(gestagen)と呼び，P_4はジェスタージェンに分類される。

P_4は，**ステロイド骨格の構造を有するステロイドホルモン**であり(図1)，産生細胞から放出され，血流を介して標的器官に作用する。血中では一部は遊離型で存在するが，多くは担体タンパク質と結合している。標的器官に到達したのち，担体タンパクから離れ，細胞内の核内受容体に結合しmRNA合成を刺激して，生理的応答を起こす[1,2]。P_4は肝臓にてグルクロン酸抱合により不活化され，水溶性の抱合体となり，大部分は消化管内，そして一部は尿中に排泄される。

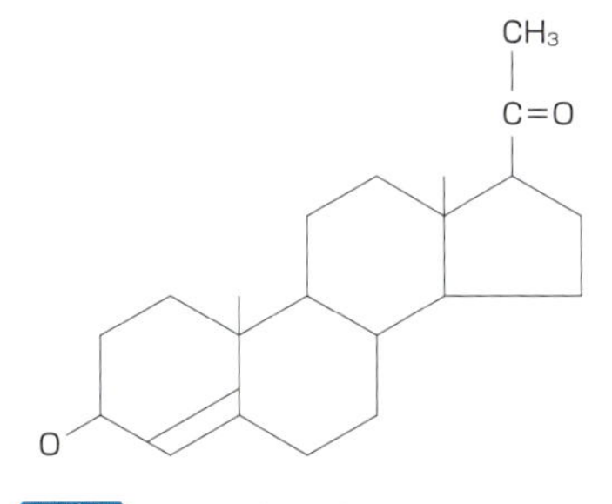

図1 P_4の構造式

分子量は316であり，雌では主に黄体で産生・分泌され，妊娠後期においては胎盤からも産生される[1,2]。P_4の性質として，①子宮内膜の増殖作用，②**子宮乳**(炭水化物，アミノ酸，脂質に富む物質で，着床前の胚の発育に必須)**の分泌促進**，③オキシトシンに対する感受性を低下させ，子宮筋の自発運動を抑制，④子宮頸管の緊縮，⑤頸管粘液の粘稠性を高める，⑥**胚着床以後の妊娠維持**，⑦乳管の分岐を促し，エストロジェンとともに乳腺胞の発達に関与，⑧**発情発現の抑制(卵胞の成熟を抑制)**，⑨**性腺刺激ホルモンの分泌調節**が挙げられる。

P_4 の生合成経路

P_4 は黄体で主に産生されているので，黄体の構造について少し触れておく。黄体を構成している細胞は，黄体細胞（大型黄体細胞：卵胞の顆粒層細胞由来，小型黄体細胞：卵胞の内卵胞膜細胞由来），線維芽細胞および血管内皮細胞である。それぞれの細胞の割合は 36.7%，10.0%，52.3%であると示されており[3]，**黄体は血管が非常に富んだ構造物**であると知られている。血液を介して黄体細胞内にコレステロールが取り込まれ，細胞内でコレステロールからプレグネノロンに変換される。その後，プレグネノロンから P_4 に変換される。そして，血流を介して全身に送られる。

P_4 の視床下部および下垂体に対するフィードバック調節

P_4 は視床下部-下垂体に作用して，性腺刺激ホルモンの分泌を調整するが，その作用は主に下垂体前葉から放出される**黄体形成ホルモン（LH）の分泌を抑制**することである。それでは，血中 P_4 濃度はどの程度 LH の放出に影響を与えるのか？

図２は経産肉牛を対象にして血中 P_4 濃度を変化させた際に，血中 LH およびエストラジオール（E_2）濃度の推移を評価した結果を示している[4]。発情から５日目の試験牛に対して，①無処置（Control），②プロスタグランジン $F_{2\alpha}$（$PGF_{2\alpha}$）を２日連続で投与し黄体退行させ，腟内留置型 P_4 製剤（PRID）を２本挿入（2.0 PRID）し，その後 PRID を 0.5 本挿入（0.5 PRID）に変更した。そして，それぞれの処置に対して，15 分ごとに 84 時間採血を行った。

図２Ｂは Control の結果を示しており，血中 P_4 濃度は期間中を通して６～10 ng/mL で推移し，LH パルスは期間中に 13 回ほど（１～２回/８時間）と頻度は少なく，血中 E_2 濃度も 2.0 pg/mL 前後と低く推移している。図２Ａでは 2.0 PRID 期間中の血中 P_4 濃度は８～10 ng/mL で推移し，LH パルスは３回ほど（２回/８時間），血中 E_2 濃度も 4.0 pg/mL 前後であるが，0.5 PRID に変更すると血中 P_4 濃度は急速に低下（2.0 ng/mL 前後）し，それに伴い LH パルスの頻度と血中 E_2 濃度が急激に上昇した。このことから，**高い血中 P_4 濃度は LH パルス頻度を低下させること**，また**その変化は P_4 濃度の高低に対して短時間の間に鋭敏に反応する**ことが分かる。加えて，LH パルス頻度の変化に応じて，血中 E_2 濃度も短い時間で大きく変化することから，**P_4 は LH パルス頻度を介して E_2 産生の制御，つまり発情発現のコントロールをしている**ことになる。また，P_4 処置による発情周期のコントロールは臨床的に非常に実施しやすいことが理解できる。

血中 P_4 濃度が高い条件で血中エストロジェン（主に E_2）濃度を高めると，より LH パルスが抑制されることに加えて，**卵胞刺激ホルモン（FSH）放出も抑制される**ことが示されている[5]。この現象を応用して，臨床現場において **P_4 製剤と E_2 製剤を組み合わせた発情同期化**が行われている（原理や適応方法については，p.129，第４章 発情同期化・排卵同期化を参照）。

P_4 が胚の発育および子宮内膜機能に与える影響

AI 後の血中 P_4 濃度推移は，胚の発育にどの程度影響を与え，そして授精後のどの時期の血中 P_4 濃度が特に胚の発育に関与するのであろうか？

Forde らは未経産肉牛（n ＝20）を対象に，①無処置（Control 群： n ＝９），②発情周期の３，3.5

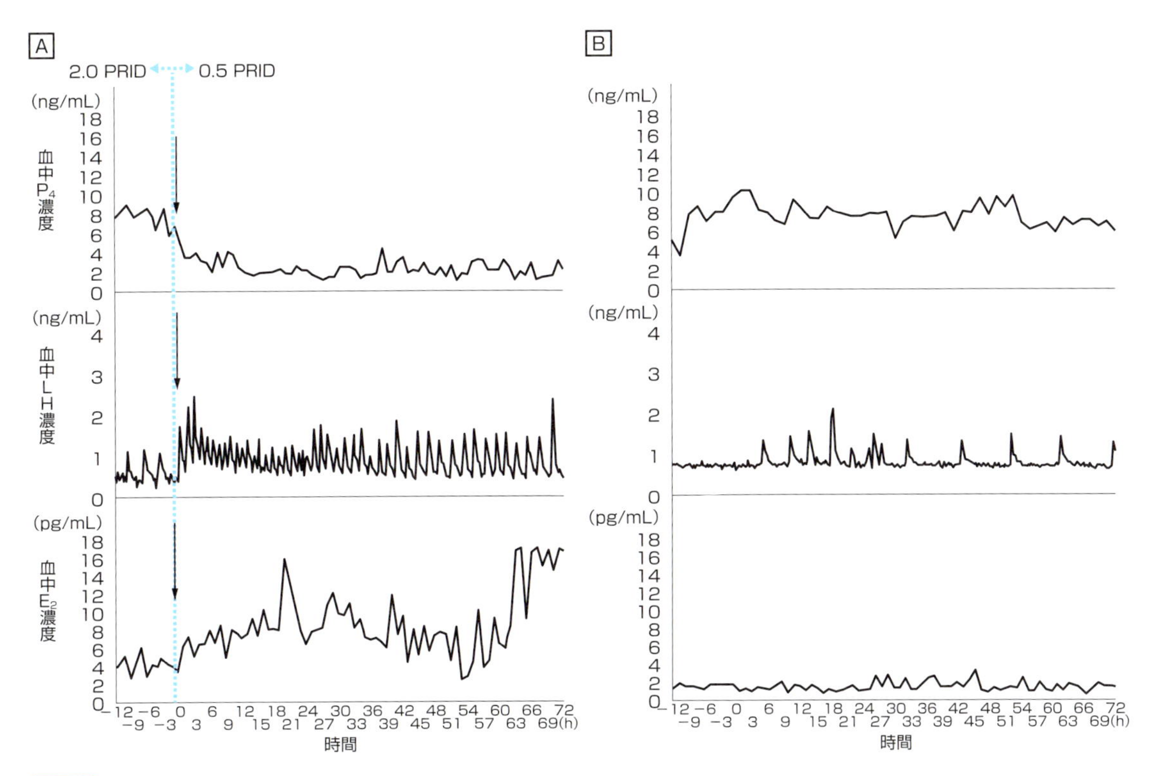

図2　経産肉牛における血中 P_4 濃度の変化に伴う血中 LH および E_2 濃度の推移

A：黄体を退行させた後，PRID を2本挿入(2.0 PRID)した状態から PRID を 0.5 本挿入(0.5 PRID)に変更した場合，B：黄体を有する牛(Control)の場合。Bの P_4 濃度は6～10 ng/mL で推移しており，LH パルス頻度は少なく，E_2 濃度も低く推移している。Aでは 2.0 PRID から 0.5 PRID に変更すると，血中 P_4 濃度の急速な低下に伴い LH パルス頻度が多くなり，血中 E_2 濃度も上昇していることが分かる。　文献4より引用・改変

および4日目(発情日0日目)に $PGF_{2\alpha}$ を投与して血中 P_4 濃度を低く推移(Low 群：n＝11)させ，7日目に受精卵移植(ET)，14 日目に子宮内灌流により胚回収を行い，胚のサイズを評価した[6]。

図3Aはそれぞれの血中 P_4 濃度推移を示しており，P_4 濃度の差は 1.0～1.5 ng/mL ほどであることが読み取れるが，14 日目の Low 群の胚サイズは Control 群に比較して，長さ，幅，胚の面積において小さくなることが示された(図3B)。

また，Mann らは非泌乳牛(n＝18)を対象に AI(1日目)を実施し，以下の3群〔①無処置(Control 群)，②5～9日目に腟内留置型 P_4 製剤(CIDR)を挿入(Early 群)，③ 12～16 日に CIDR を挿入(Late 群)〕を設定し，16 日目に胚回収を行い，子宮灌流液中のインターフェロン(IFN)-τ(胚で産生・分泌され，母体に対して妊娠認識のシグナルを誘導する)と胚サイズを評価した[7]。

図4Aは血中 P_4 濃度推移を示している。Control 群では発情後から 11 日目まで持続的に P_4 濃度が上昇し，それ以降の変化は認められなかった。一方で，Early 群では CIDR 挿入翌日(6日目)から P_4 濃度が急上昇し，9日目まで Control 群より高く推移，また Late 群では 13 日から P_4 濃度が上昇し 16 日目まで高く維持した。16 日目の胚サイズおよび灌流液中の IFN-τは Early 群のみ有意に高く，Control 群と Late 群間では差はないことが示された(図4B)。

これらの結果から，**発情後の血中 P_4 濃度は胚の発育に大きく影響を与えること**，そのなかでも**発情周期前半の血中 P_4 濃度が高い**ことが重要であることが分かった。

それでは，発情周期前半の血中 P_4 濃度が高いと胚の発育が促されるのはなぜなのか？　未経産牛

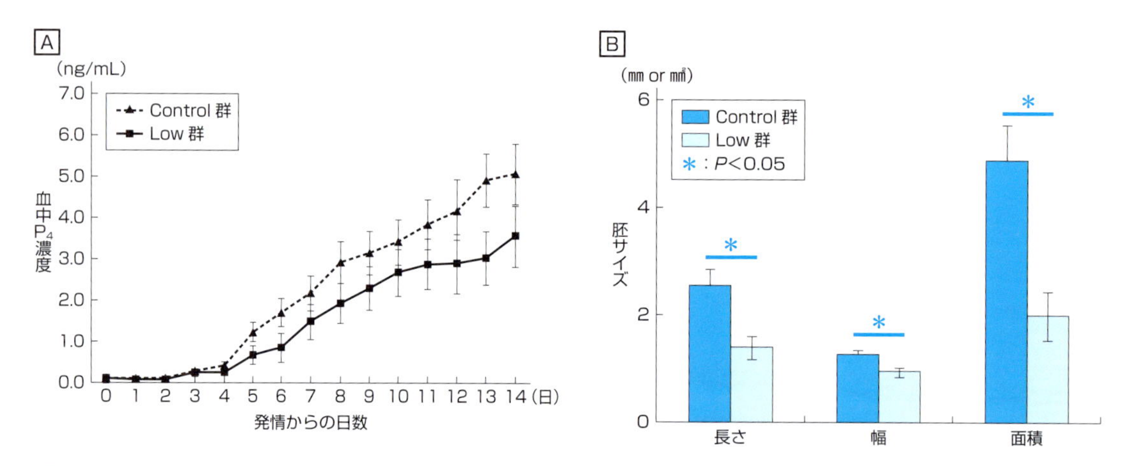

図3 未経産肉牛において，血中 P_4 濃度を低く推移させた牛（Low 群）と無処置（Control 群）の発情周期 14 日目の胚サイズの比

A：血中 P_4 濃度の推移，B：回収された胚の長さ，幅および面積。
Low 群の方が胚のサイズが小さいことが分かる。

文献6より引用・改変

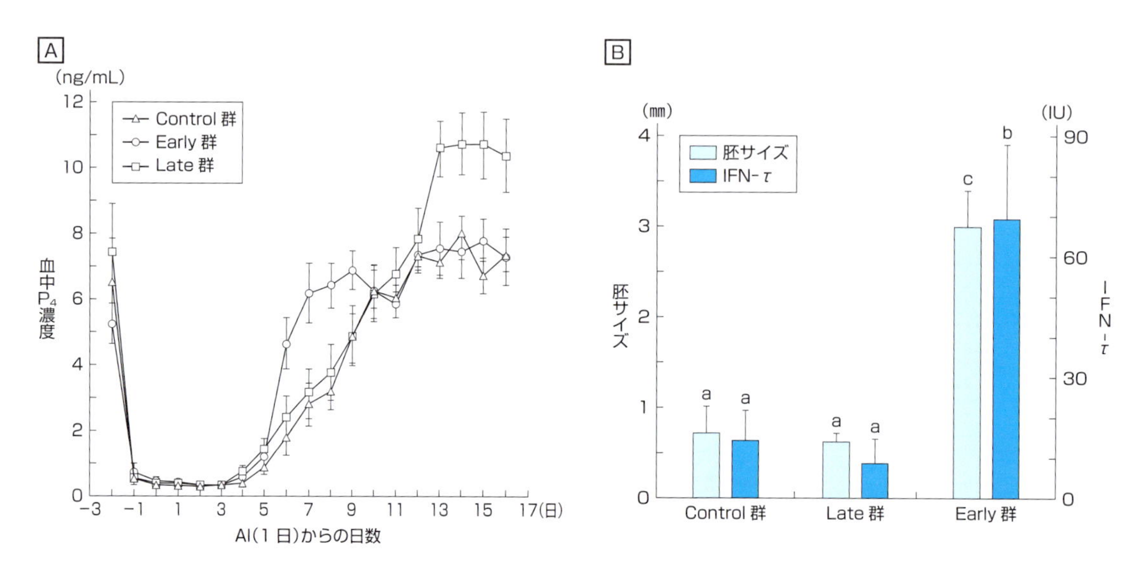

図4 発情日（1日目）に AI を実施した非泌乳牛の3群（Control 群，Early 群，Late 群）から 16 日目に回収した胚サイズの比

Control 群：無処置，Early 群：5〜9日に P_4 処置，Late 群：12〜16 日に P_4 処置。
A：各群の血中 P_4 濃度推移，B：各群から回収された子宮灌流中の IFN-τ 濃度と胚サイズ。Early 群で IFN-τ 濃度と胚サイズが大きいことが分かる。
a，b：$P<0.05$，a，c：$P<0.01$。

文献7より引用・改変

（n ＝40）を対象に，①無処置（Control 群： n ＝20），②発情日（0日目）から3日目に PRID を挿入（P_4 処置群： n ＝20）した牛の，5，7，13，16 日目（各日： n ＝5）の子宮内膜における遺伝子発現を比較した[8]。その結果，P_4 処置群において，発情周期の早い段階から**脂肪合成の代謝に関わる遺伝子**（*DGAT2*）や**脂肪の蓄積および糖代謝に関わる遺伝子**（*MSTN*）などの**発現量が高い**ことが示された（図5）。胚（特に伸長胚）の発育には，子宮内膜で合成された**脂肪酸，トリグリセリド，PG 類**などの脂質が**胚のエネルギー源**または**胚の成長過程で必要な遺伝子発現**に関わることが示されており[9]，発情周期前半の血中 P_4 濃度の上昇により，伸長胚の発育時期での子宮内腔で分泌される子宮

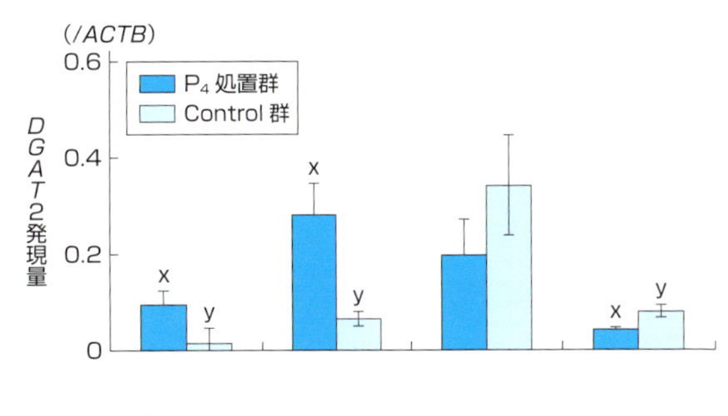

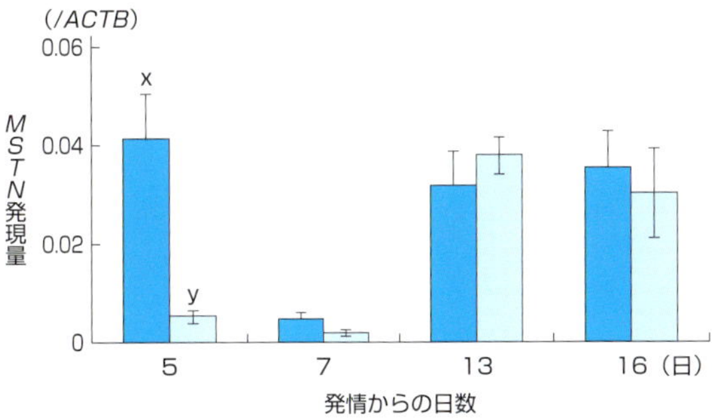

図5　未経産牛における P_4 処置群と Control 群の 5，7，13，16 日目の子宮内膜の遺伝子発現比較

P_4 処置群：発情周期3日目から PRID 挿入，Control 群：無処置。
x，y：同日内で異符号間 $P<0.05$。　文献8より引用・改変

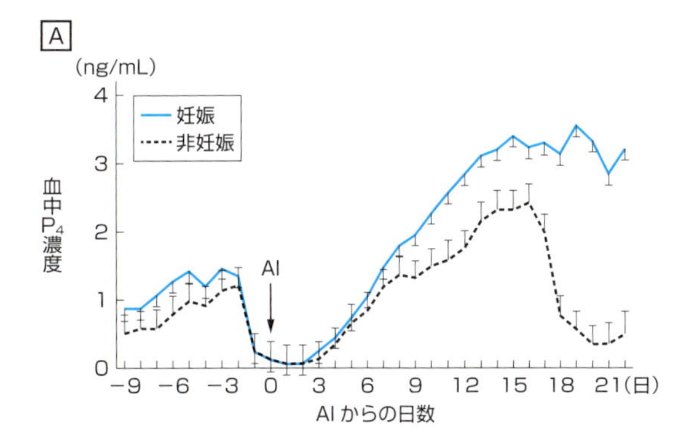

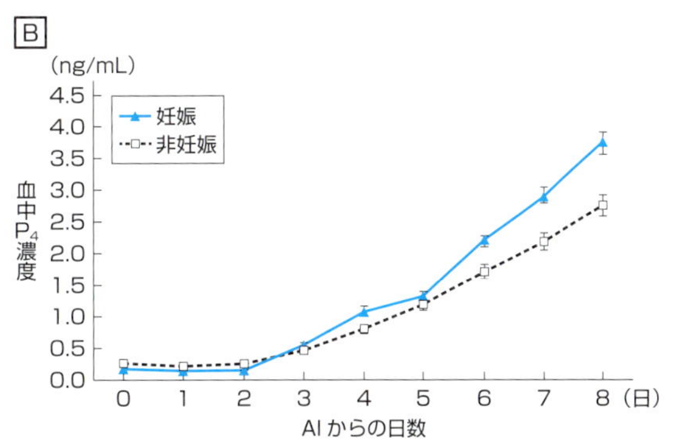

図6　AI 後の血中 P_4 濃度推移

A：肉牛における妊娠牛と非妊娠牛の AI 後の血中 P_4 濃度推移，B：泌乳牛における妊娠牛と非妊娠牛の AI 後の血中 P_4 濃度推移。
妊娠牛において血中 P_4 濃度の上昇率が高く，最高濃度も高いことが見て取れる。　Aは文献 10，Bは文献 11 より引用・改変

乳の成分が豊かになり，胚の発育が向上したと考えられる。

血中 P_4 濃度と受胎性

上記の通り，発情周期中の血中 P_4 濃度の高低は子宮内膜の遺伝子発現や胚発育に影響を与えることが示されたが，受胎性にはどの程度影響を与えるのか？

肉牛（n ＝40）を対象に，AI 後の血中 P_4 濃度を測定した報告では，妊娠牛の血中 P_4 濃度は非妊娠牛のものと比較して，発情周期の前半で上昇率が高く，発情周期中期以降の血中最高濃度も高いことが示されている[10]（図6 A）。また，泌乳牛を対象（n ＝143）にした報告においても，妊娠牛は非妊娠牛に比較して，発情周期前半の血中 P_4 濃度の上昇率が高いことも示されている[11]（図6 B）。このことから，**発情周期前半からの血中 P_4 濃度の早期の上昇とその後の高い濃度の維持**により，AI 後の高い受胎率を達成することができると考えられる。

一方，ET では上記の考え方に当てはまらない可能性がある。泌乳牛（n ＝387）を対象に，発情から7日目の ET（未凍結の体内 ET：n ＝160）日の血中 P_4 濃度とその後 28 日目における受胎可能性を評価したところ，対照群である AI（n ＝227）では7日目の血中 P_4 濃度の上昇に伴い 28 日目の受胎可能性が高くなるのに対し，ET ではその影響を受けないことが明らかになった[12]（図7）。この

ことから，**AIにおいては発情周期前半の血中 P_4 濃度が高いことはその後の受胎性を高めるが，ETにおいては発情周期前半の血中 P_4 濃度の高低はその後の受胎性に大きく影響与えない可能性**が考えられる。この結果は，AIとETでは，受胎に関わる要因が異なることが推測される。それでは，ホルモン動態の視点から，ETにおいて受胎に関わる要因は何か？ ということが疑問として出てくるが，この点は1-7 エストラジオールとプロジェステロン(p.66)を参照いただきたい。

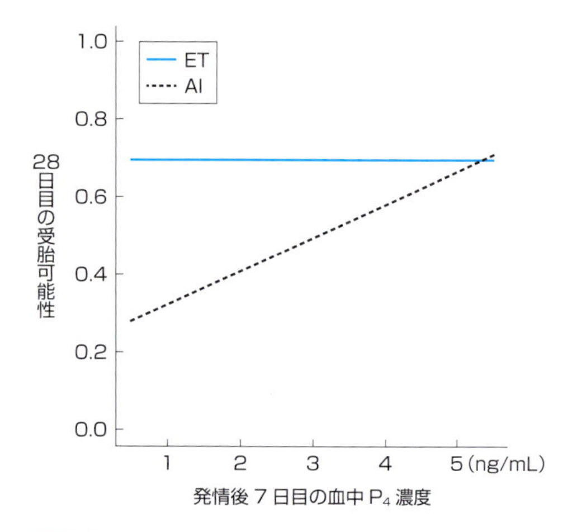

図7 AIもしくはETを実施した泌乳牛の発情後7日目の血中 P_4 濃度と28日目における受胎可能性

AIでは7日目の血中 P_4 濃度の上昇に伴い受胎可能性が高くなるのに対し，ETでは影響を受けないことが見て取れる。

文献12より引用・改変

発情周期後期以降の血中 P_4 濃度は胚死滅と関連するか？

繁殖管理において，AIまたはET後の妊娠の有無を確認することは重要である。それと同時に一度妊娠と診断されたにもかかわらず，その後何らかの理由で胚が消失してしまう「胚死滅」の有無を確認するために，2回目の妊娠確認を行うことも重要である。それでは，胚死滅が起きてしまう牛において，授精後の血中 P_4 濃度推移に特徴的な動態は認められるのであろうか？

経産泌乳牛（n＝143）を対象にして，暑熱期（7～9月：n＝70）と冷涼期（2～5月：n＝73）それぞれの期間において，AI後29日目に妊娠鑑定を行い，受胎の有無を確認した。受胎牛については，64日目の妊娠鑑定で妊娠の維持または胚死滅が認められるのかを評価した[11]。また，8，15，22，29，36および64日目に血中 P_4 濃度の測定を行い，それぞれの季節における不受胎牛，胚死滅牛，そして妊娠牛の血中 P_4 濃度推移を比較した（図8）。

この試験において，29日目の受胎率に冷涼期（34％：25/73）と暑熱期（33％：23/70）間で差はなく，また胚死滅の発生数にも差はなかった（冷涼期：5頭，暑熱期：6頭）。血中 P_4 濃度は冷涼期が暑熱期に比較して高かった。妊娠状態に着目すると，不受胎牛は季節を問わず血中 P_4 濃度が低く，22日目には低値を示していた。一方で，胚死滅牛と妊娠牛を比較すると，冷涼期において胚死滅牛では15，29日目に血中 P_4 濃度が低く，暑熱期においては15日目に差はなかったが，29日目の血中 P_4 濃度が低いことが示された。

このことから，季節による影響も考慮しなければいけないが，**発情周期15日目，さらには29日目の妊娠鑑定時の血中 P_4 濃度がその後の胚死滅発生に影響を与える可能性**が考えられる。特に，授精後30日以内での早期妊娠鑑定時における血中 P_4 濃度が季節を問わず胚死滅の発生に関与することは，胚死滅予防のための臨床応用の可能性が示唆される。

P_4 投与による血中濃度上昇の方法

現在，P_4 の投与方法は，腟内留置または筋肉内投与が主流と言えよう。

腟内留置型製剤は日本でも複数の製品が販売されており，腟内に製剤を挿入することで腟粘膜か

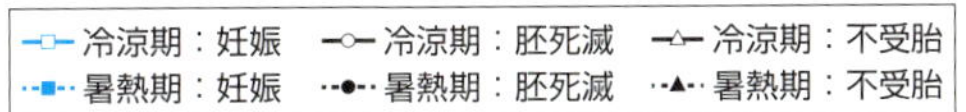

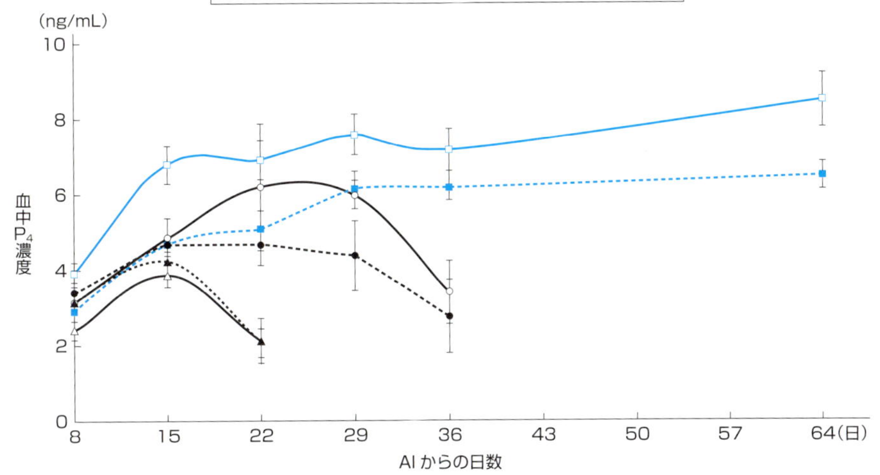

図8 暑熱期と冷涼期における泌乳牛の不受胎牛，胚死滅牛および妊娠牛の血中 P_4 濃度推移

冷涼期に比べ暑熱期の血中 P_4 濃度は低い。また，冷涼期において胚死滅牛では妊娠牛に比較して 15，29 日目に血中 P_4 濃度が低く，暑熱期においても 29 日目の血中 P_4 濃度が低いことが分かる。 文献 11 より引用・改変

ら P_4 が吸収され，血中 P_4 濃度を向上させる。ただし，これらの製剤の本来の効能・効果は「**発情周期の同調**」や「**鈍性発情，卵巣静止**」に対する処置となっている。そのため，受胎率向上を目的にした場合は獣医師の裁量での使用ということになる。また，P_4 製剤とともに E_2 製剤が組み込まれている場合は，**AI 後の受胎率向上目的での使用や妊娠牛には使用しない方が良い**。上記の目的で使用する場合は，E_2 製剤を除去してから使用した方が良いだろう。

筋肉内投与製剤の効能・効果は「**受精卵着床障害，習慣性流産の防止**」であり，AI 後の受胎率向上や胚死滅予防が目的となる。筋肉内投与であるため投与方法が容易であり，製剤取り忘れの問題も生じない。一方で，腟内留置型製剤とは異なり，投与後は任意に血中 P_4 濃度をコントロールすることが困難である。

また，発情周期中に発育する主席卵胞の排卵・黄体化および既存の黄体機能を向上させる目的でヒト絨毛性性腺刺激ホルモン(hCG)投与をすることもある(hCG の特性，使用，その効果については，p.77，1-9 ヒト絨毛性性腺刺激ホルモンとウマ絨毛性性腺刺激ホルモンを参照)。

P_4 製剤の臨床応用と実際の効果について説明していくが，過去の報告は腟内留置型製剤を用いた試験(受胎率，再発情発見率および胚死滅に与える効果の検証)が多い。そのため，腟内留置型製剤を用いた試験を紹介する割合が多いが，ご了承いただければと思う。

AI 後に P_4 製剤を投与すると受胎率は向上するか？

AI 後に妊娠した牛では非妊娠牛に比較して，血中 P_4 濃度は早期から高く推移すること[10, 11]，また発情周期の前半に血中 P_4 濃度を向上させると胚発育が向上すること[7]が示されている。それでは，AI 後の P_4 製剤投与により受胎率は向上するのだろうか？

表1 泌乳牛に対してAI(Day0)後に無処置またはP4処置(PRID：Day3～5またはDay 15～17)した場合のDay 58～64での受胎率への効果

処置		頭数	泌乳量(kg/日)	分娩後日数	受胎率(%)
無処置		351	44.6±9.2	124.2±75.2	27.9[a, A]
P_4処置	Day 15～17	261	44.6±10.3	122.5±77.2	35.2[B]
	Day3～5	203	44.2±10.6	123.0±75.9	40.4[b]

平均±標準偏差
a, b：$P<0.05$，A, B：$P<0.1$。

文献13より引用・改変

表2 泌乳牛に対してAI(Day0)後に無処置またはP4処置(CIDR：Day4～18)した場合のDay 62での受胎率への効果

処置		頭数	泌乳量(kg/日)	分娩後日数	受胎率(%)
無処置		492	38.3±0.5	114.7±2.1	28.6
P_4処置	Day4～18	492	39.0±0.5	114.9±2.1	32.7

平均±標準誤差

文献14より引用・改変

表3 暑熱期の泌乳牛に対してAI(Day0)後に無処置またはP4処置(CIDR：Day5～18)した場合のDay 40～50での受胎率への効果

処置		頭数	泌乳量(kg/日)	分娩後日数	受胎率(%)
無処置		195	42.2±0.6	123.0±2.5	33.3
P_4処置	Day5～18	165	42.5±0.7	127.0±2.3	41.8

平均±標準誤差

文献15より引用・改変

表1～6は，AI後の様々な時期にP_4製剤を投与した際の受胎率を示している。AI日をDay 0としている。

表1はホルスタイン泌乳牛を対象にした試験である。無処置に対して腟内留置型P_4製剤(PRID，P_4：1.55 g ＊E_2製剤除去)をDay 3～5の3日間投与すると，受胎率が有意に向上するのに対して，Day 15～17(母体の妊娠認識時期)の3日間投与しても“受胎率を向上させる傾向”にとどまっている[13]。

表2～4は，P_4製剤を発情周期の前半に作用させる目的で処置している試験になる。表2と表3はホルスタイン泌乳牛を対象に腟内留置型P_4製剤(表2；CIDR，P_4：1.38 g，表3；CIDR，P_4：1.9 g)を使用した試験であり，表4はネローレ経産肉牛を対象にP_4製剤(Sincrogest injetável，P_4：150 mg)を筋肉内投与した試験である。表2の試験ではDay 4～18に投与して受胎率は4％ほど向上したが，有意な受胎率向上は認められなかった[14]。また，表3の試験では暑熱期においてDay 5～18に投与し，受胎率は8％ほど向上したが，これも有意な受胎率向上とはならなかった[15]。表4の試験ではDay 4に投与したが，受胎率は3％向上したのみで，P_4製剤投与による有意な受胎率向上は認められなかった[16]。

表5と表6は，P_4製剤を発情周期の後半に作用させる目的で処置している試験になる。両試験ともホルスタイン泌乳牛を対象に腟内留置型P_4製剤(表5；CIDR，P_4：1.38 g，表6；CIDR，P_4：1.38 g)を使用した試験である。表5の試験では6.5％受胎率が有意に向上した[17]が，表6の試験では受胎率の改善は認められなかった[18]。

上記の試験から，AI後のP_4製剤の投与は試験により受胎率の改善が認められるものと認められないものがあり，また処置のタイミングにおいても**発情周期の前半の方が効果は高そうであるが，後半においても受胎率向上が認められないわけではない。**

受胎率向上に P_4 製剤投与が効果的な個体の特徴

それでは，P_4 製剤を投与が効果的なのは，どのような「個体」および「場合」なのか？

AI 後の P_4 製剤の処置が受胎率に対して効果があるのか？ について複数の研究を基にメタ解析を行った報告がある[19)]。その結果，P_4 製剤の効果が認められるのは，①**自然発情に対して AI した場合**，② **AI 後の 3～7 日に処置をした場合**，③**無処置群の受胎率が 45％未満の場合（特に 30％未満の場合より効果が高い）**，と示された。ただし，このメタ解析には過去半世紀にわたる試験が含まれており，また肉牛，乳牛の試験が区別されておらず，さらに P_4 製剤の処置方法（筋肉内投与または腟内留置型製剤）の区別もなされていない。しかしながら，この結果は P_4 製剤処置を行うにあたり非常に重要な情報であると考えられる。

表 4 肉牛に対して AI(Day0)後に無処置または P_4 処置(Sincrogest injetável：Day4)した場合の Day 70 での受胎率への効果

処置		頭数	泌乳量(kg/日)	分娩後日数	受胎率(%)
無処置		393	－	－	53.2
P_4 処置	Day4	390	－	－	56.2

文献 16 より引用・改変

表 5 泌乳牛に対して AI(Day0)後に無処置または P_4 処置(CIDR：Day 14～21)した場合の Day 57～63 での受胎率への効果

処置		頭数	泌乳量(kg/日)	分娩後日数	受胎率(%)
無処置		602	－	－	24.3[a]
P_4 処置	Day 14～21	373	－	－	30.8[b]

a, b：$P<0.05$。　文献 17 より引用・改変

表 6 泌乳牛に対して AI(Day0)後に無処置または P_4 処置(CIDR：Day 14～21)した場合の Day 58～64 での受胎率への効果

処置		頭数	泌乳量(kg/日)	分娩後日数	受胎率(%)
無処置		167	－	－	34.1
P_4 処置	Day 14～21	326	－	－	35.0

文献 18 より引用・改変

それを踏まえて，効果が認められる個体はどのような特徴を持つのか？ についてより具体的に見ていきたい。

Friedman らの試験では，**泌乳最盛期（分娩後 50～60 日）のボディコンディションスコア（BCS）が ≦2.25（Low）**であった個体（AI 時や P_4 製剤処置時ではないことが重要。AI 時期は表 3 参照）に対して P_4 製剤を投与すると，有意に受胎率を向上させることが示された（P_4 製剤：53％ vs. 無処置：27％）[15)]。さらに，分娩後に**胎盤停滞または子宮炎に罹患し，かつ BCS が Low である個体**に対して，より受胎率が向上したことが示されている（P_4 製剤：58％ vs. 無処置：14％）[15)]。このことは，分娩後に生殖器疾患を罹患し，分娩後の最初の 2 カ月に BCS が低いまたは低下した個体には，AI 後の P_4 製剤投与が効果的であることが示唆される。

また，Izumi らの報告では，ホルスタイン泌乳牛を対象に Day 5～19 に P_4 製剤（CIDR，P_4：1.9 g）を処置した場合，3 回以内の AI においては有意な受胎率向上は認められなかった（P_4 製剤：41.3％ vs. 無処置：34.3％）のに対し，**4 回以上の AI においては有意な受胎率向上が認められた**（P_4 製剤：66.7％ vs. 無処置：23.1％）[20)]。特に発情発現は十分に認められ AI は実施できるが，受胎しないリピートブリーダーに対する P_4 処置はより効果が認められた。

また，Pugliesiらの報告では，P_4 製剤を筋肉内投与するDay 4における**黄体の断面積が小さい（＜0.9 ㎟）牛に対しては有意に受胎率の向上**が認められた（P_4 製剤：57.9％ vs. 無処置：40.4％）[16]。このことは，**黄体形成が悪く血中 P_4 濃度が低く推移すると予測される牛**に対しては，P_4 処置の効果が認められるのではないかと推測される。

以上をまとめると，AI後の P_4 製剤の投与は，**分娩後のコンディションが低下している，代謝負荷が大きい，黄体形成が悪い（卵胞発育が悪い可能性もある）または血中 P_4 濃度が低く推移する牛**に対して効果が認められる可能性が推測される。ただし，実際には P_4 製剤の効果は農場ごとに異なると考えられるので，農場ごとに試し，効果のほどを見ていくことが重要である。

P_4 製剤投与に伴う注意点

P_4 製剤を投与するにあたり注意すべきポイントはあるのか？

Beltmanらの報告で，Day 16における胚サイズとDay 5，6，7および8における血中 P_4 濃度との相関について評価したところ，**Day 5または6における血中 P_4 濃度と胚サイズに有意な正の相関が認められたのに対して，Day 7または8の血中 P_4 濃度と胚サイズに相関は認められなかった**（表7）[21]。このことは，受胎率向上を目的に P_4 製剤を投与するにあたり，**Day 7以降に処置をしても十分な効果が認められないことの裏付けに**なると考えられる。

それでは，P_4 製剤処置開始をどの程度まで早めることができるのだろうか？

図9は未経産肉牛を対象にDay 3.0～6.5またはDay 4.5～8.0まで P_4 製剤（CIDR，P_4：1.9 g）を留置した場合の，挿入開始と抜去時の血中 P_4 濃度の変化量と受胎可能性について示したものである。ともに血中 P_4 濃度の変化量が大きいほど受胎可能性が高いことが分かるが，**Day 4.5から挿入開始した方が受胎可能性が高い**ことが示されている。

表8では，未経産肉牛を対象に無処置，Day 3.0～6.5またはDay 4.5～8.0まで P_4 製剤（CIDR，P_4：1.9 g）を留置した場合のDay 25における生存胚をもとにし

表7 AI後Day 5，6，7または8における血中 P_4 濃度とDay 16における胚サイズとの相関

		Day 5	Day 6	Day 7	Day 8
胚サイズ	r^2	**0.554**	**0.480**	0.191	0.010
(㎜)	P 値	0.014	0.026	0.261	0.780

文献21より引用・改変

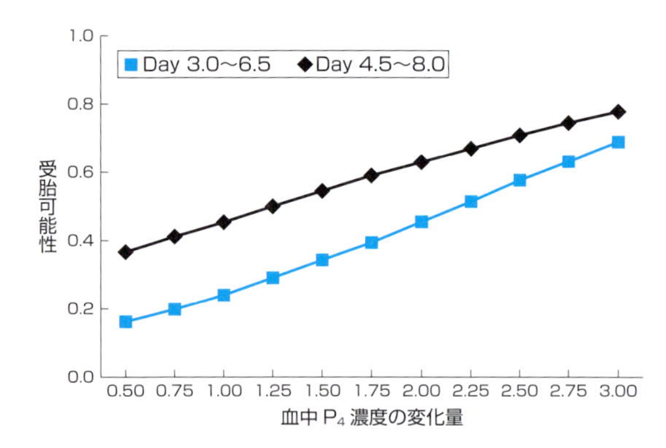

図9 腟内留置型 P_4 製剤（CIDR，P_4：1.9 g）の挿入時期と挿入から3.5日後の P_4 濃度変化量が受胎可能性に及ぼす影響

Day 4.5からの挿入の方が，また P_4 濃度の上昇量が多い方が，受胎可能性が高い。　文献22より引用・改変

表8 AI後に無処置または P_4 処置（Day 3.0～6.5またはDay 4.5～8.0）した未経産肉牛のDay 25での生存胚数と受胎率

処置		頭数	生存胚	受胎率 (%)
無処置		69	29	42.0
P_4 処置	Day 3.0～6.5	64	22	34.4
	Day 4.5～8.0	64	31	48.4

文献22より引用・改変

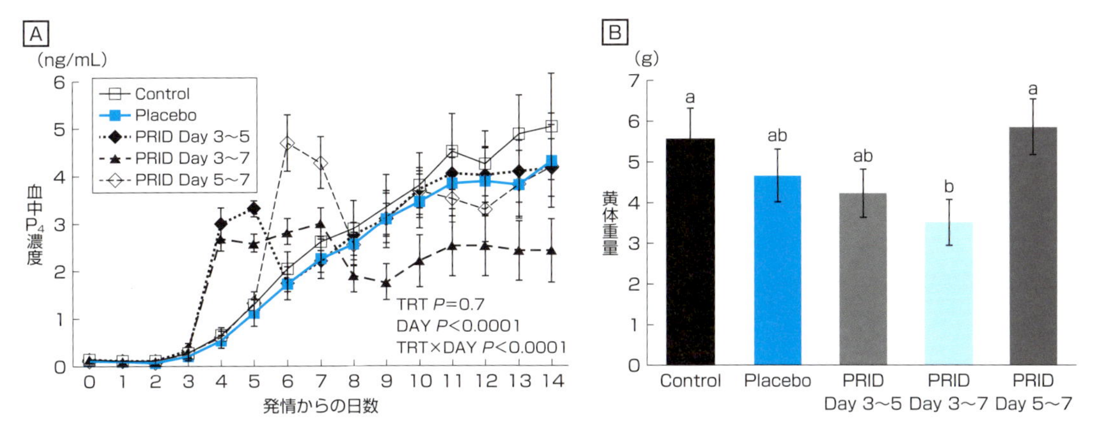

図10 腟内留置型 P_4 製剤(PRID)の挿入時期の違いが血中 P_4 濃度推移(A)と Day 14における黄体重量(B)に与える影響

PRID を Day3～7まで挿入すると，Day8以降の血中 P_4 濃度が低く推移し，黄体重量も有意に低くなる。一方で，Day5～7の挿入では Day8以降の血中 P_4 濃度が低下せず，黄体重量も変化しない。
a，b：$P<0.05$。

文献23より引用・改変

表9 腟内留置型 P_4 製剤(PRID)の挿入時期の違いが短発情周期(Day7～14に発情が回帰)となる牛の出現率および Day 14に胚が回収される牛の割合に与える影響

	Control	Placebo	PRID		
			Day3～7	Day3～5	Day5～7
処置頭数	10	12	19	18	14
短発情周期率(n)	10.0(1)	16.7(2)	26.3(5)	33.3(6)	7.1(1)
受精卵移植頭数	7	9	13	14	9
胚回収牛率(n)	85.7[a](6)	55.6(5)	23.1[b](3)	42.9(6)	55.5(5)

[a, b]：$P<0.05$。

文献23より引用・改変

た受胎率を示しているが，Day 3.0～6.5処置において無処置よりも受胎率が低いことが示されている。

図10は未経産肉牛を対象に，P_4 製剤(PRID，P_4：1.55 g ＊E_2 製剤除去)の挿入時期の違い(Day 3～5，Day 3～7，Day 5～7)が血中 P_4 濃度推移(図10 A)と Day 14における黄体重量(図10 B)に与える影響について評価したものである。“Placebo” は P_4 を含んでいないものを Day 3～7の期間腟内に留置している。P_4 製剤を Day 3～7の期間留置すると，**Day 8以降の血中 P_4 濃度が Control に比べて低く推移し，黄体重量も有意に低くなる**ことが分かる。また Day 3～5に留置すると，抜去後も血中 P_4 濃度は低下しないが，黄体重量が低くなる。一方で，Day 5～7の挿入では Day 8以降の血中 P_4 濃度が低下せず，黄体重量も変化しない。このことから，AI 後(または排卵後)**の早すぎる時期からの P_4 製剤の長時間投与は，黄体形成の阻害とその後の血中 P_4 濃度の上昇を抑制する**ことが考えられる。

それでは，この黄体形成阻害は母牛の発情周期や胚発育にどの程度影響を与えるのか？

表9は，Day 14までの短発情周期(Day 7～14までに早期に発情回帰)の発生率と Day 14における生存胚の回収率を示したものである。無処置，対照群または Day 5～7に P_4 製剤投与を行った場合では，短発情周期の発生率が10％前後(7.1～16.7％)であるのに対し，**Day 3～7または Day 3～5に P_4 製剤を投与すると，短発情周期の発生率が25％以上に**なった。また，**胚回収率も Day 3～**

7において有意に低下することが示された。

これらを総合していくと，**AI後3日以内でのP_4製剤の投与は黄体形成を阻害し，その後の血中P_4濃度が低く推移すること，また，それに伴い胚の発育が低下し，さらに胚認識時期に至る前に発情回帰**してしまうことで，結果として**受胎率が低下する可能性**が考えられる。P_4製剤の投与タイミングも受胎率向上には重要な要素となることをご理解いただきたい。

胚死滅予防にP_4処置は効果的か？ 投与適期はあるか？

ここまで，受胎率向上のためのP_4製剤投与の視点で話をしてきたが，早期妊娠鑑定後の胚死滅の予防にもP_4製剤は活用できないだろうか？

Yanらの報告[19]では，AI後のP_4製剤投与はDay 7以降で受胎率向上の効果が認められないとしているが，表5の試験ではDay 14～21におけるP_4製剤投与は受胎率を有意に向上させるとしている。その理由について，Day 31～60にかけての胚死滅の発生率という視点でデータを見てみると，P_4製剤を投与した牛で胚死滅率が有意に低かった(表10)[17]。一方で，表6の試験における胚死滅率に差異はなかった(表11)[18]。胚死滅を引き起こす個体では，Day 15の血中P_4濃度が低くなることは上述した[24]が，**発情周期の後半(妊娠認識時期も含む)にP_4製剤を投与することで授精から30日以降の胚死滅の発生率を低下させる可能性**がある。

ところで，臨床的な立場からは，授精後30日前後に妊娠(+)と診断された牛に対する胚死滅を予防はできないのか？と考えたくなるのではないだろうか。

López-Gatiusらは，Day 36～42に妊娠(+)と診断された牛にP_4製剤(PRID，P_4：1.55 g ＊E_2製剤除去)を28日間留置した場合の胚死滅率を評価した[25]。P_4製剤の投与により胚死滅率は有意に低下したことが示されている(表12)。胚死滅を引き起こす個体ではDay 29の血中P_4濃度が低くなることが示されていること[24]からも，**胚死滅予防に早期妊娠鑑定時のP_4製剤の投与は有効であることが考えられる**。著者の経験になるが，30日前後に胎子は存在するが，その後胚死滅を何度も繰り返してしまう牛に対してP_4製剤の投与を2週間ほど実施すると，胚死滅を防ぐことができ，妊娠継続することが多い。

表10 泌乳牛に対してAI(Day 0)後に無処置またはP_4処置(CIDR：Day 14～21)した場合のDay 31～60の胚死滅率に及ぼす効果

処置		頭数	泌乳量(kg/日)	分娩後日数	胚死滅率(%)
無処置		194	−	−	24.7[a]
P_4処置	Day 14～21	135	−	−	15.6[b]

a, b：$P<0.05$。

文献17より引用・改変

表11 泌乳牛に対してAI(Day 0)後に無処置またはP_4処置(CIDR：Day 14～21)した場合のDay 31～61の胚死滅率に及ぼす効果

処置		頭数	泌乳量(kg/日)	分娩後日数	胚死滅率(%)
無処置		64	−	−	10.9
P_4処置	Day 14～21	124	−	−	8.9

文献18より引用・改変

表12 泌乳牛に対してAI後Day 36～42に妊娠した牛に対して無処置またはP_4処置(PRID：28日間)した場合の胚死滅予防の効果

処置	頭数	泌乳量(kg/日)	分娩後日数	胚死滅率(%)
無処置	549	35.2±7.9	133.0±82.0	12.0[a]
P_4処置	549			5.3[b]

平均±標準偏差
a, b：$P<0.05$。

文献25より引用・改変

まとめ

受胎率の向上や胚死滅予防を目的に P_4 製剤の投与を実施している先生方も多いかと思う。しかしながら，P_4 製剤の投与による繁殖成績の向上は，すべての牛に効果があるものではない。分娩後のエネルギー不足または暑熱などによりコンディションが低下した牛や，それに伴う黄体形成の低下および P_4 産生低下を原因とする低受胎の牛には AI 後の P_4 製剤投与の効果が見られるので，それらの牛を選んで処置していくことが重要と考えている。

文 献

1）中尾敏彦，津曲茂久，片桐成二 編：獣医繁殖学 第4版，文永堂出版，東京（2012）
2）小笠 晃，金田義宏，百目鬼郁夫 監：動物臨床繁殖学，朝倉書店，東京（2014）
3）O'Shea JD, Rodgers RJ, D'Occhio MJ：*J Reprod Fertil*, 85, 483-487（1989）
4）Bergfeld EG, Kojima FN, Cupp AS, et al.：*Biol Reprod*, 54, 546-553（1996）
5）Burke CR, Macmillan KL, Boland MP：*Anim Reprod Sci*, 45, 13-28（1996）
6）Forde N, Beltman ME, Duffy GB, et al.：*Biol Reprod*, 84, 266-278（2011）
7）Mann GE, Fray MD, Lamming GE：*Vet J*, 171, 500-503（2006）
8）Forde N, Carter F, Fair T, et al.：*Biol Reprod*, 81, 784-794（2009）
9）Ribeiro ES, Santos JEP, Thatcher WW：*Reproduction*, 152, 115-126（2016）
10）Perry GA, Smith MF, Lucy MC, et al.：*Proc Natl Acad Sci U S A*, 102, 5268-5273（2005）
11）Lopes AS, Butler ST, Gilbert RO, et al.：*Anim Reprod Sci*, 99, 34-43（2007）
12）Demetrio DG, Santos RM, Demetrio CG, et al.：*J Dairy Sci*, 90, 5073-5082（2007）
13）Garcia-Ispierto I, López-Gatius F：*Theriogenology*, 90, 20-24（2017）
14）Monteiro PLJ Jr, Ribeiro ES, Maciel RP, et al.：*J Dairy Sci*, 97, 4907-4921（2014）
15）Friedman E, Roth Z, Voet H, et al.：*J Dairy Sci*, 95, 3092-3099（2012）
16）Pugliesi G, Santos FB, Lopes E, et al.：*Theriogenology*, 85, 1239-1248（2016）
17）Chebel RC, Santos JEP, Cerri RLA, et al.：*J Dairy Sci*, 89, 4205-4219（2006）
18）Galvao KN, Santos JEP, Cerri RL, et al.：*J Dairy Sci*, 90, 4240-4252（2007）
19）Yan L, Robinson R, Shi Z, et al.：*Theriogenology*, 85, 1390-1398（2016）
20）Izumi T, Miura R, Sobu N, et al.：*J Reprod Dev*, 66, 523-528（2020）
21）Beltman ME, Roche JF, Lonergan P, et al.：*Theriogenology*, 72, 986-992（2009）
22）Beltman ME, Lonergan P, Diskin MG, et al.：*Theriogenology*, 71, 1173-1179（2009）
23）O'Hara L, Forde N, Carter F, et al.：*Reprod Fertil Dev*, 26, 328-336（2014）
24）Lopes AS, Butler ST, Gilbert RO, et al.：*Anim Reprod Sci*, 99, 34-43（2007）
25）López-Gatius F, Santolaria P, Yaniz JL, et al.：*Theriogenology*, 62, 1529-1535（2004）

1-7 エストラジオールとプロジェステロン

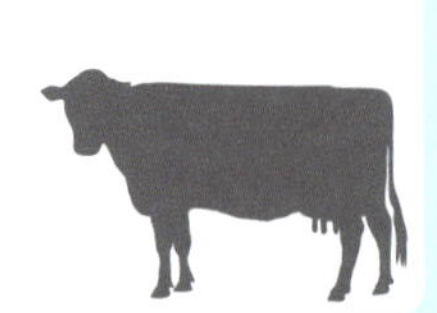

はじめに

エストラジオール(E_2)とプロジェステロン(P_4)の生理作用および臨床応用について，それぞれ説明してきた。しかしながら，受胎成立または妊娠維持のためにそれぞれのホルモンがどの程度寄与しているのかについては，十分に議論してこなかったと思う。本項では，E_2 と P_4 双方を考慮した場合に，人工授精(AI)または受精卵移植(ET)各々の受胎率に与える影響について説明していく。

E_2 と P_4 はどの程度受胎に影響するのか？

とても単純ではあるが,「発情時の血中 E_2 濃度と黄体期の血中 P_4 濃度は，どちらがより重要か？」という疑問がある。この点について検討した研究があるので紹介する。

1．排卵直前の血中 E_2 濃度と ET での受胎性

経産肉牛(n =777)を対象に，排卵同期化プログラム(コシンク)（図 1 A)を用いて，２回目の性腺刺激ホルモン放出ホルモン(GnRH)投与時の血中 E_2 濃度を測定した(Day 0)。Day 7 に 353 頭に対して ET を実施し，その後 Day 34 で超音波検査により妊娠の有無を評価した[1)]。この試験では，プロスタグランジン $F_{2\alpha}$ ($PGF_{2\alpha}$) 投与から２回目の GnRH 投与までの間に発情が認められた牛は試験から除外している。つまり，使用した牛はスタンディング発情を示していない牛を対象にしたものである。

図 1 B は Day 0 の血中 E_2 濃度と Day 34 における受胎可能性を示したものであるが，**血中 E_2 濃度の上昇に伴い受胎可能性が有意に高くなる**ことが見て取れる。また，Day 0 における血中

A

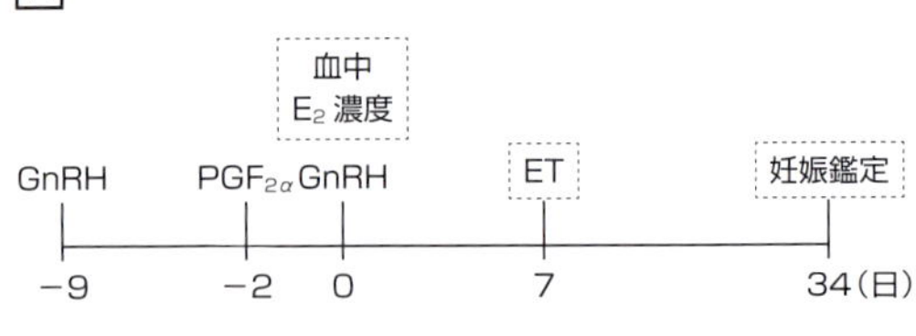

B

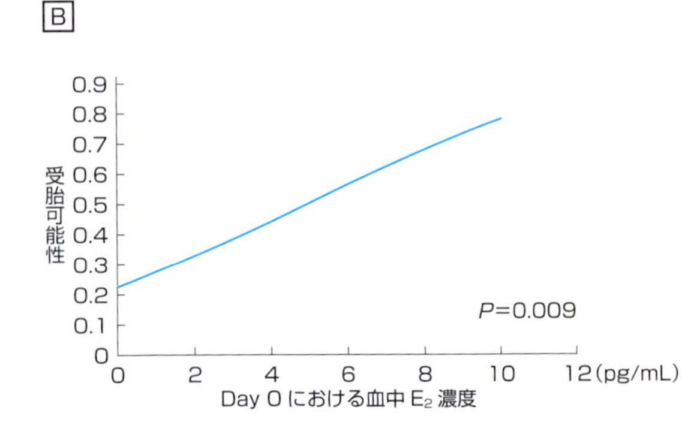

図 1　経産肉牛における２回目の GnRH 投与時(Day 0)の血中 E_2 濃度と受胎可能性

A：排卵同期化プログラム(コシンク)。
B：２回目の GnRH 投与時(Day 0)の血中 E_2 濃度と Day 34 における受胎可能性。血中 E_2 濃度の上昇に伴い，受胎可能性も上昇する。

文献 1 より引用・改変

E_2濃度別に，Low，Medium，High の3群に分類し，受胎率を比較した結果を表1に示す。**Low 群と Medium 群に比較して High 群は受胎率が有意に高いことが**明らかになった。

1-5 エストロジェンとアンドロジェン(p.47)でも紹介したが，**定時 AI においても同様に2回目の GnRH 投与時の血中 E_2 濃度の上昇に伴い受胎可能性が有意に高くなることが**示されており[2)]，**ET，AI 問わず排卵直前の血中 E_2 濃度はその後の受胎性に大きく影響する**ことが明らかになっている。

表1 Day 0における血中 E_2 濃度の違い(Low 群 vs. Medium 群 vs. High 群)による Day 34 の ET 受胎率

評価項目	群		
	Low	Medium	High
頭数	112	134	107
血中 E_2 濃度(pg/mL)	2.5±0.1	3.9±0.1	5.8±0.1
受胎率(%)	36[a]	44[c]	56[b, d]

平均±標準誤差
a, b：$P<0.01$，c, d：$P<0.05$。
文献1より引用・改変

2. 排卵直前の血中 E_2 濃度と ET 時(Day 7)の血中 P_4 濃度の関連

また，この試験では，排卵直前の血中 E_2 濃度の高低と排卵後の血中 P_4 濃度の高低の組み合わせは，ET 受胎率にどのような影響を与えるのか？ についても調べている。

経産肉牛(n＝287)を対象に，図1A と同様の排卵同期化プログラムを実施し，血中 P_4 濃度を低下させる目的で，Day 3，3.5，4に $PGF_{2\alpha}$ 投与群を設定した(注：排卵後の黄体形成期初期では $PGF_{2\alpha}$ を投与すると完全な黄体退行は起こらないが，黄体形成が抑制される)。そして，Day 0の血中 E_2 濃度の高低(Low vs. High)と，血中 P_4 濃度を低下させる処置実施群(Low)と無処置群(Normal)の2×2の組み合わせの4群で ET の受胎率を評価した[1)]。

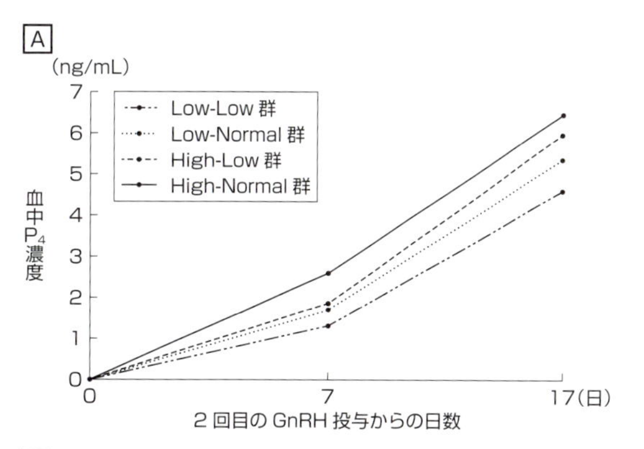

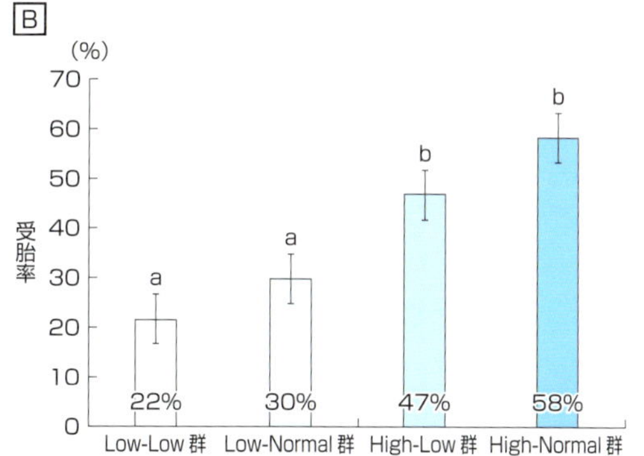

図2 Day 0の血中 E_2 濃度と排卵後の血中 P_4 濃度が ET 受胎率に与える影響

A：2回目の GnRH 投与時(Day 0)の血中 E_2 濃度別(Low vs. High)と，その後の血中 P_4 濃度別(Low vs. Normal)の組み合わせ(4群)での血中 P_4 濃度推移。
B：4群別の ET 受胎率。
a，b：$P<0.05$。
文献1より引用・改変

4群(Low-Low 群：n＝71，Low-Normal 群：n＝69，High-Low 群：n＝74，High-Normal 群：n＝73)それぞれの血中 P_4 濃度推移を図2A に示した。血中 P_4 濃度は High-Normal 群が最も高く推移し，Low-Low 群で最も低く推移しており，Low-Normal 群と High-Low 群の濃度はほぼ同じであった。4群の ET 受胎率についての評価は，血中 E_2 濃度 High 群(2群)が同 Low 群(2群)に比較して有意に高かった(図2B)。このことは，ET 受胎率には，**排卵後の血中 P_4 濃度の高低よりも，排卵直前の血中 E_2 濃度の高低の方がより影響を与える**ことが示唆される。

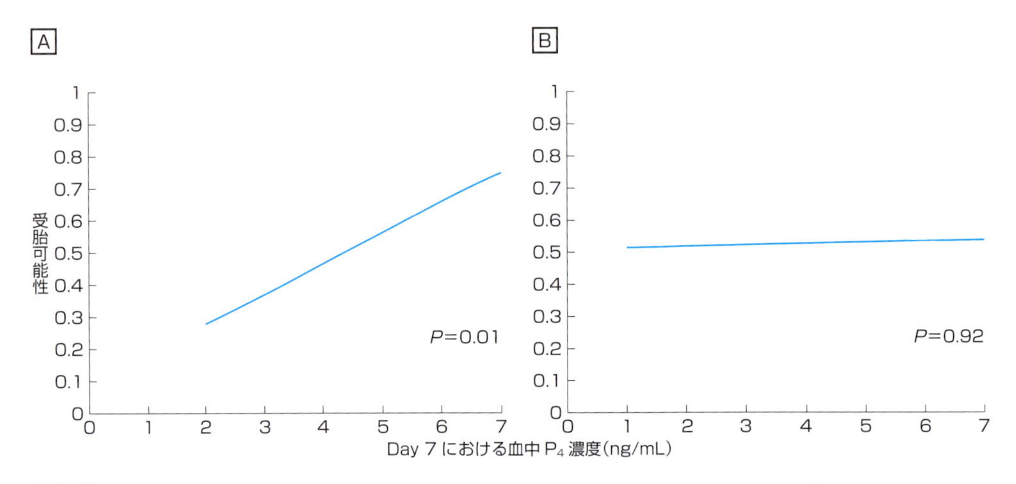

図3 Day 0 の血中 E_2 濃度の高低と，Day 7 における血中 P_4 濃度と受胎可能性の関連

A：2回目の GnRH 投与時(Day 0)の血中 E_2 濃度 Low 群。Day 7 における血中 P_4 濃度の上昇に伴い受胎可能性も上昇する。
B：2回目の GnRH 投与時(Day 0)の血中 E_2 濃度 High 群。Day 7 における血中 P_4 濃度は受胎可能性に関連がない。

文献1より引用・改変

それでは，血中 P_4 濃度の高低が影響する状況はないのだろうか？　図3A は血中 E_2 濃度 Low 群の Day 7 における血中 P_4 濃度と受胎可能性の関係を示したものである。**Low 群では Day 7 の血中 P_4 濃度が高いほど受胎可能性が有意に高くなる**ことが示されている。しかしながら，**血中 E_2 濃度 High 群では，Day 7 の血中 P_4 濃度と受胎可能性に関連はない**ことが示された[1]（図3B）。

この事実は非常に興味深く，E_2 または P_4 それぞれが独立して受胎成立に貢献しているというより，共通して受胎成立に関わるポイントがあり，それぞれが補いあって作用しているのだろう。この点については今後さらなる研究が求められるが，排卵直前の血中 E_2 濃度の高低は，排卵後の P_4 の受胎成立の効果にも大きく関与することは明らかであると思われる。

発情発現の有無，その後の血中 P_4 濃度，受胎性

上記の報告より，ET において排卵直前の血中 E_2 濃度が重要と示されたが，AI の場合ではどうであろうか？　さらに，臨床現場で血中 E_2 濃度の高低が反映されるのは発情徴候の強弱であるかと思うが，発情発現の有無と受胎性の関連性についてはどうなのか？　という点に対して評価した報告があるので，紹介する。

ホルスタイン経産泌乳牛（n＝7,433；AI：n＝5,430，ET：n＝2,003）を対象にして，排卵同期化プログラムを実施し，AI 実施日（Day 0＊ET は Day 7 に実施）に発情発現が認められた牛〔発情(＋)〕と認められなかった牛〔発情(－)〕に群分けした。そして，Day 7 における血中 P_4 濃度を測定し，Day 60 での受胎率との関連性を評価した[3]。

図4A に AI，図4B に ET の結果を示している。**AI，ET ともに発情発現が認められていると，Day 7 の血中 P_4 濃度の高低にかかわらず受胎率が高い**ことが示された。しかしながら，**AI では Day 7 の血中 P_4 濃度が高くなると，発情発現の有無にかかわらず受胎率が高くなっており，排卵後の血中 P_4 濃度が受胎成立に大きく関与する**ことが分かる。つまり，発情発現していない牛でも Day 7 までの血中 P_4 濃度が高くなることで，受胎率は高くなることが示唆される。一方，**ET においては，発情**

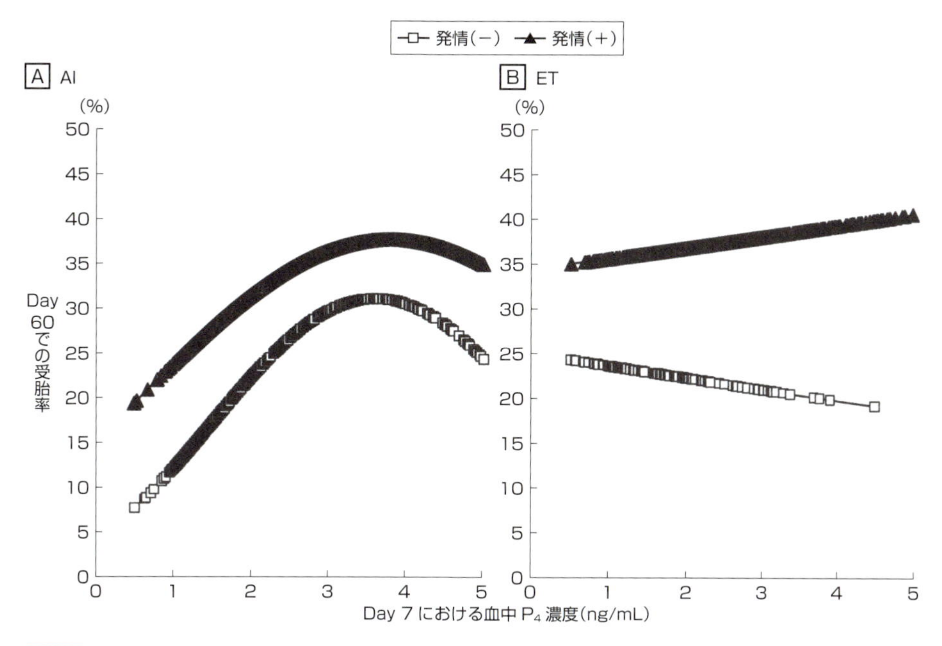

図4 「Day 0に発情発現が認められるか否か」と「Day 7の血中P_4濃度」は受胎率に関連するか

発情発現が認められるとAI，ETいずれも受胎率が高い。一方，AIでは発情発現の有無にかかわらず，血中P_4濃度が高くなると受胎率は高くなるが，ETでは血中P_4濃度により受胎率が大きく変化することはない。 文献3より引用・改変

発現の有無にかかわらずDay 7の血中P_4濃度は受胎率に大きくは影響を与えないことが示されている。したがって，**ETにおいては排卵直前の強い発情発現，すなわち十分に高い血中E_2濃度が受胎成立に重要**ということである。以前よりETは「発情徴候が明瞭である牛に対して実施すべき」とされてきたが，この結果はそれを裏付けるものと考えられる。

しかしながら，この結果は先に紹介した報告と結果に一貫性がない(先の研究結果では，血中E_2濃度Low群は血中P_4濃度が高いほど受胎可能性が高いと示されている)。これは，供試牛がそれぞれの試験で異なる(肉牛 vs. 乳牛)ため，牛の性質の違いによるもの，そしてCierniaらの試験[1)]では発情発現が認められた個体は除外して評価していることから，結果に差異が出たのかもしれない。E_2とP_4の濃度の高低とその組み合わせによる受胎成立に関与する機構については，今後さらなる研究が必要である。

活動量による発情強度の評価とAIまたはETの受胎率の関連

ここまで紹介してきた研究結果により，発情時・排卵直前の血中E_2濃度または発情発現の有無が，AIおよびETの受胎率に影響を与えることが示された。近年，自動活動モニタリングシステムを用いた活動量の計測により発情発見および発情適期を評価できるようになってきたが，このシステムで計測される活動量の違い(数値化された発情強度の差異)がAIまたはETの受胎率に差異をもたらすのか？　について評価した報告がある。

ホルスタイン経産乳牛(AI：n＝620，ET：n＝1,142)を対象に排卵同期化プログラムを実施し，Day 0における活動量が通常時の3.00倍以上(強い発情)，1.00〜2.99倍(弱い発情)，1.00倍未満(無

表2 活動量による発情強度別のAI(Day 60)またはET(Day 58)の受胎率

評価項目		活動量による発情強度		
		強い発情	弱い発情	なし
AI[4)]	頭数	357	224	39
	受胎率(%)	45.1[a]	34.8[b]	5.5[c]
ET[5)]	頭数	571	353	218
	受胎率(%)	41.3[a]	32.7[b]	11.3[c]

[a, b, c]：$P<0.05$。

文献4，5より引用・改変

発情)の3群に分類し，それぞれの群の受胎率を評価した[4, 5)]。表2はAIまたはETそれぞれの受胎率を示したものである。この結果から，Day 0に**活動量が多い(強い発情を示す)牛では受胎率が高くなること，活動量が通常以下(無発情)である牛の受胎率は非常に低い**ことが明らかになった。このことから，自動活動モニタリングシステムを用いることで，AIおよびETでの受胎率の高低の予測ができる可能性があり，非常に有用なツールとなり得ると考えられる。

＊　＊　＊

上記のことから，発情時の血中E_2濃度または発情発現の有無は，AIまたはET後の受胎性に大きく関与することが示された。一方で，発情時の血中E_2濃度が低い場合，AIにおいてはその後のP_4濃度の高低は受胎性に大きく関わるが，ETにおいては大きな影響を与えないことが示された。このことは，**発情時に卵胞が十分に成熟した状態にすることで，AIまたはET後の高い受胎性を担**保することができるが，**発情発現が微弱な場合，AI後のP_4濃度を向上させることで受胎率を改善することができるが，ETではその効果は少ない**と推察される。

しかしながら，E_2とP_4の相互作用と，その後の受胎性に関連する研究はまだ十分ではない。それぞれのホルモン製剤を投与した際の効果についても今後さらなる研究を行い，どのように臨床応用につなげていくかを検討する必要があると考えている。

文　献

1）Ciernia LA, Perry GA, Smith MF, et al.：*Anim Reprod Sci*, 227, 106723(2021)
2）Bello NM, Steibel JP, Pursley JR：*J Dairy Sci*, 89, 3413-3424(2006)
3）Pereira MHC, Wiltbank MC, Vasconcelos JLM：*J Dairy Sci*, 99, 2237-2247(2016)
4）Madureira AML, Polsky LB, Burnett TA, et al.：*J Dairy Sci*, 102, 3598-3608(2019)
5）Madureira AML, Burnett TA, Marques JCS, et al.：*J Dairy Sci*, 105, 877-888(2022)

1-8　プロスタグランジン$F_{2\alpha}$

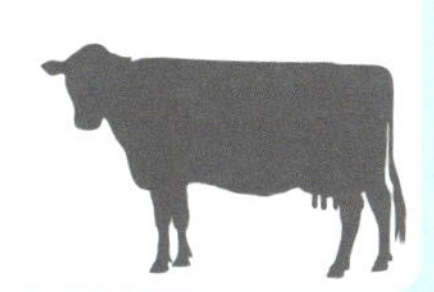

はじめに

プロスタグランジン（prostaglandin：PG）類は全身で産生され，その生理的機能は多岐にわたることが知られている。本項では，PG 類のなかでも繁殖診療（発情同期化，分娩誘起，繁殖障害治療など）において最も使用されるホルモン剤の１つである $PGF_{2\alpha}$ に焦点を当てていく。

PG の構造と性質

PG は人の精漿および，めん羊の精嚢線の脂溶性抽出物中に子宮・腸などの平滑筋に対して収縮作用を持つ物質として発見された。PG は全身に存在し，生殖器系，循環器系，呼吸器系，消化器系，泌尿器系，神経系ならびに内分泌系の調節などの性質を持つ[1,2]。PG はプロスタン酸を基本骨格とする炭素数 20 の不飽和脂肪酸からなる一群の生理活性物質である。５員環の酸素分子と二重結合の含まれ方により PGA から PGJ の 10 群，側鎖の二重結合の数によりそれぞれの群で１～３に細分される[1,2]。

PG は血流を介して標的器官に作用することに加えて，標的器官またはその近接組織で合成されて，ほぼ直接的に作用を示すオータコイド（autacoid）の１つで，局所ホルモン（local hormone）とも呼ばれる。

$PGF_{2\alpha}$の生合成経路，構造と性質

$PGF_{2\alpha}$ の生合成経路を図１に示す。必須脂肪酸のアラキドン酸を基に，プロスタン酸に変換され，シクロオキシゲナーゼ（COX）の作用を受けて $PGF_{2\alpha}$ へと変換される。$PGF_{2\alpha}$ の雌の生殖器に対する生理作用として，子宮平滑筋の収縮作用を有し，また黄体退行を引き起こすことが知られている。**雌の生殖器における $PGF_{2\alpha}$ の産生部位は子宮内膜である。**

$PGF_{2\alpha}$の黄体退行機構

子宮内膜組織または子宮静脈血中の $PGF_{2\alpha}$ 濃度は黄体期後半の黄体退行開始に先行して増加し，黄体退行のきっかけになることが多くの動物種において認められている。

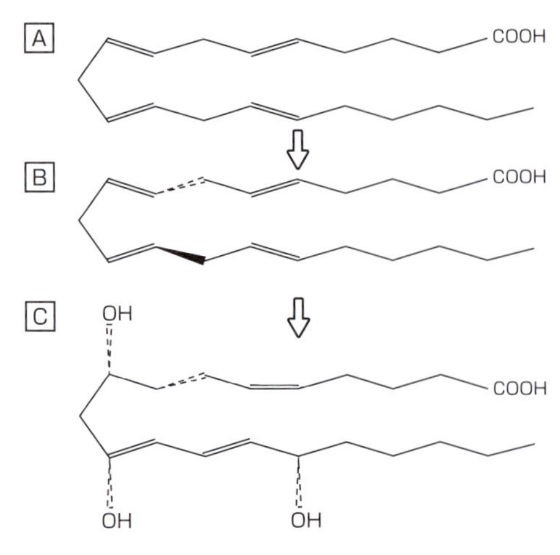

図 1 $PGF_{2\alpha}$の生合成経路

必須脂肪酸のアラキドン酸(A)からプロスタン酸(B)が合成され，$PGF_{2\alpha}$(C)が合成される。

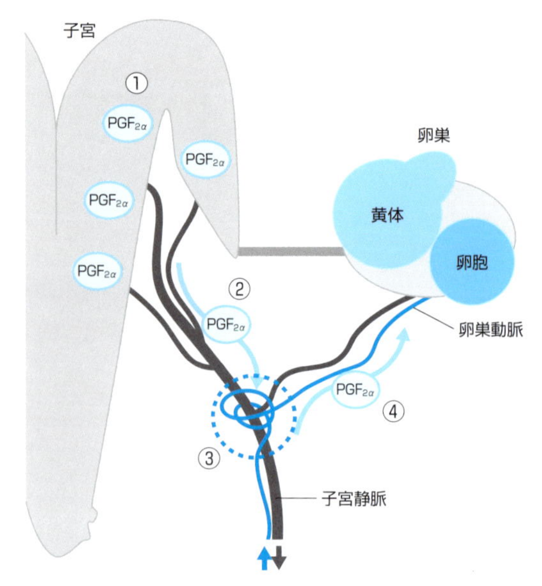

図 2 $PGF_{2\alpha}$が子宮から卵巣へ移動する対向流機構の模式図

①子宮内膜で産生・放出された$PGF_{2\alpha}$が，②子宮静脈に乗り，③対向流機構により卵巣動脈に移行して，④卵巣に運搬される。
◌：子宮静脈から卵巣動脈に$PGF_{2\alpha}$が移行する対向流機構が起きる部位。

子宮内膜で産生・分泌された$PGF_{2\alpha}$は子宮静脈に放出され血流に乗るが，全身循環を介して卵巣に$PGF_{2\alpha}$が到達して黄体退行作用を引き起こすのではなく，途中で子宮静脈にらせん状に巻き付いて接している卵巣動脈へ**対向流機構**(counter current mechanism)により$PGF_{2\alpha}$が移行して，**高濃度の$PGF_{2\alpha}$が卵巣内の黄体に作用して黄体退行が開始する**(図2)。

黄体退行が完成するためには**$PGF_{2\alpha}$が数回放出されることが必要**であるが，その過程には$PGF_{2\alpha}$だけでなく，オキシトシン(OT)も重要な役割を演じている(図3)。子宮内膜から放出された$PGF_{2\alpha}$は前述した対向流機構に従い，黄体に作用する(図3①)。$PGF_{2\alpha}$の刺激を受けた黄体からOTが産生・放出され(図3②)，全身循環に乗ったOTは子宮内膜に発現しているOT受容体に結合する(図3③)。OT受容体とOTが結合すると，子宮内膜で$PGF_{2\alpha}$合成酵素が活性化し，その結果，$PGF_{2\alpha}$の合成が上昇する(図3④)。そして，また子宮内膜から$PGF_{2\alpha}$放出が促進される(図3⑤)。この①～⑤のプロセスを繰り返すことで$PGF_{2\alpha}$が放出され，黄体退行が完成する。つまり，黄体退行が完全に達成されるためには，**子宮内膜でOT受容体が十分に発現し，子宮内膜で$PGF_{2\alpha}$の産生・放出がなされることが必須となる。**

子宮内膜におけるOT受容体の発現時期と$PGF_{2\alpha}$代謝産物

それでは，子宮内膜におけるOT受容体は発情周期のいつごろ発現するのだろうか？

卵巣割拠(卵巣除去)した肉牛に対して，膣内留置型プロジェステロン(P_4)製剤(CIDR)の18日間処置を行い，Day 0(CIDR処置開始日)，6，12および18に子宮内膜のバイオプシーを行い，その組織からOT受容体の発現量を評価した報告がある[3)] (図4)。この結果から，**P_4処置開始から6日**

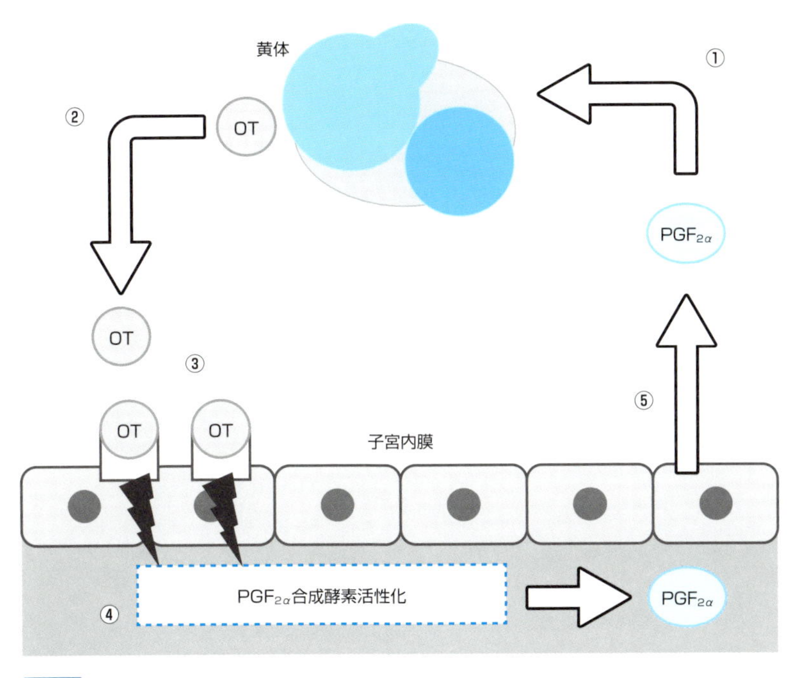

図3　PGF$_{2\alpha}$の黄体退行機構

①子宮内膜で産生・放出されたPGF$_{2\alpha}$が黄体に作用すると，②黄体からOTが放出され，③OTが子宮内膜上のOT受容体に作用し，④子宮内膜でPGF$_{2\alpha}$合成酵素が活性化，PGF$_{2\alpha}$の産生が上昇し，⑤PGF$_{2\alpha}$が再度放出される。この①～⑤のプロセスを繰り返すことで黄体退行が完成する。

目はOT受容体の発現量が低下するが，12日目以降に子宮内膜で有意にOT受容体の発現が上昇することが明らかになった。このことは，血中P_4濃度に曝露されはじめる「発情周期前半」に相当する時期は子宮内膜のOT受容体の発現が低下するが，「発情周期後半」ではOT受容体が増加することを示している。

次に，発情周期日数の違いがOTに対する子宮内膜でのPGF$_{2\alpha}$放出に違いがあるのか？という疑問に対して評価した報告がある。

卵巣割拠した肉牛に対して，連日P_4を筋肉内投与することで血中P_4濃度を徐々に上昇させるモデルを作製し，処置開始日（発情日に相当：Day 0）からDay 9，12および15にOT投与（50 IU）を行い，投与直後の末梢血中に出現するPGF$_{2\alpha}$の代謝産物（13,14-dihydro-15-keto PGF$_{2\alpha}$：PGFM*）を評価した[4)]。表1はDay 9，12および15におけるOT投与後のPGFMの相対的な量（処置開始前のOT投与で放出されたPGFM濃度に対する割合）を示している。この表より，発情周期のDay 9ではPGFMは十分に放出されておらず，Day 12そしてDay 15になると有意に

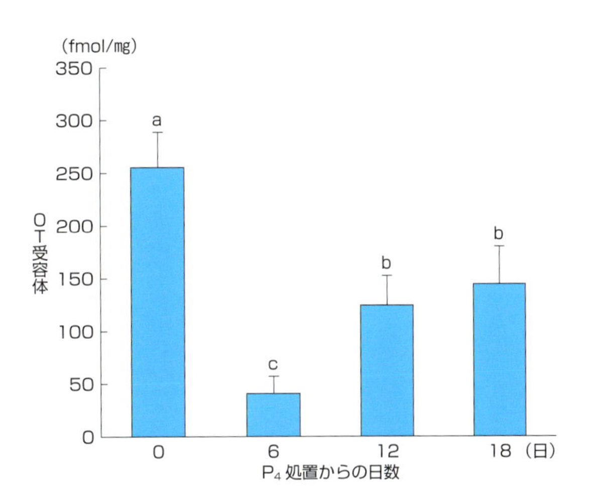

図4　子宮内膜におけるOT受容体発現量の推移

卵巣割拠した肉牛に対してCIDR処置を18日間実施し，Day 0（CIDR処置開始日），6，12および18における子宮内膜でのOT受容体の発現量を測定した。P_4処置開始から6日目に比較して12日目以降にOT受容体が有意に増加する。

a，b，c：$P<0.05$。

文献3より引用・改変

表1 発情日からの経過日数の違いによる OT 投与後の PGFM 放出量の差異

	発情からの日数		
	Day 9	Day 12	Day 15
PGFM の相対量※(%)	14.3±4.3[a]	30.8±3.7[b]	70.5±12.2[c]

※処置開始前(Day 0)の OT 投与で放出された PGFM 濃度に対する割合。
平均±標準誤差
a, b, c：$P<0.05$。

文献4より引用・改変

表2 発情日(Day 0)からの日数の違いが $PGF_{2α}$ 投与後の発情発現※に与える効果

	発情からの日数				
	Day 3	Day 5	Day 7	Day 8	Day 10
泌乳経産牛	-	0.0 (0/15)	65.8 (25/38)	91.1 (31/34)	87.5 (21/24)
非泌乳経産牛	-	0.0 (0/4)	90.0 (9/10)	92.9 (13/14)	92.3 (12/13)
未経産牛	0.0 (0/27)	40.7 (11/27)	88.5 (23/26)	-	100.0 (24/24)

※$PGF_{2α}$投与後2～7日における発情発現の割合(%)。

文献5より引用・改変

PGFM の相対量が増加することが示されており，**発情周期後半にならないと子宮内膜から十分に $PGF_{2α}$ が放出されない**と考えられる。

*PGFM：子宮内膜で放出された $PGF_{2α}$ を間接的に定量することができる。

異なる発情周期日数に $PGF_{2α}$ を投与した場合の発情発現に与える効果

ここまで紹介してきた研究の結果から，発情周期前半では子宮内膜での $PGF_{2α}$ の産生・放出が少ないことが示された。ところで，臨床現場では発情を誘起するために $PGF_{2α}$ を投与すると思うが，発情からの日数は黄体退行誘起への効果，発情発現の効果に影響を与えることはあるのだろうか？

未経産牛(n =102)，非泌乳経産牛(n =41)，および泌乳経産牛(n =111)を対象に，発情日を Day 0として Day 3，5，7，8，10 に $PGF_{2α}$(クロプロステノール 500 μg：2.0 mL)を投与し，投与後2～7日の間で発情が確認されるのかを評価し，投与後の発情発現率を評価した報告がある[5)]。その結果を表2に示した。未経産牛において，Day 3に処置した牛では発情発現率が 0.0%であり，Day 5でも 40.7%と半分以下の発情発現率であったが，Day 7になると発情発現率は 88.5%，Day 10では100.0%と高い発現率となった。非泌乳経産牛と泌乳経産牛においては，Day 5に処置した場合の発情発現率は 0.0%であり，未経産牛よりも反応性が低いことが示されているが，非泌乳経産牛においては Day 7以降の処置においては 90.0%以上の発情発現率となることが示された。一方で，泌乳経産牛においては Day 7の処置では 65.8%であり，非泌乳経産牛の同日の処置よりも低く，Day 8以降の処置においては 90.0%以上の発情発現率となることが示された。このことから，発情周期の前半，そのなかでも特に **Day 5以内では $PGF_{2α}$ を投与しても黄体退行が十分に誘起されず，発情誘起の効果が低い**ことが明らかであり，また，**泌乳牛では $PGF_{2α}$ 投与に対する反応性が低下する期間が延長する可能性**が示された。

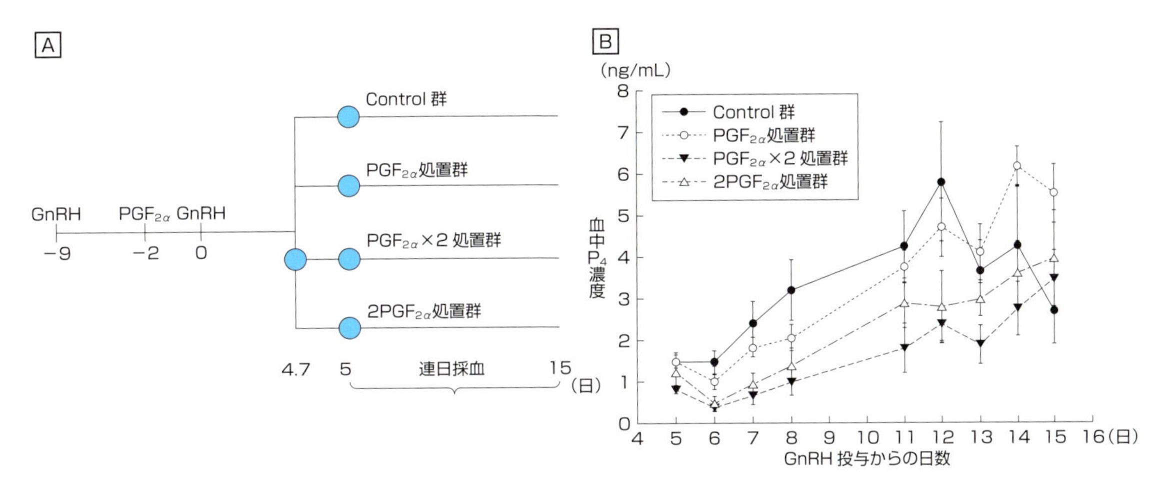

図5 $PGF_{2\alpha}$の投与方法の違いが黄体退行に与える効果

発情周期の5日目に投与量や投与回数を変えて$PGF_{2\alpha}$を投与した場合（A）における，それぞれのその後の血中P_4濃度推移（B）。血中P_4濃度は一度低下するが，その後上昇に転じていることが分かる。

文献6より引用・改変

発情周期日により$PGF_{2\alpha}$投与の効果に差異が生じるという事柄は，日々の診療現場で$PGF_{2\alpha}$の投与を決めるにあたり重要な要因になると思う。しかし，悩ましいことにDay 5~7になると黄体は十分に大きくなっていることから，黄体サイズのみの評価では$PGF_{2\alpha}$投与を判断できるかは困難なことが多いと考えられる。また，$PGF_{2\alpha}$投与の効果は牛の代謝状態にも影響を受けることが推測される。

$PGF_{2\alpha}$投与方法の違いが黄体退行に与える効果

上記の報告により，発情周期の早い段階での$PGF_{2\alpha}$投与は黄体退行の誘導が困難であることが示されたが，それでは$PGF_{2\alpha}$の投与量や投与回数を変えることで黄体退行誘導を向上させることができるのだろうか？

非泌乳ホルスタイン（n ＝22）を対象にして，図5Aのように発情同期化を施し，2回目のGnRH投与日をDay 0（排卵日：Day 1）として，以下の4群に分けて試験を行った。

① Day 5に生理食塩水を5.0 mL筋肉内投与（Control： n ＝ 5）
② Day 5に通常量の$PGF_{2\alpha}$（ジノプロスト 25 mg：5.0 mL）を筋肉内投与（$PGF_{2\alpha}$処置： n ＝ 6）
③ Day 4.7および5に通常量の$PGF_{2\alpha}$（ジノプロスト 25 mg：5.0 mL）を1回ずつ2回筋肉内投与（$PGF_{2\alpha}$× 2処置： n ＝ 5）
④ Day 5に通常の倍量の$PGF_{2\alpha}$（ジノプロスト 50 mg：10.0 mL）を筋肉内投与（2$PGF_{2\alpha}$処置： n ＝ 6）

それぞれの処置を行い，Day 5からDay 15まで連日採血をして血中P_4濃度を測定した[6]。

血中P_4濃度の推移の結果を図5Bに示す。$PGF_{2\alpha}$処置群では投与1日後に血中P_4濃度が一時的に低下するが，その後上昇に転じDay 13以降にはControl群の血中P_4濃度と同様の推移となっている。$PGF_{2\alpha}$× 2処置群では投与1日後に血中P_4濃度が大きく低下するが，そのまま下がらずに徐々に上昇していき，Day 15にはControl群と同じ程度まで上昇する。また，2$PGF_{2\alpha}$処置群でも上記の2群と同様の推移をたどった。これらのことから，**Day 5の牛に対しては$PGF_{2\alpha}$投与量または投与回数にかかわらず，一時的に血中P_4濃度を低下させるが，その後上昇に転じ(リバウンド)，黄体を完全に退行させることは困難**であることが明らかになった。そのため，発情周期の5日以内と思われる個体に対して$PGF_{2\alpha}$投与は実施しない方が良いだろう。

まとめ

$PGF_{2\alpha}$の基本や黄体退行がどのような機構で完了していくのか，さらには投与しても効果が認められない発情周期の時期について説明してきた。$PGF_{2\alpha}$の使用方法や注意点は議論すべきことがまだ数多く存在しているが，発情同期化のなかでも重要な役割を演じることにもなるため，第4章にて臨床応用にどのようにつなげていくかを説明していく。

文　献

1）中尾敏彦，津曲茂久，片桐成二 編：獣医繁殖学 第4版，文永堂出版，東京(2012)
2）小笠 晃，金田義宏，百目鬼 郁夫 監：動物臨床繁殖学，朝倉書店，東京(2014)
3）Mann GE, Payne JH, Lamming GE：*Domest Anim Endocrinol*, 21, 127-141(2001)
4）Mann GE, Lamming GE, Payne JH：*J Reprod Fertil*, 113, 47-51(1998)
5）Momont HW, Seguin BE：*10th International Congress on Animal Reproduction and Artificial Insemination, Vol.III*, 336-338, University of Illinois at Urbana-Champaign, Illinois(1984)
6）Nascimento AB, Souza AH, Keskin A, et al.：*Theriogenology*, 81, 389-395(2014)

1-9 ヒト絨毛性性腺刺激ホルモンとウマ絨毛性性腺刺激ホルモン

はじめに

ヒト絨毛性性腺刺激ホルモン（hCG）とウマ絨毛性性腺刺激ホルモン（eCG）は，その名の通り，それぞれ人そして馬で産生・放出されるホルモンであり，各々の生体内で作用する。牛の繁殖診療のなかでは，排卵誘発，黄体機能増強，卵胞発育促進を目的として使用される。これらのホルモンの基本的な性質について解説するとともに，現場での利用についても紹介していく。

hCGの構造と性質

ヒト絨毛性性腺刺激ホルモン（human chorionic gonadotropin：hCG）は妊娠初期の人の血清および尿中に多量に出現する性腺刺激ホルモンであり，胎盤の合胞体栄養膜細胞から分泌される[1,2]。

下垂体からの性腺刺激ホルモンと同様，αおよびβサブユニットからなる二量体糖タンパクであり，分子量は約37,000である。αサブユニットは92個のアミノ酸から構成されており，分子量は15,000，βサブユニットは145個のアミノ酸から構成されており，分子量は22,000である[1,2]。βサブユニットのN末端側111個のアミノ酸配列は黄体形成ホルモン（LH）と約85％の相同性があり，C末端側にO型糖鎖が結合している。この糖鎖修飾の効果により，**hCGの血中半減期は約24時間とLHのそれ（約20分）と比較して長い**[1~3]（図1）。

hCGはLHとほぼ同様の生物学的作用を示し，人では妊娠初期の胚着床時において黄体のLH受容体に結合してプロジェステロン（P_4）分泌を刺激することが示されている[1,2]。**hCGはLH様作用を有する**ことから，雌牛に対しては黄体刺激や排卵誘起，雄牛ではテストステロン分泌の増加を目的に利用される[1,2]。

eCGの構造と性質

ウマ絨毛性性腺刺激ホルモン（equine chorionic gonadotropin：eCG）は妊娠初期の雌馬の血清中に多量に出現する性腺刺激ホルモンであり，妊馬血清性性腺刺激ホルモン（pregnant mare serum gonadotropin：PMSG）とも呼ばれる。妊娠初期の馬の子宮内膜に胎子の絨毛膜細胞が進入し，形成される子宮内膜杯から分泌される[1,2]。

hCGと同様にαおよびβサブユニットからなる二量体糖タンパクであり，分子量は約55,000であ

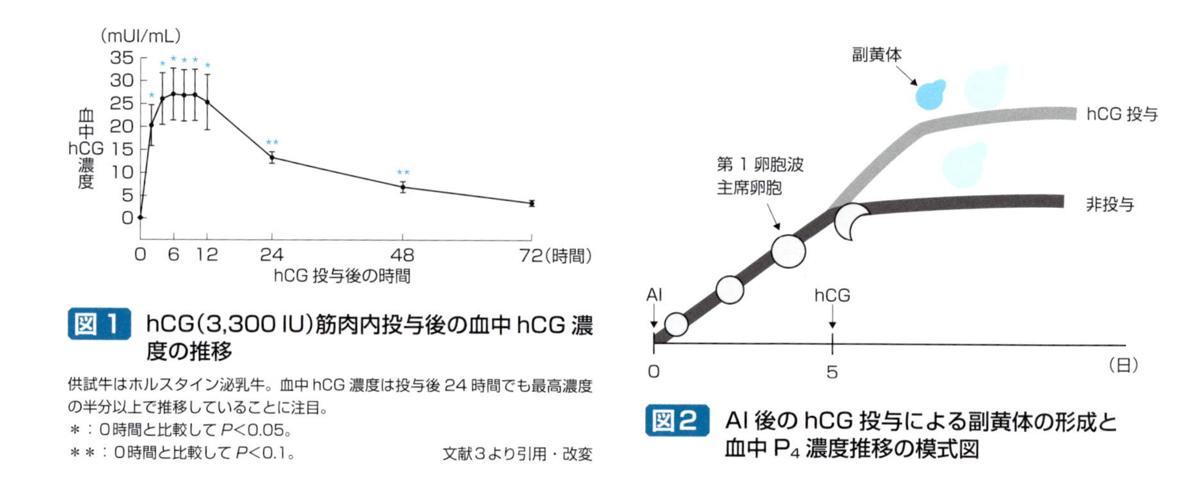

図 1　hCG(3,300 IU)筋肉内投与後の血中 hCG 濃度の推移

供試牛はホルスタイン泌乳牛。血中 hCG 濃度は投与後 24 時間でも最高濃度の半分以上で推移していることに注目。
＊：0時間と比較して $P<0.05$。
＊＊：0時間と比較して $P<0.1$。
文献3より引用・改変

図2　AI 後の hCG 投与による副黄体の形成と血中 P_4 濃度推移の模式図

る[1,2]。αサブユニットは 96 個のアミノ酸から，βサブユニットは 149 個のアミノ酸から構成されており，配列は馬の LH と同じで，コードする遺伝子も同じである。βサブユニットのC型末端 32 個のアミノ酸に 12 本のO型糖鎖が密集して結合しており，LH よりも分子量が大きい[1,2]。そのため，eCG は腎臓のろ過装置を通過することはなく，**hCG のように尿中に排泄されず血清中のみで確認され，血中半減期も 2 ～ 7 日と hCG より長い**[1,2]。

eCG は妊娠初期(25～30 日)に分泌されることで，卵胞の排卵または卵胞壁の黄体化による副黄体形成と，それ自身が持つ LH 様作用により妊娠黄体への刺激で血中 P_4 濃度を上昇させ，妊娠維持へとつなげる[1,2]。

雌牛に対しては**卵胞刺激ホルモン(FSH)様作用と弱い LH 様作用**を示して，卵胞発育を促すことが示されている[1,2]。

hCG の臨床応用と注意点

hCG 製剤の雌牛に対する効能・効果は，『卵胞のう腫，排卵障害，卵胞発育障害(卵巣発育不全，卵巣静止，卵巣萎縮)』となっている。繰り返しになるが，hCG は LH 様作用を持つため，**hCG 投与により期待されることは排卵と黄体形成**である。つまり，hCG は性腺刺激ホルモン放出ホルモン(GnRH)と基本的には同じ効果が期待される。

ところで，hCG を実際の繁殖診療のなかで使用する場合，人工授精(AI)後に血中 P_4 濃度を上昇させて受胎率向上を狙う場合が多いのではないだろうか？ 以下に，AI 後の hCG 投与による効果と注意点について解説していく。

図2は，AI 後の hCG 投与による効果を示したものである。現場では，hCG 投与を AI から 5 日目前後に実施することが多いのではないかと思う。その理由として，排卵後に発育を開始する第 1 卵胞波主席卵胞が 10 ㎜以上となり，hCG 投与により排卵・副黄体を形成し黄体体積を増やすことで，血中 P_4 濃度を増加させることを主眼に置いているからである。もちろん，hCG の LH 様作用による黄体機能の賦活化により P_4 産生を向上させる作用もあるが，副黄体形成による効果の方が大きい。そのため，**第 1 卵胞波主席卵胞が排卵し，副黄体が形成**されはじめてから血中 P_4 濃度が向上するため，**血中 P_4 濃度は hCG 投与から 2 ～ 3 日遅れて上昇する**こととなり[4]（図3），腟内留置型 P_4 製剤

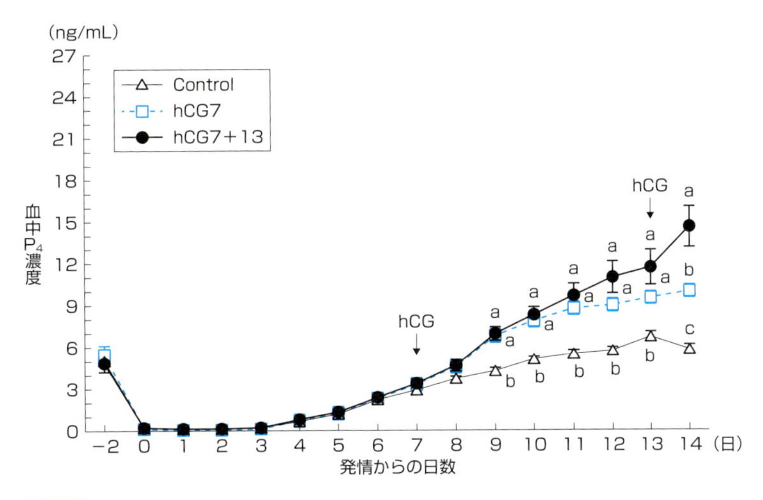

図3　発情周期7日目(hCG7)，または7日目と13日目(hCG7＋13)にhCG(3,300 IU)筋肉内投与した後の血中 P_4 濃度の推移

供試牛はホルスタイン泌乳牛。hCG投与後2日目から血中 P_4 濃度の有意な上昇が認められる。
a，b，c：$P<0.05$。　文献4より引用・改変

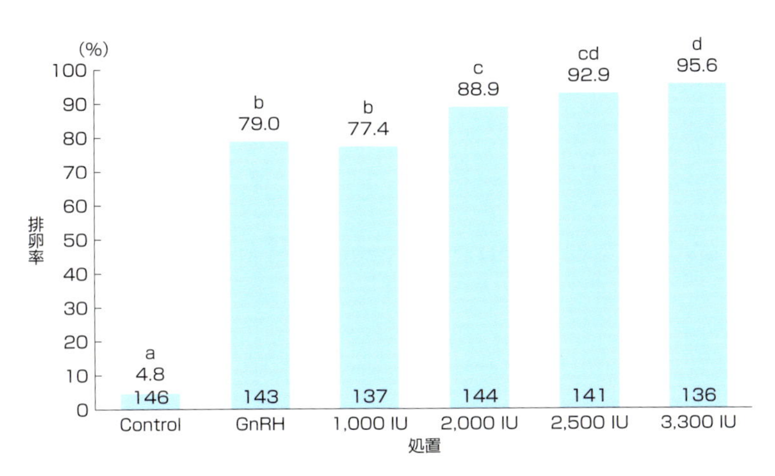

図4　発情周期7日目のhCG投与量の違いが第1卵胞波主席卵胞の排卵率に与える影響

供試牛はホルスタイン泌乳牛。2,000 IU以上でGnRH(100 μg)投与よりも排卵率が高くなる。
a，b，c，d：$P<0.05$。　文献6より引用・改変

に比べて P_4 濃度の上昇は遅い[5]。

また，hCGの投与量と発情周期7日目の第1卵胞波主席卵胞の排卵率について評価した報告がある[6]。この結果では，1,000 IUでもGnRH(100 μg)投与と同様の排卵率が得られるが，2,000 IU投与で排卵率が90%に迫り，2,500 IU投与により90%以上の排卵率が得られた(図4)。このことから，**2,000 IU以上であれば高い排卵率が得られるのではないかと考えられる**。このデータはホルスタイン泌乳牛に対して実施したものであるため，黒毛和種やホルスタイン未経産牛でも同様であるかは分からないが，参考になるデータではないかと思う。

それでは，投与後の受胎率はどの程度向上するのであろうか？

表1 AI後のhCG投与が受胎率に与える影響

投与量	投与日	無処置	処置	*P*-value
1,500 IU	Day 5	57.1% (8/14頭)	57.1% (8/14頭)	NS
	Day 5	46.3% (82/177頭)	43.6% (78/179頭)	NS
	Day 5	13.5% (7/52頭)	27.5% (14/51頭)	NS
	Day 5	41.3% (118/286頭)	45.2% (123/272頭)	NS
2,500 IU	Day 4	36.5% (156/427頭)	37.1% (160/431頭)	NS
	Day 7	30.1% (47/156頭)	32.4% (49/151頭)	NS
3,000 IU	Day 5~6	23.5% (24/102頭)	24.2% (24/99頭)	NS
	Day 5	35.2% (31/88頭)	27.1% (19/70頭)	NS
3,300 IU	Day 5	38.9% (79/203頭)	45.8% (93/203頭)	<0.01
	Day 4~9	28.2% (200/708頭)	33.6% (240/714頭)	<0.05
合計		34.0% (752/2,213頭)	37.0% (808/2,184頭)	0.04

NS：有意差なし。

文献3より引用・改変

表2 産次の違いがAI後5日目のhCG投与の受胎率に与える影響

産次	無処置	処置	*P*-value
初産	39.5% (215/544頭)	49.7% (266/535頭)	<0.01
≧2産	36.0% (351/975頭)	35.7% (330/925頭)	NS

供試牛はホルスタイン泌乳牛。
NS：有意差なし。

文献3より引用・改変

AI後のhCG投与と受胎率

表1は，AI後のhCG投与試験10件についてまとめたものである。hCG投与量は1,500～3,300 IU，投与日の多くはAIから5日目であるが，4～9日目の幅で投与した試験も示した[3]。この結果から，個々の試験で有意に受胎率が向上したのは3,300 IU投与した2試験のみで(＋7.1と＋5.3の受胎率向上)，他の8試験では受胎率の向上は認められなかった。この10試験をまとめて評価した場合は有意な差となったが，＋3.0%のみの受胎率向上となっている。これらの結果をみると，**無作為にhCG投与した場合はhCG投与による受胎率向上が認められない，または，あっても十分な受胎率の向上を期待するのは難しい**と考えられるのではないかと思う。

それでは，hCG投与により受胎率向上が認められる条件は何か？

Nascimentoらは，AI後5日目のホルスタイン泌乳牛(n＝2,979)に対して2,000または3,300 IUのhCGを筋肉内投与し，その後の受胎率を評価した[3]。産次別に評価したところ，初産牛に対してのみ受胎率向上をもたらし，2産以上の牛に対しては受胎率向上の効果は認められないことを示している(表2)。

表3 AI後4日目または6日目のhCG投与の受胎率に与える影響

	無処置	Day 4	Day 6
Total	30.9%[a] (43/139頭)	32.4%[a, b] (44/136頭)	38.9%[b] (51/131頭)
初産	15.8%[a] (3/19頭)	46.4%[b] (13/28頭)	31.6%[b] (6/19頭)
≧2産	33.3% (40/120頭)	28.7% (31/108頭)	40.2% (45/112頭)

供試牛はホルスタイン泌乳牛。
a, b：$P<0.05$。

文献7より引用・改変

またAlnimerらは，リピートブリーダー（生殖器に異常は認められず3回のAIで受胎しない牛）のホルスタイン泌乳牛（n＝406）に対して，AI後4または6日目に1,500 IUのhCGを筋肉内投与し，その後の受胎率を評価した[7]。6日目に投与することで受胎率が向上すること，先ほどの試験と同様，初産牛でより効果が認められることが示された（表3）。

これらのことから，AI後のhCG投与で受胎率向上を狙う場合，より効果的な条件として，**①初産牛，②リピートブリーダーなど受胎率が低い牛または牛群**が挙げられる。

eCGの臨床応用と注意点

eCGは，馬ではLH様作用として作用するが，他の動物種ではFSH様作用として作用する。このことから，雌牛に対しては過剰排卵処置を実施するために使用されることが多い。近年，発情同期化プログラムのなかに組み込まれ，受胎率向上に効果を示す報告があり，それらについて紹介していく。

ネローレの未経産牛（n＝1,153）と非泌乳経産牛（n＝702）を対象にして，図5Aのプログラムを実施し，eCG投与がAIの受胎率に与える効果を評価した[8]。未経産牛に対してはECP〔エストラジオールシピオネート。安息香酸エストラジオール（EB）よりも血中でのエストラジオール（E_2）濃度の上昇が遅く，このタイミングで投与しても次の日のEB投与と同じ効果を有する〕，プロスタグランジン$F_{2\alpha}$（$PGF_{2\alpha}$）投与およびCIDR抜去時に0，200または300 IUのeCGを投与し，非泌乳経産牛では同様のタイミングに0または300 IUのeCGを投与した。

AI時の排卵前卵胞の直径を比較したところ，eCG投与により**卵胞直径が大きくなり**（未経産牛：0 vs. 200 vs. 300＝11.5±0.1 mm vs. 11.9±0.1 mm vs. 12.0±0.1 mm），**排卵率も向上し**（未経産牛：0 vs. 200 vs. 300＝83.8% vs. 88.5% vs. 94.3%，非泌乳経産牛：0 vs. 300＝72.4% vs. 90.0%），**授精後18日目の血中P_4濃度も上昇し**（未経産牛：0 vs. 200 vs. 300＝2.8±0.1 ng/mL vs. 3.8±0.1 ng/mL vs. 4.9±0.1 ng/mL，非泌乳経産牛：0 vs. 300＝3.2±0.1 ng/mL vs. 4.6±0.1 ng/mL），**受胎率も向上す**ること（未経産牛：0 vs. 200 vs. 300＝41.3% vs. 47.0% vs. 46.7%，非泌乳経産牛：0 vs. 300＝37.5% vs. 50.8%）が示されている。

この試験でのeCG投与量は少なく設定されており，eCGを投与することで弱いLH様作用により排卵前卵胞の発育を促し，成熟と排卵率を高め，その後の黄体機能を向上させ，受胎率が高くなったことが推測される。また，eCGの代わりにFSHを単回投与した場合では，上記の効果は認められなかったことが示されている[9]。

一方で，放牧主体のホルスタイン泌乳牛（n = 1,421）に対して図５Ｂのプログラムを実施し，eCG の投与が AI の受胎率に与える効果を評価した[10)]。$PGF_{2\alpha}$投与および PRID 抜去時に無処置または 500 IU の eCG を投与したところ，受胎率に差異は認められなかった（無処置 vs. 500 = 50.4% vs. 48.5%）。

eCG 処置の効果に違いが生じる理由は不明であるが，品種やプログラムの違い，基礎となる牛群の受胎率の高低などが考えられるが，**排卵前卵胞が小さめになるプログラムを実施するケースにおいて eCG の効果が発揮されるのではないか**と考えている。eCG を組み込んだプログラムについては，投与量や投与タイミングなども含めて今後のさらなる研究が求められると思うが，排卵前卵胞が小さい，形成される黄体が小さい牛群などで eCG を組み込んでみるのは有効かもしれない。

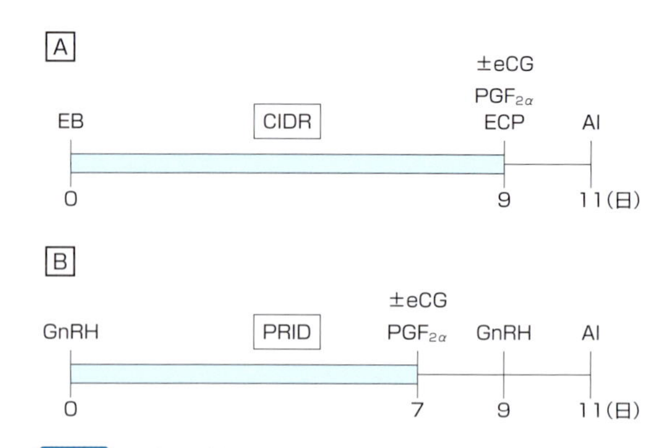

図５ 発情同期化プログラムに eCG 投与を加えることで AI の受胎率に与える効果

A：ネローレ未経産牛および非泌乳牛に対して行った発情同期化プログラム。
B：ホルスタイン泌乳牛に対して行った発情同期化プログラム。
Aは文献８，Bは文献 10 より引用・改変

文　献

1）中尾敏彦，津曲茂久，片桐成二 編：獣医繁殖学 第４版，文永堂出版，東京（2012）
2）小笠 晃，金田義宏，百目鬼郁夫 監：動物臨床繁殖学，朝倉書店，東京（2014）
3）Nascimento AB, Bender RW, Souza AH, et al.：*J Dairy Sci*, 96, 2873-2882（2013）
4）Cunha TO, Statz LR, Domingues RR, Et al：*J Dairy Sci*, 105, 2631-2650（2022）
5）Izumi T, Miura R, Sobu N, et al.：*J Reprod Dev*, 66, 523-528（2020）
6）Cabrera EM, Lauber MR, Peralta EM, et al.：*JDS Commun*, 2, 35-40（2020）
7）Alnimer MA, Shamoun A：*Anim Reprod Sci*, 157, 63-70（2015）
8）Peres RFG, Claro I Jr, Sá Filho OG, et al.：*Theriogenology*, 72, 681-689（2009）
9）Sales JNS, Crepaldi GA, Girotto RW, et al.：*Anim Reprod Sci*, 124, 12-18（2011）
10）Randi F, Sanchez JM, Herlihy MM, et al.：*J Dairy Sci*, 101, 10526-10535（2018）

第2章

発情周期

第２章　発情周期

2-1　発情周期とホルモン動態

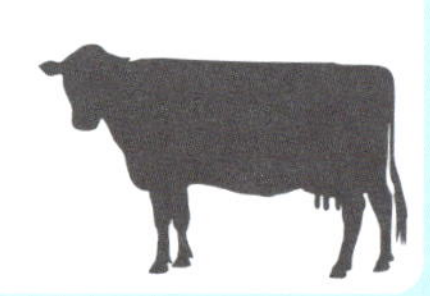

はじめに

第１章では，牛の繁殖生理に関わる代表的なホルモンについて紹介・解説をしてきた。それぞれのホルモンの役割や作用ポイントを述べてきたが，生体内ではそれぞれのホルモンの生理作用がうまくかみ合いながら繁殖機能が営まれていく。そのため，複数のホルモンがお互いにどのようなタイミングで作用し，それぞれの役割を演じていくのかを理解する必要がある。そこで，それぞれのホルモンが発情周期中にどのタイミングで，どのように作用していくのかを，発情周期中の血中ホルモンおよび卵巣内構造物の動態や子宮の変化と合わせて説明していく。さらに，双子の原因になり得る複数排卵が起きるメカニズムについても解説する。

牛の発情周期中における卵巣内構造物の発育動態とホルモン動態

発情周期中の卵巣内構造物の発育動態(黄体，第１～第３卵胞波)と，それに伴い変化する性ホルモン動態の概要について説明する。

牛の発情周期は平均 21 日であるが，個体や周期により多少のバラツキがあり，**19～23 日の幅で発情が発現する**。発情日を０日目(Day 0)としたとき，およそ１日後に排卵が生じる(Day 1)。排卵すると卵胞細胞が黄体細胞に変化し，黄体が形成されていく。黄体は Day ７～９頃まで発育するが，その後は発育が止まり，黄体退行開始までその大きさが維持される[1]（図１）。また，**黄体からはプロジェステロン(P_4)の産生・放出**が開始され[2]，黄体の発育に伴い血中 P_4 濃度は上昇し，Day 8～10 頃まで上昇していく。それ以降になると血中 P_4 濃度は安定し，黄体退行開始まで血中 P_4 濃度は高く維持される[1]（図１）。機能性黄体があるとされる**血中 P_4 濃度の閾値は 1.0 ng/mL** とされており，**黄体直径でいえば 15～20 ㎜**が１つの基準となる[3]。

下垂体から放出される黄体形成ホルモン(LH)のパルス状分泌の頻度は血中 P_4 濃度の影響を受け，血中 P_4 濃度が低いと LH パルス頻度が高くなり，濃度が高くなると LH パルス頻度は低下していく[4]。そのため，発情周期前半である血中 P_4 濃度が徐々に上昇していく**黄体形成期(Day 7 以内)では LH パルス頻度は比較的高く**，発情周期後半である血中 P_4 濃度が高くなる**黄体期中期では LH パルス頻度は低くなる**ことが示されている[1]（図１）。

黄体の成長と並行して，このとき，排卵直後から発育を開始する小卵胞の１群(卵胞波)が存在し，これを**第１卵胞波**という[5]（図１）。卵胞波の発現には，下垂体からの卵胞刺激ホルモン(FSH)の放

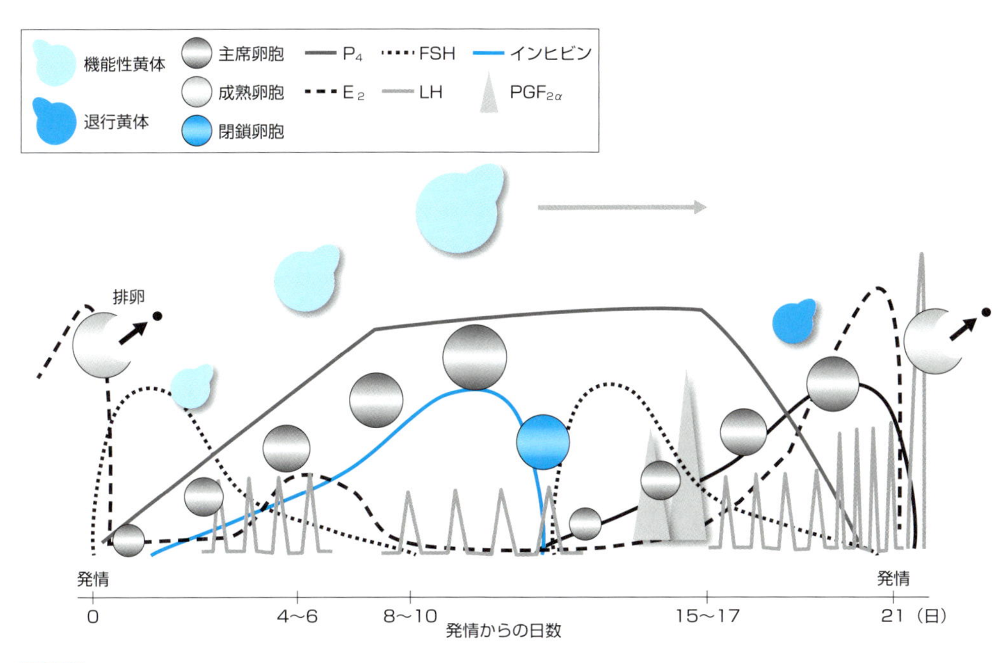

図1　発情周期中の血中 P_4，E_2，FSH，LH，$PGF_{2\alpha}$ およびインヒビン濃度推移の模式図

出が必要である[6)]。第1卵胞波の卵胞のなかから発育が継続し，**10 ㎜以上まで成長した卵胞が主席卵胞**となる[5)]。第1卵胞波の主席卵胞は Day 8～11 頃まで発育して 15 ㎜以上となるが，この時期は黄体から P_4 が産生・分泌されて LH パルス頻度は低い。そのため，直径としては大きく発育するが，成熟することができずに閉鎖する[5)]（図1）。また，第1卵胞波主席卵胞の発育に伴い，卵胞で産生されたエストラジオール（E_2）が血中に放出され，Day 4～6 の血中 E_2 濃度がわずかに上昇することが示されている[7)]。しかしながら，主席卵胞の閉鎖に伴い血中 E_2 濃度も低下する[7)]（図1）。

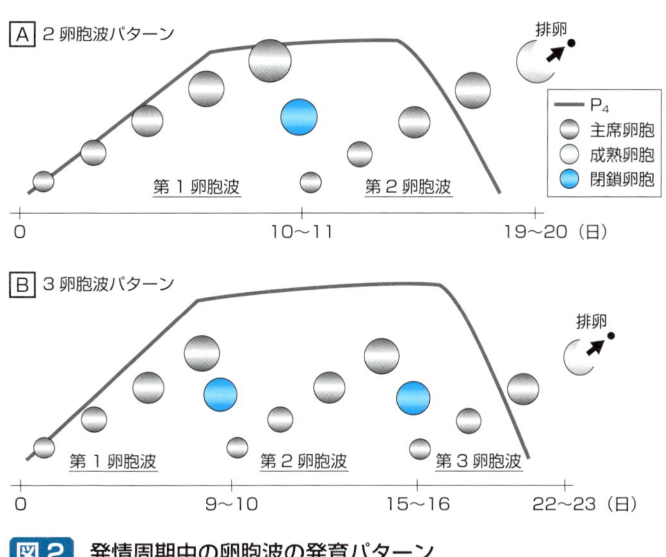

図2　発情周期中の卵胞波の発育パターン

Day 10～12 前後に第1卵胞波主席卵胞が閉鎖すると，それに伴い新たな卵胞波の発現が開始され，これを**第2卵胞波**という。牛では発情周期中に2～3回の卵胞波が観察される[5)]（図2）。第2卵胞波および第3卵胞波の発現にも FSH の放出が必要となる。それぞれの卵胞波の発生率は牛の品種や年齢により異なることが報告されている[8～10)]。また，主席卵胞の卵胞波の発育には LH パルスが必須となるが，第1卵胞波主席卵胞の発育は血中 P_4 濃度が比較的低い期間であることから，第2卵胞波および第3卵胞波主席卵胞に比較して，卵胞直径が大きくなることが多い[5)]。

Day 15～17 に子宮からプロスタグランジン $F_{2\alpha}$（$PGF_{2\alpha}$）が放出され[11]，黄体退行が開始すると，黄体の縮小と血中 P_4 濃度が急速に低下する。前述したように，血中 P_4 濃度が低い環境では LH パルス頻度は増加するため，主席卵胞の成熟が促され，成熟卵胞となる[1]。その**成熟卵胞から E_2 が十分に産生・放出**されることで，血中 E_2 濃度が上昇し，**発情が誘起**される[1]。そして，**LH の一過性放出（LH サージ）が起こり，成熟卵胞の排卵が誘導**される[1]。

続いて，発情周期中の卵巣内構造物の動態とホルモン動態の関係を細かく見ていきたい（図３）。

動態解説：排卵，そして黄体形成から黄体期中期まで

1．排卵を基点とした前後のホルモン動態

排卵には下垂体からの LH サージが必要であるが，LH サージには視床下部が高い血中 E_2 濃度に曝露される必要がある。E_2 は卵胞から放出されるが，これは低い血中 P_4 濃度により LH パルス頻度が高くなることで，卵胞が十分な LH パルスに曝露されて卵胞が成熟し，血中 E_2 濃度を十分に上昇させることができる。

図４は，排卵前後の血中 P_4，E_2 および LH 濃度の推移を示したものである。排卵のおよそ 24 時間前に LH サージのピークが認められ，血中 E_2 濃度のピークは LH サージのピークの３～９時間前であることが見て取れる[12]。**LH サージからおよそ１日で排卵**に至る。また，この図から分かるように，**LH サージ後に血中 E_2 濃度は速やかに低下**していく。個体によっては排卵直前になると外陰部の腫脹や充血が弱まり，子宮の収縮をはっきりとは認められない場合があるのは，この時期に血中 E_2 濃度が低下しているからである。そのため，このタイミングで人工授精（AI）を依頼され直腸検査を実施した場合，外部徴候や子宮収縮も弱く，AI の実施を躊躇することもあるだろう。

LH サージが起こるときに FSH サージも起こるが，この FSH サージでは新しい卵胞波を起こすことはできず，**排卵のタイミングとほぼ同時期に放出される FSH により卵胞波**が発現する[13]（図３）。

インヒビンは主席卵胞から産生・放出されており，成熟卵胞からも十分量が産生され，血中に放出されている[14]（図３）。インヒビンは下垂体からの FSH 放出を抑制している。**成熟卵胞が LH サージに曝露すると，インヒビン産生が抑えられて血中インヒビン濃度は低下していき，排卵に伴いその濃度は基底値**となる[14]。そのため，排卵の前後で FSH 放出抑制が解除されて，FSH の多量放出が起き，新しい卵胞波の発育が開始する（第１卵胞波）（図３）。

2．黄体形成と第１卵胞波発育

排卵（Day 1）が起こると，排卵後の卵胞細胞は黄体細胞へと変化し，猛烈な血管新生・形成とともに急速に成長していく。排卵した跡には赤体ができ，これが黄体へと発育していく。Day 1 における赤体（黄体）の大きさは３～５㎜ほどであるが，Day 3 では 15 ㎜ほど，Day 5 では 20 ㎜を超えて，黄体の突起もはっきりと触知されるようになる。さらに，Day 7 では 25 ㎜ほど，Day 8 以降では 25～30 ㎜に発育し，その後は大きな変化はなく維持されていく（図３）。この黄体の発育に伴い血中 P_4 濃度も上昇していくが，Day 1～3 の血中 P_4 濃度は 1.0 ng/mL 以下で，Day 4 に 1.0 ng/mL を超え，Day 5 以降から急速に上昇し，Day 8～10 頃までにプラトーに達して血中 P_4 濃度は高く維持される（図３）。そのため，Day 7 以前では LH パルス頻度が比較的高く，Day 8 以降の LH パルス頻度は低くなることが示されている。**黄体形成には LH パルスが必須**であり，発情周期前半の高頻度

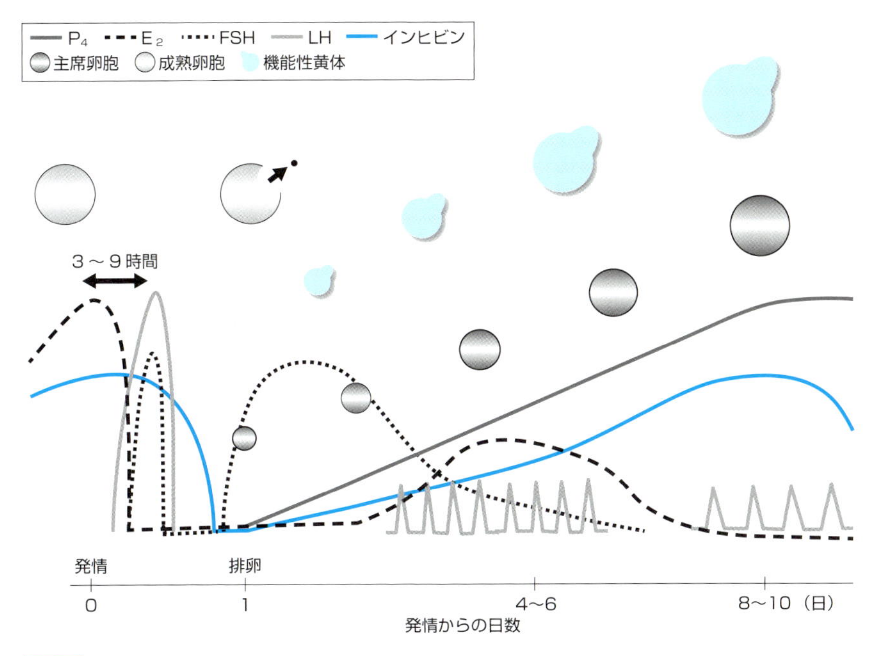

図3 排卵前後から発情周期中期までの卵巣内構造物の動態とホルモン動態

のLHパルスにより黄体形成が促されて十分に発育し，血中P_4濃度が高くなるとLHパルスは低頻度となり黄体が維持されると考えられる。また，子宮に関しては，Day 1～3では血中P_4濃度が低いため，子宮の収縮が残ることがある。

前述したように，成熟卵胞が排卵すると血中インヒビン濃度は低下し，下垂体からのFSHの多量放出が引き起こされる。FSHは8～40個（牛によって個数に差がある）の3～4 mmの小卵胞の発育を開始させ，これが**卵胞波**となる。特に，排卵直後の卵胞波を「第1卵胞波」と呼ぶ。小卵胞は発育していく過程で血中FSH濃度が低下していくため，その低い血中FSH濃度では発育できず徐々に死んでいく（閉鎖する）ものが出てくるが，Day 3頃に卵胞群のなかで最も大きく発育し，その後も成長を続けていく**主席卵胞**が出現する（図5）。**血中FSH濃度が低下するのは主席卵胞からインヒビンが産生され，下垂体からのFSH放出に抑制がかかるためである**（図5）。主席卵胞が発育を継続できるのは，**顆粒層細胞にLH受容体が発現し，FSH依存からLH依存となり，LHパルスで発育できる**からであ

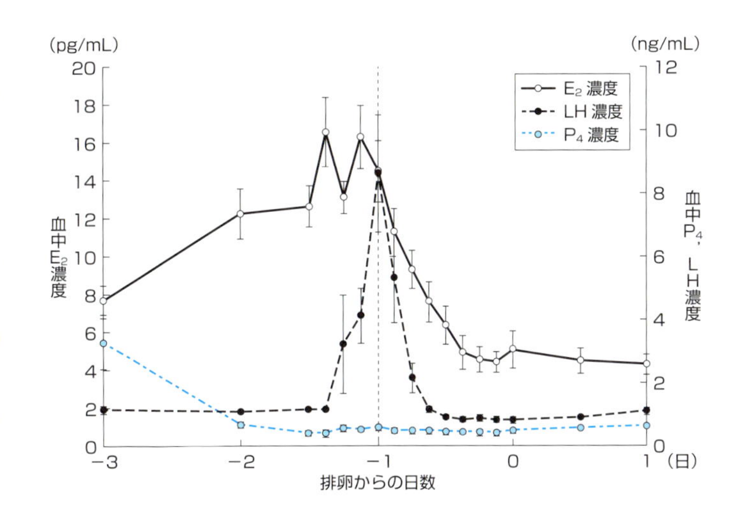

図4 排卵を0日としたときの排卵前後の血中P_4，E_2およびLH濃度の推移

排卵のおよそ1日前にLHサージのピークが認められる。血中E_2濃度のピークはLHサージのピークの3～9時間前であることが見て取れる。

る。そのときのサイズは8.5〜9.1 mm程度で[5, 15]，Day 5になると11〜13 mmに達する[15]。Day 7前後までの主席卵胞の発育速度は1日当たり1.5 mm（1〜2 mmと幅あり）程度で，これ以後は発育速度が緩やかになり，発育停止時期に突入する。これは**Day 7以降にLHパルスの頻度が低くなるためで，その後，第1卵胞波主席卵胞は成熟することができず閉鎖**に至る。

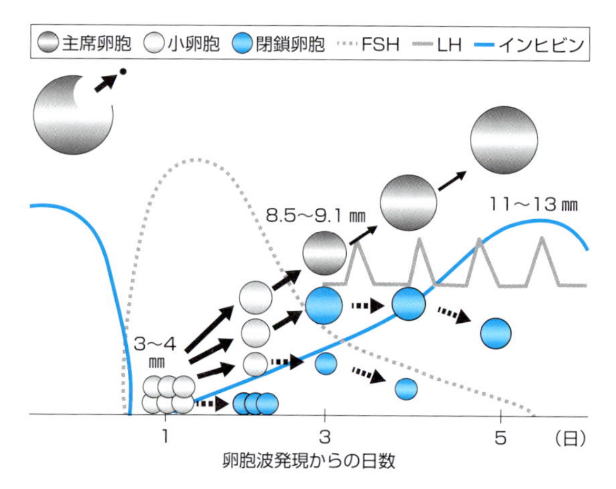

図5 LH，FSHとインヒビンの協働作用による卵胞波の発現と卵胞の発育

一方で，Day 7前後において子宮を触診すると，弱い収縮感が認められることがある。排卵後の血中E_2濃度に注目してみると，Day 4〜6に一時的に上昇することが認められている（図3）[12]。これは，第1卵胞波主席卵胞で産生・放出されているE_2により血中濃度が上昇するが，この時期は血中P_4濃度が十分に上昇しておらず，LHパルス頻度が比較的高い時期のため，卵胞のE_2産生が高まると考えられる。事実，Day 5の卵胞液中E_2濃度はDay 8の卵胞液中E_2濃度より高値であることが示されている[7]。その結果として，Day 4〜6に血中E_2濃度が高くなっていると推測される。そのため，この時期に子宮を触診すると，十分な黄体が形成されているにもかかわらず，この時期のわずかに上昇するE_2に子宮が反応し，弱い収縮が認められることがある。

読者のなかには「AI実施後7日目頃に発情発現が認められたので授精を依頼されたが，大きな黄体があったので実施できなかった」という経験を持つ方もいらっしゃると思う。これは，第1卵胞波主席卵胞からのE_2により発情様徴候が出現したためである。基本的にはこの程度の上昇では発情徴候を起こすことはないが，①排卵後の黄体形成が遅く（または悪く），血中P_4濃度が低めに推移した，②高泌乳により血中P_4が低濃度で推移した，③E_2に対する感受性が高い牛，などの場合に起きるというのが著者の推測である。

動態解説：黄体期中期から黄体退行および発情まで

1．第1卵胞波主席卵胞の閉鎖と第2卵胞波発現

発情・排卵の直後に発育を開始した**第1卵胞波主席卵胞は発情周期のDay 10〜11（注：排卵日＝Day 1）前後に閉鎖**し，その直後に**第2卵胞波の発現**が開始する[1, 2]。これには，次のような卵巣内構造物とホルモンの動態が関わっている。黄体期中期の高いP_4濃度によりLHパルス頻度が低くなることで，第1卵胞波主席卵胞の直径は大きくなる（≧15 mm，高産次の牛では20 mm前後まで発育する牛もいる）が，成熟卵胞に至ることはなく十分なE_2産生をできず閉鎖してしまう（図6）。**主席卵胞が閉鎖し，インヒビンの産生・放出が消失**することで，**FSHの放出が上昇**し，卵胞波，すなわち第2卵胞波の発現が開始する（図6）。

その後，第2卵胞波は発育していくが，第2卵胞波主席卵胞が閉鎖する前に黄体退行が開始すれば，第2卵胞波主席卵胞が排卵卵胞となり，黄体退行開始前に第2卵胞波主席卵胞が閉鎖すれば，第3卵胞波が発現して，その主席卵胞が排卵卵胞へと発育する[5, 16]。第3卵胞波が発現する場合に

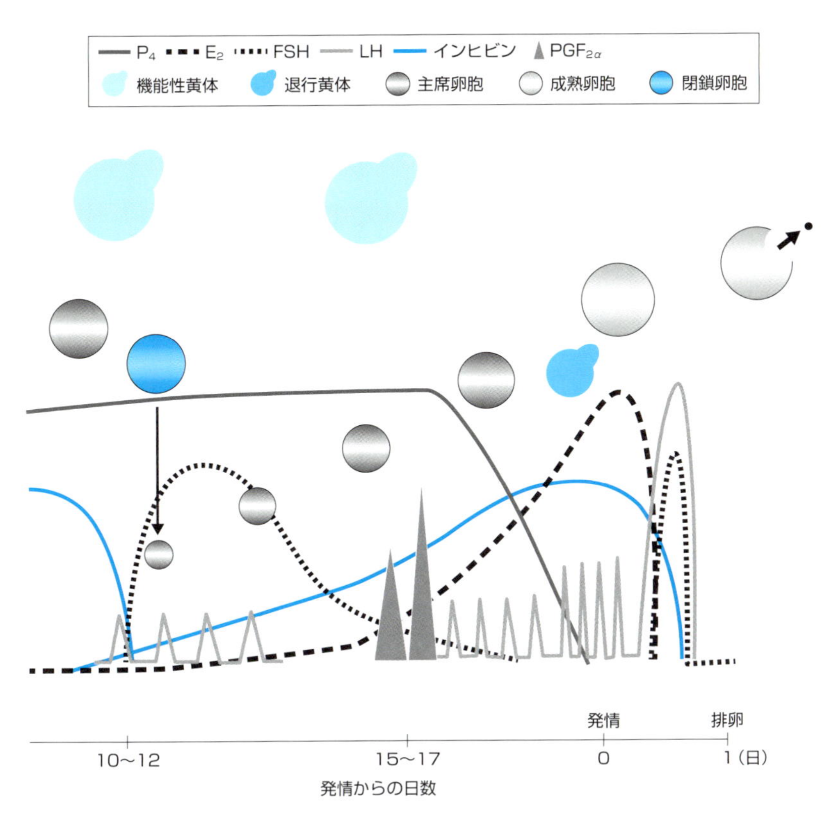

図 6 発情周期中期から排卵までの卵巣内構造物の動態とホルモン動態

も，FSH の放出が必要となる。

2．黄体退行から発情発現

黄体退行が起こるためには，子宮内膜で産生される $PGF_{2\alpha}$ が必須となるが，**$PGF_{2\alpha}$ は Day 15～17 に放出**される[11]。$PGF_{2\alpha}$ はパルス状に複数回放出され，数回の $PGF_{2\alpha}$ が放出されることで黄体退行のスイッチが入る。退行のスイッチが入ると，血中 P_4 濃度は 12 時間前後で 1.0 ng/mL 前後まで低下することが示されており，急速に黄体機能が消失していくことが分かっているが，黄体サイズは 1～2 日を経てから明らかな縮小が認められるようになる[17]。そのため，「**黄体の形態的退行は機能的退行に比べて時間経過が遅い**」という特徴があることは，臨床的に重要であると考えている。

黄体退行により**血中 P_4 濃度が低下すると，LH パルスが増加**するため，その時点で発育している**主席卵胞の発育と成熟が促されていき，成熟卵胞へと発育**する。成熟卵胞内では産生された E_2 は血中に放出され，血中 E_2 濃度が上昇していく（図 6）。血中 E_2 濃度が十分に上昇すると発情が誘起される。そして，LH サージが起こり，成熟卵胞の排卵が誘導される。黄体退行から発情発現までの時間は，黄体退行時の卵胞の大きさに依存しており，退行時に 15 ㎜以上の卵胞がある場合は退行から 2 日前後で発現するが，10 ㎜では 3～4 日で発現，＜8 ㎜では 5～6 日に発現することが経験的に言える。

上記までのホルモンと卵巣内構造物の動態により発情周期が繰り返されていく。

表1 ホルスタイン泌乳牛における泌乳量と産次が2個排卵の発生率に与える効果

	2個排卵の発生率		計
	泌乳量 ≦40 kg/日	泌乳量 >40 kg/日	
初産	7.4	22.2	9.5[x]
2産	4.0	14.3	10.8[y]
3産	8.7	27.8	20.3[z]
計	6.9[a]	20.2[b]	13.3

a, b $P<0.05$, x, y, z $P<0.09$

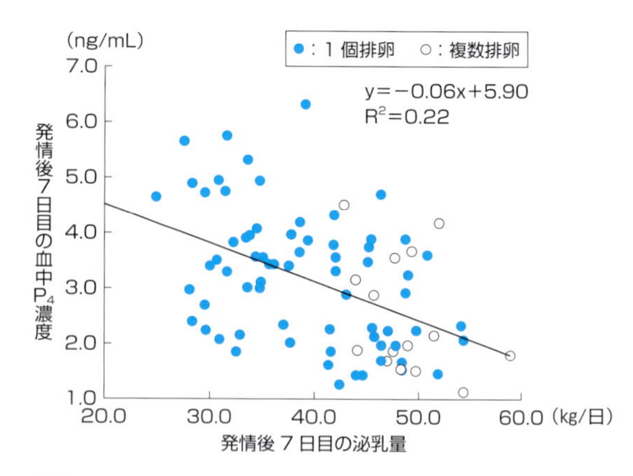

図7 発情後7日目の泌乳量と血中 P_4 濃度の相関関係

文献22より引用・改変

複数排卵のメカニズム

1．複数排卵となる牛の要因について

牛は単排卵動物であるため，基本的に発情時には成熟卵胞1つのみであり，その成熟卵胞1個のみ排卵する。しかしながら，泌乳牛において，複数排卵率は10.3〜22.4%であると示されており[18]，無視できない割合で存在することが分かっている。牛では双子のほとんどが2卵性であることが示されている[19]ことから，多排卵の発生率上昇はそのまま双子発生率につながると推測される。授精後の**胚死滅率および妊娠鑑定後の流産率は双子妊娠で高く**，また**双子分娩後の胎盤停滞および子宮炎(産褥熱)の発生率は単子分娩に比べて高くなる**ことが示されており[20]，双子妊娠は避けたいところではないかと考えられる。

それでは，複数排卵となる牛の特徴とはどのようなものになろうか？

表1は，ホルスタイン泌乳牛について泌乳量(≦40 kg/日，>40 kg/日)と産次(初産，2産，3産)が2個排卵率にどのような影響を与えるのかを示したものである[21]。この結果より，**泌乳量が40 kg/日を超えると産次に関係なく2個排卵率が有意に高くなる**ことが分かる。また産次が高くなると2個排卵率が高くなるが，これは産次が高いほど泌乳量>40 kg/日の泌乳牛の割合が増えているためと考えられる。このことは，様々な文献で紹介されてきたことではあるが，**泌乳量の増加に伴い複数排卵(主席卵胞が複数発育)が増加**することになる。なぜ泌乳量が多いと複数排卵が増えるのだろうか？

図7はホルスタイン泌乳牛における，発情後7日目の泌乳量と血中 P_4 濃度の相関関係を示したものである[22]。この図から泌乳量の増加とともに血中 P_4 濃度が低下していくことが読み取れる。血中 P_4 濃度が低くなるとLHパルス頻度が上昇することはこれまでに述べてきたが，この事実から以下のような流れで2個排卵が増えていくことが仮説として述べられている。

図5の卵胞波発育の模式図で示したように，卵胞波の発現時には複数の卵胞の発育が開始するが，FSH濃度の低下に伴い(インヒビンの上昇による)その濃度では発育を継続できなくなった卵胞たちは次々に閉鎖していく。最も大きく発育した卵胞(最大卵胞)は顆粒層細胞に**LH受容体**を発現するため，FSH濃度が低下してもLHパルスを受けて発育を継続し，主席卵胞へと選抜されていく。

ところで，LH 受容体は最大卵胞のみが発現しているわけではなく，2番目に大きい卵胞（次席卵胞）も発現しているが，その発現量は少ないため，通常のLH パルス頻度では発育を継続することができず閉鎖する。しかしながら，**血中 P_4 濃度が低く LH パルス頻度が高まることで，次席卵胞も発育を継続することができるようになり，最大卵胞と次席卵胞の2個が主席卵胞として選抜**され，それが2個排卵となるとされている。

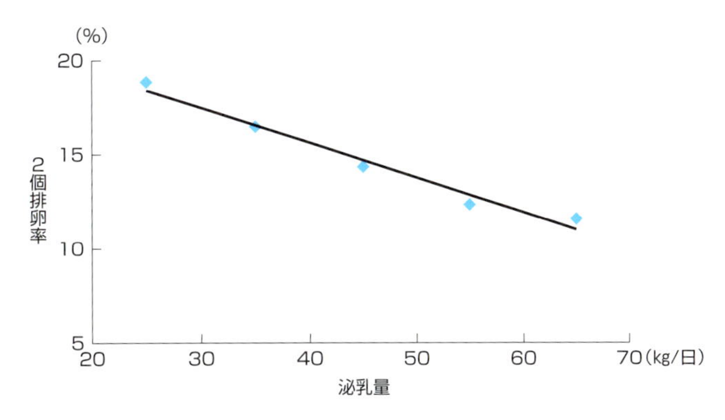

図8 泌乳量と2個排卵率の相関関係

このデータでは，泌乳量の増加とともに2個排卵率が低下している。

文献23より引用・改変

この説明は，高泌乳に伴う複数排卵の発生率増加の原因の仮説として広く示されてきた。一方で，López-Gatius らは1,792頭のデータを解析して，泌乳量の増加と2個排卵の発生率には負の相関関係があると報告している（図8）[23]。この報告では複数排卵の発生率に影響を与える要因として，季節（暑熱期 vs. 寒冷期：12.4% vs. 16.9%），分娩後日数（＜90日 vs. 90～150日 vs. ＞150日：13.0% vs. 20.7% vs. 14.2%）および産次（初産 vs. 2産 vs. ≧3産：6.7% vs. 16.6% vs. 25.0%）が示された。このことは，複数排卵の発生要因は，高泌乳とそれに伴う血中 P_4 濃度の低下にとどまらない可能性があると考えられる。

2．複数の主席卵胞が発育するホルモン動態について

それでは，複数排卵につながる複数の主席卵胞が選抜される過程で，P_4 および LH 以外のホルモン動態に違いは認められるのだろうか？

Lopez らはホルスタイン泌乳牛に対して，主席卵胞が1個，2個または3個選抜される牛の選抜前後の血中 FSH，E_2，インヒビン，そして LH 濃度推移を比較した報告をしている[24]。この報告は非常に興味深く，**主席卵胞が2個以上選抜される牛では主席卵胞選抜前に FSH 濃度が高く，さらにインヒビン濃度は低く推移**していることが示されている（図9）。また，**LH 濃度も選抜前に高く推移**していた（図9）。この試験においても，複数の主席卵胞が選抜される牛で試験期間中の泌乳量が高く，血中 P_4 濃度が低く推移していることも確認している。

これらの結果より，以下のことが推測される（図10）。複数の主席卵胞が選抜される牛では，①主席卵胞選抜前に卵胞からのインヒビン放出が少なく血中濃度が低く推移することで，血中 FSH 濃度の放出抑制が弱くなり FSH 濃度が高く推移する，②その結果，卵胞波の小卵胞の発育が促され，顆粒層細胞で LH 受容体の発現数と発現する卵胞数が増える，③さらに血中 P_4 濃度が低いことで血中 LH 濃度が高めになり，複数の主席卵胞数が選抜される，と考えられる。

なぜ複数主席卵胞が選抜される牛では，インヒビン濃度が低く推移しているのかについて十分に明らかにされていない。ここからは著者の推測になるが，インヒビンを産生・放出する卵胞の活力が低下している場合，インヒビンの産生能が低く，下垂体からの FSH 放出を抑制できないことが背景にあるのではないかと考えている。卵胞が正常に機能するためには，血中インスリン様成長因子（insulin-like growth factor-I：IGF-I，肝臓で産生・放出），インスリン，そしてグルコース濃度が

高く維持され，卵胞内に十分に取り込まれることが重要であるとされている[25, 26]。そのため，高泌乳，環境ストレス，肝機能低下，低栄養状態，高齢などの影響により牛のコンディションが低下する状況が様々なホルモン動態の動きを乱すことで，卵胞の発育に影響を与え，複数の主席卵胞発育，さらには複数排卵を招くのではないかと考えている。このことは，卵巣を観察した際に，卵胞数やそれぞれの卵胞サイズと牛のコンディションを関連付けることができる可能性があるが，この点については今後の研究により明らかにされることを期待したい。

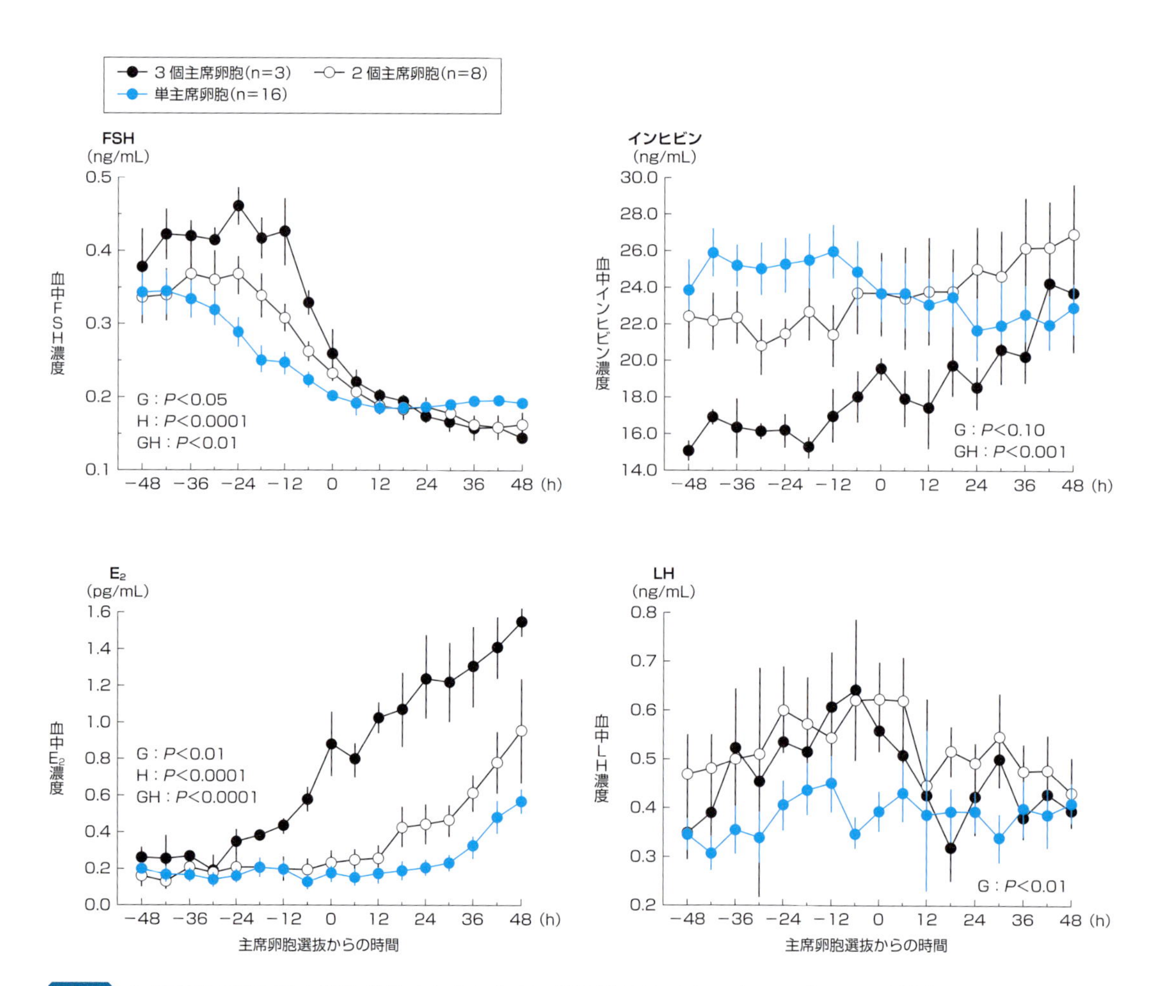

図9 主席卵胞の選抜数と選抜前後の血中ホルモン濃度(FSH，E_2，インヒビン，LH)推移

図内のG，H，GHは，反復測定-分散分析の群要因(G)，時間要因(H)，群×時間要因(GH)の有意性を示している。　文献24より引用・改変

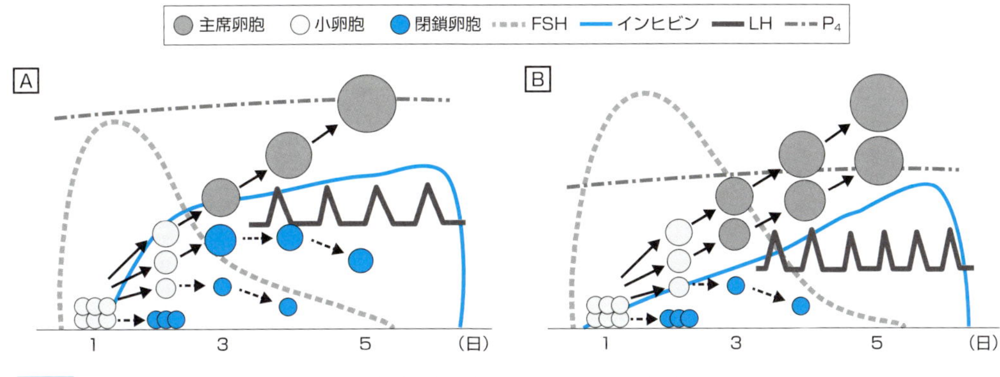

図10 主席卵胞が1個(A)または2個(B)発育に至るホルモン動態

文献24より引用・改変

文 献

1) Forde N, Beltman ME, Lonergan P, et al. : *Anim Reprod Sci*, 124, 163-169(2011)
2) Niswender GD, Juengel JL, McGuire WJ, et al. : *Biol Reprod*, 50, 239-247(1994)
3) Giordano JO, Thomas MJ, Catucuamba G, et al. : *J Dairy Sci*, 99, 2967-2978(2016)
4) Bergfeld EGM, Kojima FN, Cupp AS, et al. : *Biol Reprod*, 54, 546-553(1996)
5) Ginther OJ, Knopf L, Kastelic JP : *J Reprod Fertil*, 87, 223-230(1989)
6) Adams GP, Matteri RL, Kastelic JP, et al. : *J Reprod Fertil*, 94, 177-188(1992)
7) Badinga L, Driancourt MA, Savio JD, et al. : *Biol Reprod*, 47, 871-883(1992)
8) Ahmad N, Townsend EC, Dailey RA, et al. : *Anim Reprod Sci*, 49, 13-28(1997)
9) Bleach ECL, Glencross RG, Knight PG : *Reproduction*, 127, 621-629(2004)
10) Burns DS, Jimenez-Krassel F, Ireland JLH, et al. : *Biol Reprod*, 73, 54-62(2005)
11) Lamothe P, Bousquet D, Guay P : *J Reprod Fertil*, 50, 381-382(1977)
12) Miura R, Yoshioka K, Miyamoto T, et al. : *Anim Reprod Sci*, 180, 50-57,(2017)
13) Turzillo AM, Fortune JE : *J Reprod Fertil*, 89, 643-653(1990)
14) Kaneko H, Noguchi J, Kikuchi K, et al. : *Biol Reprod*, 67, 38-45(2002)
15) Sartori R, Fricke PM, Ferreira JC, et al. : *Biol Reprod*, 65, 1403-1409(2001)
16) Cunha TO, Statz LR, Domingues RR, et al. : *J Dairy Sci*, 105, 2631-2650(2022)
17) Herzog K, Brockhan-Lüdemann M, Kaske M, et al. : *Theriogenology*, 73, 691-697(2010)
18) Macmillan K, Kastelic JP, Colazo MG : *Animals(Basel)*, 8, 62(2018)
19) Silva del Río N, Kirkpatrick BW, Fricke PM : *Theriogenology*, 66, 1292-1299(2006)
20) Mur-Novales R, Lopez-Gatius F, Fricke PM, et al. : *J Dairy Sci*, 101, 8335-8349(2018)
21) Fricke PM, Wiltbank MC : *Theriogenology*, 52, 1133-1143(1999)
22) Lopez H, Caraviello DZ, Satter LD, et al. : *J Dairy Sci*, 88, 2783-2793(2005)
23) López-Gatius F, López-Béjar M, Fenech M, et al. : *Theriogenology*, 63, 1298-1307(2005)
24) Lopez H, Sartori R, Wiltbank MC : *Biol Reprod*, 72, 788-795(2005)
25) Butler ST, Pelton SH, Butler WR : *Reproduction*, 127, 537-545(2004)
26) Kawashima C, Fukihara S, Maeda M, et al. : *Reproduction*, 133, 155-163(2007)

2-2　発情周期中の発情徴候

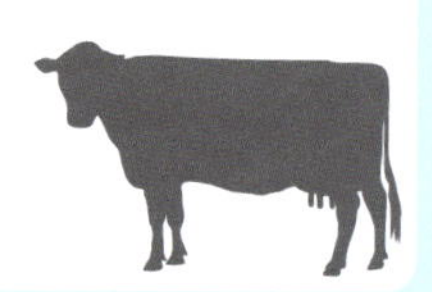

はじめに

前項では発情周期中の卵巣動態とホルモン動態について説明した。本項では，発情周期中，特に発情前後に認められる発情徴候について，ホルモン動態との関連をみながら紹介する。

発情徴候について

1．スタンディングとマウンティング

発情徴候として最も確実な行動である「真の発情」は，**スタンディング**である（図１）。スタンディングは，１頭の牛がもう１頭の牛に後ろから乗られているが，乗られている牛は逃げることなくジッと動かず立ち続けている状況である。乗られている牛をよく見ると４本の肢が外側に向いており踏ん張っているように観察され，さらにわずかに背を曲げた背湾姿勢を取っていることが分かる。上に乗っている牛は**マウンティング**と呼ばれ，こちらの牛も発情である可能性が非常に高い（図２）。

スタンディングを示す時間は16～21時間[1, 2]とされているが，乳牛においては泌乳量の増加に伴う発情持続時間（スタンディングの持続時間）の短縮が報告されている（図３）[3]。その理由として，発情時の血中エストラジオール（E_2）濃度が泌乳量の増加とともに低下していくことが示されており（図４）[4]，このことが発情持続時間の短縮と関係していることが考えられる。

上記のことをまとめたのが図５である。排卵を誘起する下垂体前葉からの黄体形成ホルモン（LH）サージを引き起こす E_2 投与量は，発情徴候の発現を引き起こす投与量よりも少ないことが過去の報告より示されている[5]。このことから，高泌乳化に伴い血中 E_2 濃度のピーク値が低くなることで，発情徴候が起こる閾値を血中 E_2 濃度が超える時間が短くなり，発情持続時間の短縮が引き起こされる。しかしながら，このときの血中 E_2 濃度はLHサージが引き起こされる濃度の閾値より高いため，排卵は起こると考えられる。このことは，発情徴候を示さずとも排卵できる，いわゆる**無発情排卵**の牛が生じる理屈であると考えられる。

2．その他の発情徴候

1）外陰部の腫脹と充血

図６Ａ左は黄体期（非発情期）のときの外陰部，図６Ａ右は発情期のときの外陰部である。非発情期のときの外陰部は皺が多く，締まって見える。一方で，発情期のときの外陰部はふっくらと腫脹し，

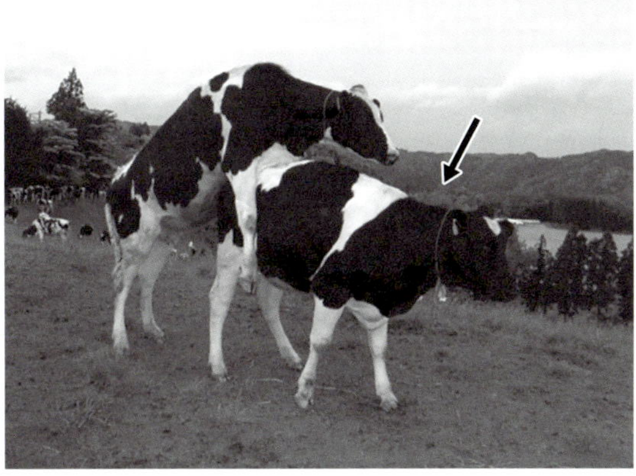

図 1　スタンディング（下の牛）

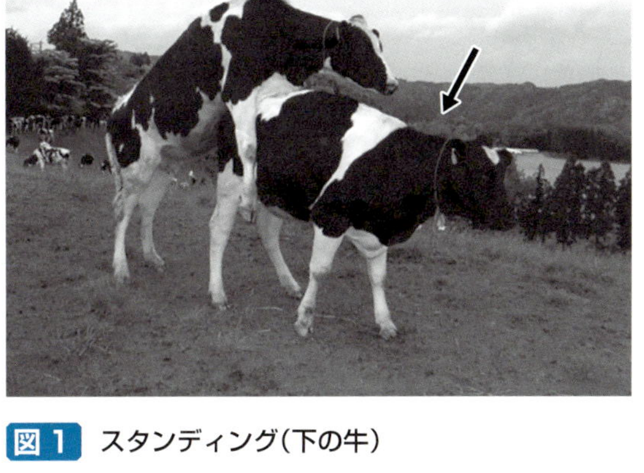

図 2　マウンティング（上の牛）

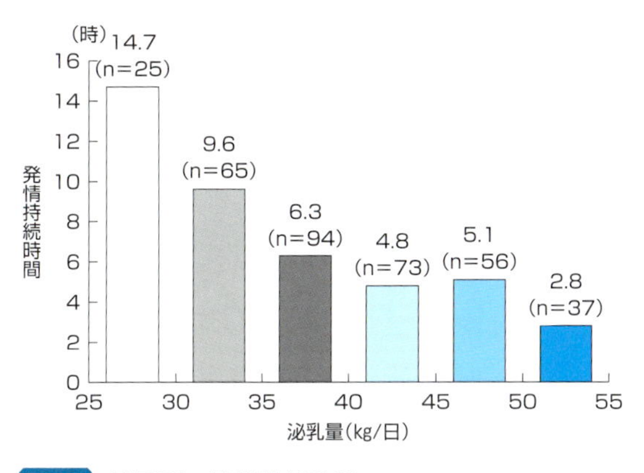

図 3　乳量別の発情持続時間

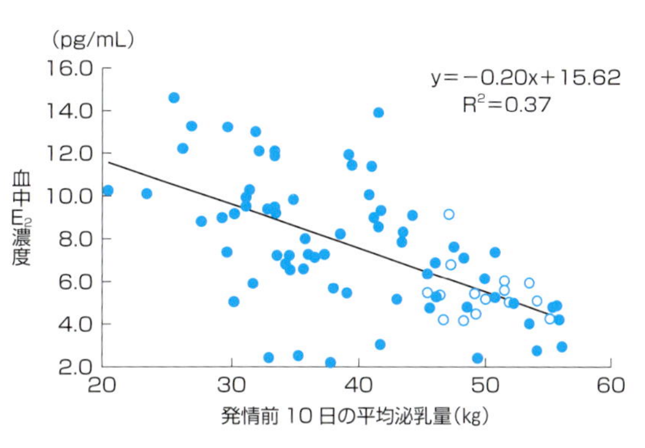

図 4　発情時の血中 E_2 濃度と発情前 10 日の平均泌乳量との相関

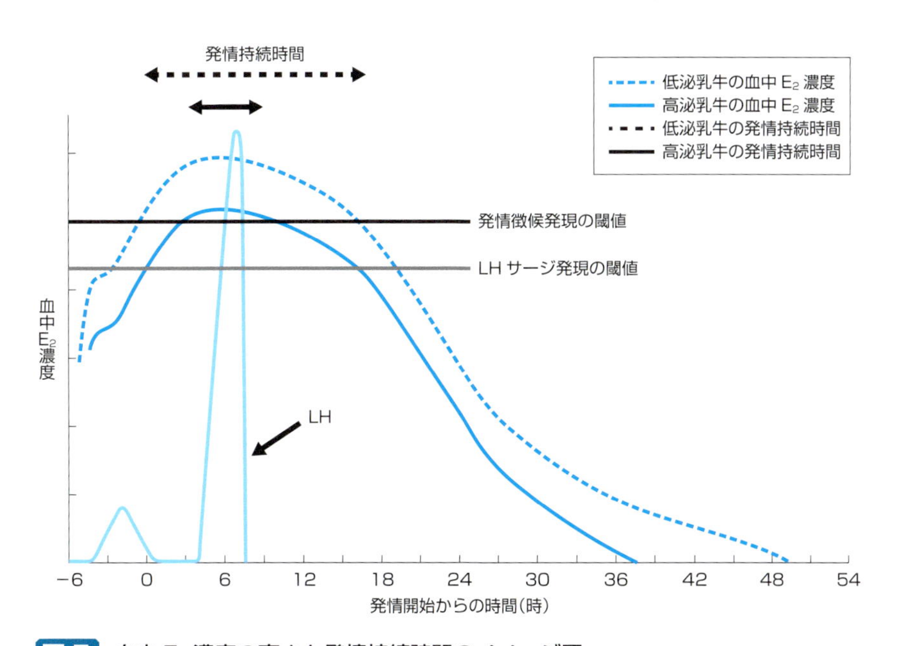

図 5　血中 E_2 濃度の高さと発情持続時間のイメージ図

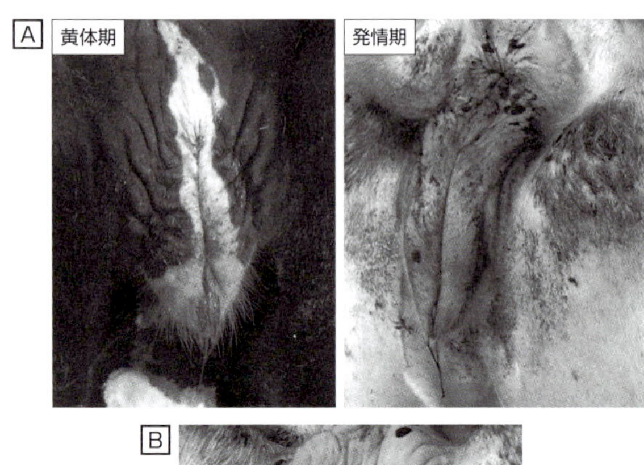

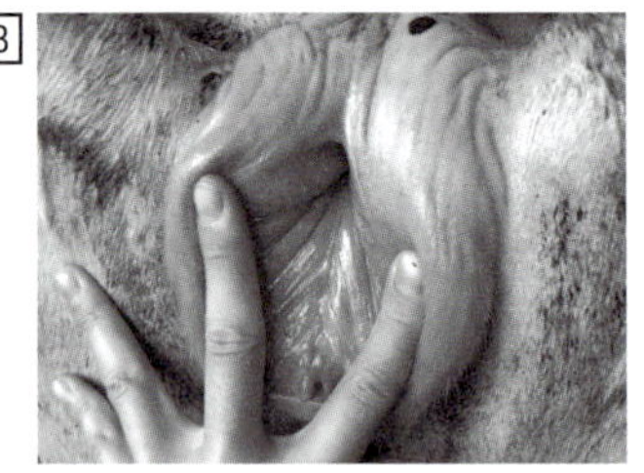

図 6　外陰部の腫脹と充血

A：黄体期と発情期の外陰部，B：発情期の陰唇粘膜。

p.7，カラー口絵

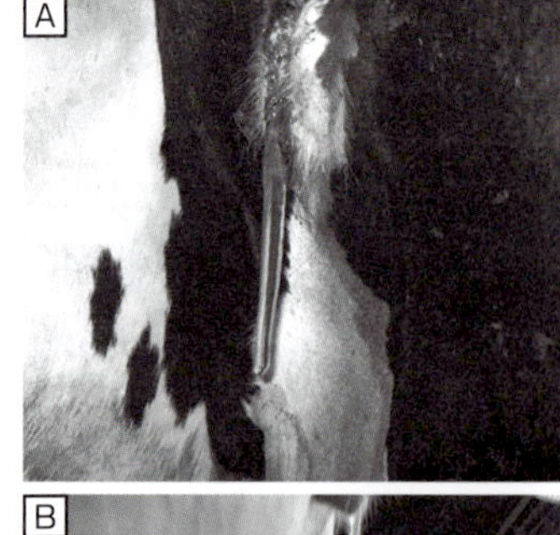

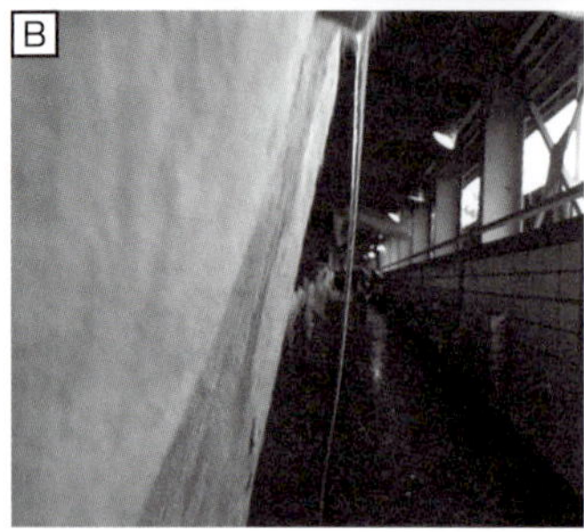

図 7　粘液の排出

A：発情期の初期または後期の粘液，B：発情最盛期の粘液。

p.7，カラー口絵

皺がなくなっている。また，発情時には陰唇粘膜の充血が強くなる（図６Ｂ）。

２）粘液の排出

発情時には子宮・子宮頸管から粘液が排出される。粘液は発情開始または終わり頃ではかたく，やや白色を示し，図７Ａのように十分に伸びず，10～20 cmくらいで切れてボトッと落ちるか，図の長さくらいで伸びずに留まっている粘液で，また手に取り指の間で挟むと少しブツンといった感触で切れる。一方で，図７Ｂのように外陰部から地面まで途中で切れずに到達する伸びがよく透明な粘液は，発情最盛期に見られる。

３）外陰部のにおいをかぐ

発情が近い牛は，発情中の牛の外陰部のにおいをかぐ（図８Ａ）。このような牛を見つけたら，かいでいる牛と，かがれている牛のどちらも発情の確認を行う必要がある。

４）顎乗せ

図８Ｂのように，他の牛のお尻や腰のあたりに顎を乗せる行動が観察されることがある。顎を乗せたあとにそのままの体勢でお互いが維持されていく場合や，顎乗せした牛がマウンティングに移行していく場合もある。顎乗せを見つけたら，そこからじっくりと観察してみることで牛の状態がよりはっきり分かることがある。

５）活動量の増加

活動量が増加し，歩数の増加や体動が増加する。血中の E_2 濃度の増加に伴い増加していくが，LH サージのピークを境に歩数量が低下していくことが示されている[6]。

６）腟鏡検査による腟内の状態

図９Ａは黄体期の牛の腟内を観察したもので，子宮頸腟部のヒダが締まっており，外子宮口は閉じている状態となる。一方で，図９Ｂは発情期の牛の腟内を観察したもので，子宮頸腟部のヒダが

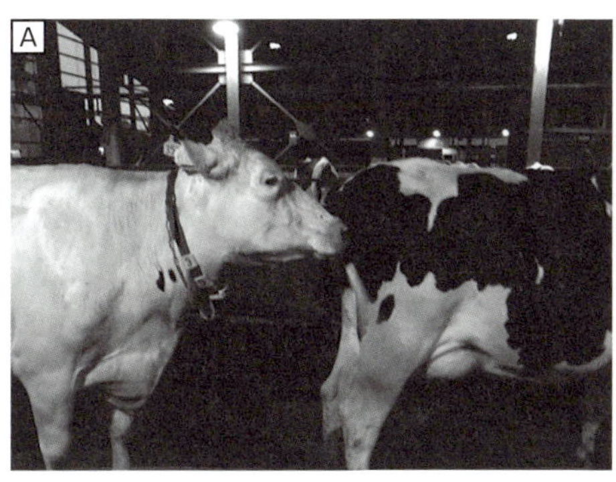

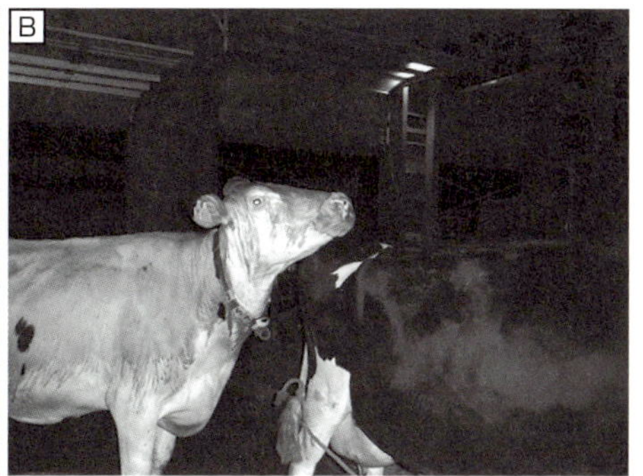

図 8 外陰部のにおいをかぐ(A)，顎乗せ(B)

弛緩し外子宮口が開いている状態であり，頸管内部のヒダが観察される。

外子宮口周辺の腟壁を観察すると，黄体期に比べて赤みが強く充血していることが観察される。発情期になると腟壁の充血度が強くなるが，ピーク時に観察すると腟壁が全体に均一にピンク色が強くなる。また，腟壁の湿潤度も上がりしっとりする。逆に，黄体期にはやや白色になり，湿潤の度合いが落ちる。

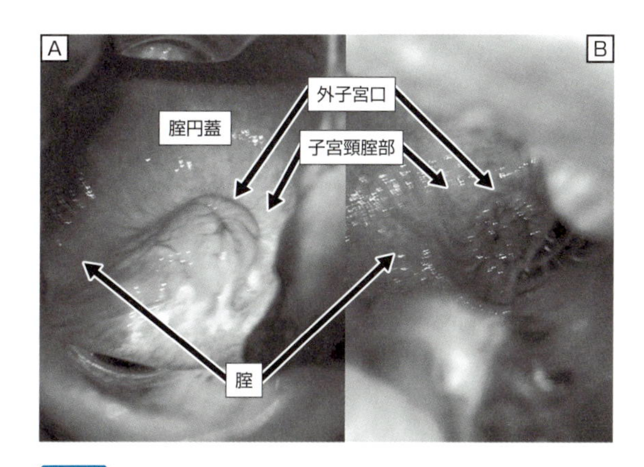

図 9 腟内所見

A：黄体期の腟内所見，B：発情期の腟内所見。

p.7，カラー口絵

ホルモン動態と発情徴候の流れ

上記の発情徴候とホルモン動態を模式化したのが図 10 である。

黄体期は血中プロジェステロン(P_4)濃度が高く，血中 E_2 濃度は低く推移する時期となるが，この時期には，①発情徴候は認められず，②外陰部も収縮し，②陰唇粘膜の充血も認められず，③腟粘膜に充血は認められず，④外子宮口は閉鎖，⑤粘液も認められない状態である。

その後，黄体退行が開始され血中 P_4 濃度が低下し，血中 E_2 濃度が上昇しはじめる発情前期になると，①においをかぐ，②顎乗せ，③外陰部のやや腫脹，④陰唇粘膜のやや充血，⑤腟粘膜の弱い充血，⑥外子宮口のやや開口，⑥かためでやや白色の粘液の排出が認められるようになる。

さらに，発情期では血中 E_2 濃度が急速に上昇し，①スタンディング，②活動量の増加，③外陰部の腫脹，④陰唇粘膜の充血，⑤腟粘膜の強い充血，⑥外子宮口の開口，⑦透明なよく伸びる粘液の排出が認められるようになる。

まとめ

上記のように発情周期のなかで，行動の変化は発情前後に大きく変化するが，黄体期と発情期においては外陰部の腫脹，陰唇粘膜の充血の有無，粘液の有無，腟内の状況が大きく異なるため，こ

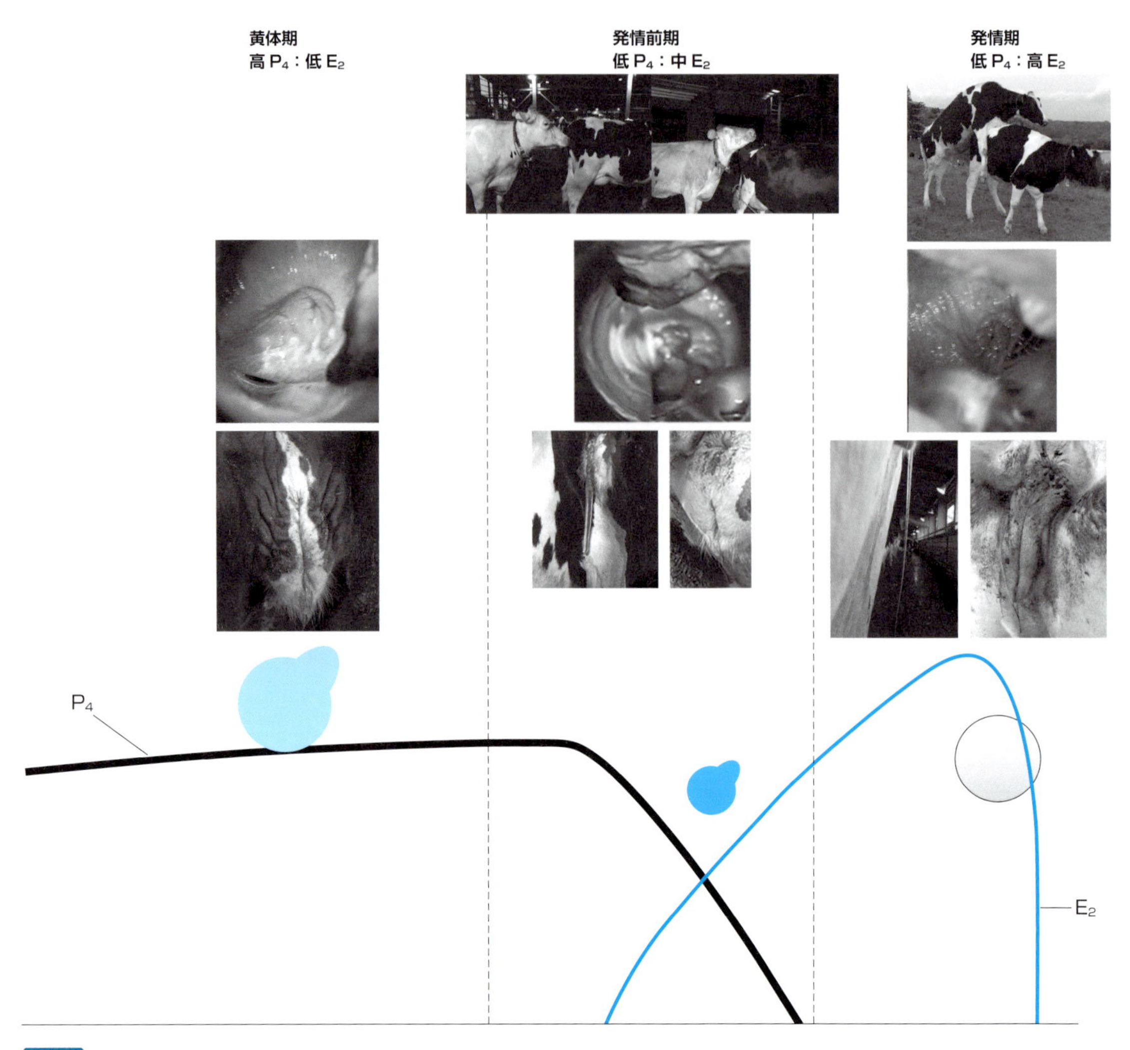

図10 黄体期から発情期にかけてのホルモン動態と発情徴候

れらの変化について日頃から観察し，自分のなかでの外部変化の基準を持つことでホルモン動態について大枠ではあるが予測することができると考えている。

文 献

1）中尾敏彦，津曲茂久，片桐成二 編：獣医繁殖学 第４版，文永堂出版，東京(2012)
2）小笠 晃，金田義宏，百目鬼郁夫 監：動物臨床繁殖学，朝倉書店，東京(2014)
3）Wiltbank M, Lopez H, Sartori R, et al.: *Theriogenology*, 65(1), 17-29(2006)
4）Lopez H, Caraviello DZ, Satter LD, et al.: *J Dairy Sci*, 88, 2783-2793(2005)
5）Reames PS, Hatler TB, Hayes SH, et al.: *Theriogenology*, 75(2), 233-240(2011)
6）Kumro FG, Smith FM, Yallop MJ, et al.: *J Dairy Sci*, 104(2), 2445-2454(2021)

第3章

繁殖検診

第３章　繁殖検診

3-1　繁殖検診の進め方

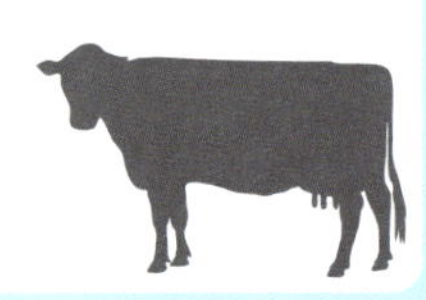

はじめに

牛群の繁殖成績を向上させることは，農場の生産性・経済性を向上させるのに最も重要な要因の１つである。繁殖成績向上のために獣医師が関与する業務として，繁殖検診が挙げられる。本項では，繁殖検診の基本からその進め方についてまとめていき，具体的な進め方についても解説していく。

繁殖検診とは？

繁殖検診は，「**定期的に農場を訪問し，生殖器の検査，妊娠鑑定などを実施し，牛群の繁殖成績を評価することで改善点や問題点を探る**」ものである。繁殖検診の最終的な目標は，**農場の生産性，さらには経済性の向上**である。繁殖検診の検診頻度は通常２週間間隔であるが，牛群の規模により検診頻度を調整することがある。大規模牛群の場合，２週間間隔では検診頭数が多くなりすぎることから，１週間間隔で実施する。一方で，小規模牛群の場合は４週間間隔で実施する場合もある。ただし，検診を３週間間隔で実施すべきではない。これは，牛の発情周期が21日（３週間）であることから，同じ発情周期の同じタイミングの牛を評価することになり，生殖器の状態の正確な評価が困難となることがあるためである。

繁殖検診の基本戦略

繁殖検診を行うにあたり，酪農家，従業員，関係する技術者の方々と同じ目標や方向性を共有していかなければいけない。酪農場ごとに目標や方向性は異なるため，個々の酪農場の状況に応じて設定する必要がある。しかし，繁殖成績向上のためには，以下の３つの基本的な戦略があると著者は考えている。それぞれについて述べていく。

- ●適切な時期までに初回授精を実施
- ●発情発見率の向上
- ●受胎率の向上

1．適切な時期までに初回授精を実施

牛群の繁殖成績に影響する要因として，分娩後の初回授精を **VWP**（voluntary waiting period：自発的待機期間）後のできるだけ早い時期に人工授精（AI）することが挙げられる。VWP とは，**分娩後の子宮・卵巣周期の回復を待ち，牛が十分に受胎することができる状態まで待つ期間**のことである。乳牛においては授精を待機する期間は 60 日が一般的であるが，近年の高泌乳化に伴い 70〜80 日まで延長している場合も認められる。そのため，VWP を設定する際には，分娩後のどの時期から AI 後の受胎率が高くなるのか？ を評価し，農場ごとに設定していくことが重要であると考えている。

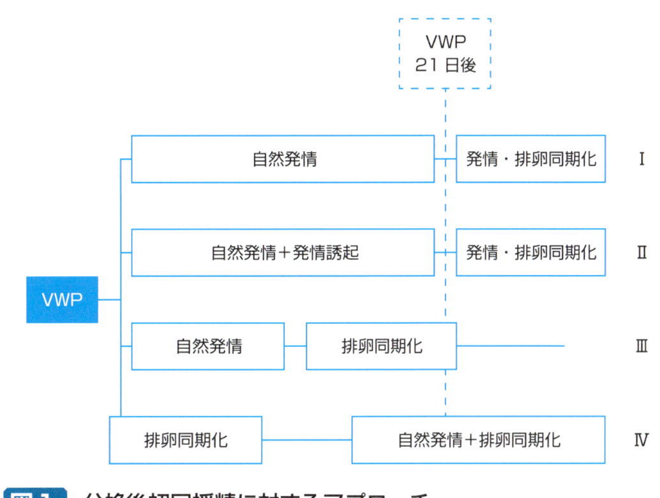

図 1 分娩後初回授精に対するアプローチ

VWP 後の 21 日以内に，すべての繁殖対象牛に対して AI を実施することが目標となる。VWP 後 21 日以内の AI が遅延する原因としては，「**子宮・卵巣機能回復の遅れ**」であり，これをもたらす要因としては，①分娩時の難産，②周産期疾患，③分娩前後の栄養管理不良などが挙げられる。対策としては，①分娩管理の見直し，②疾病の予防，③発情発見方法の改善，④ホルモン処置（牛の状態が良好であることが条件）となる。

繁殖検診のなかでの実践的な対応となると，① VWP 後 21 日以内の発情発見率，②自然発情とホルモン処置での AI の受胎率，③労働力を考慮して，以下の対応があると考えられる（図 1）。

Ⅰ．VWP 後に自然発情をできるだけ発見・AI し，VWP 後 21 日以内に AI できなかった牛に発情・排卵同期化を実施する。
　➡発情発見率・自然発情の受胎率が高い農場

Ⅱ．VWP 後に自然発情を発見しつつ，VWP 明けの未授精牛に対して発情同期化処置を実施し，発情発見後に AI を行う。VWP 後 21 日以内に AI できなかった牛に発情・排卵同期化を実施する。
　➡自然発情発見率は低いが，発情誘起による発情でも受胎率が高い農場

Ⅲ．VWP 後に自然発情を発見し，VWP 後 10 日以内のタイミングで未授精牛に対して排卵同期化処置を実施する。
　➡発情誘起による受胎率が低い農場

Ⅳ．VWP 明け前後から排卵同期化処置を開始し，全頭に対して定時 AI を実施する。
　➡発情発見率が低い，または労働力を軽減したい農場

どのような戦略をとるかは，各農場の牛の繁殖性，農場全体の労働力，ホルモン処置のコストを加味しながら，最も良いバランスの良いポイントを探すのが良いだろう。

2．発情発見率の向上

発情発見は繁殖管理の基本になるが，発情発見率が低い場合は以下のような原因が考えられる。

①発情発現に問題ないが，発情を見逃した

②発情はあるが，発情が微弱で見逃した

③発情発見できたが，AIできなかった

④ AI 後，発情周期が延長し，予測時期からずれて発情が発現した

これらについては以下のような対応をしていく必要がある。

①，②に対して

発情発見する時間，回数の検討(増加させる)

テールペイント，万歩計の利用

暑熱・牛舎環境(滑りやすい床)への対応

発情・排卵同期化の実施

③，④に対して

繁殖開始時期の栄養管理や初回授精時期の検討

子宮内膜炎などの有無の評価

分娩状況，乳量，ボディコンディションスコア(BCS)の評価

3．受胎率の向上

高い受胎率は繁殖成績向上のために重要であり，受胎率が低い場合の状況は以下の要因が挙げられ，それぞれの対応については以下のことが考えられる。

①授精適期に AI されていない

➡牛を観察する時間および回数の検討(増加)，排卵同期化による定時 AI

② AI の手法に問題がある

➡ AI に関する手技の再確認(凍結精液の扱い)，衛生的な授精(注入器，外陰部の清掃と消毒)

③暑熱ストレス，乳房炎，蹄病などの影響による不受胎

➡暑熱対策(環境の冷却，重曹添加，給与時間の変更)，乳房炎の予防(乳房炎に罹患すると，治癒後も受胎率は低く推移する)，定期的な削蹄，跛行牛への処置

④栄養障害による不受胎

➡乳検の成績，BCS，毛艶，食い込み状況を評価しての栄養管理の再考

繁殖検診のなかで，個々の牛をどの時期までに受胎させるべきであるのかは，一概に述べることは難しいが，分娩後 120 日までに受胎させることで収益がプラスになると考えられている。分娩後 130〜150 日を超えて受胎した場合，次回分娩時の難産，周産期疾患が増加することが報告されている。そのため，VWP 明けからの積極的な AI の実施と不受胎牛の早期の摘発は，非常に重要である。

繁殖検診対象牛

繁殖検診にて検査する牛は，以下の5つを対象にするのが良いと考えている。

1．フレッシュチェック

分娩後30〜40日前後に行う分娩後最初の検診である。生殖器(特に子宮)の回復状況として，①子宮サイズ，②子宮内貯留物の有無およびその内容を評価し，必要に応じて処置を行う。

2．膣からの異常な分泌物を排出する牛

子宮内膜炎の可能性を疑い検診をし，必要に応じて処置を実施する(詳しくは，p.146，第5章フローチャートでみる繁殖障害を参照)。

3．VWPを経過しても発情が観察されない牛

分娩後の回復が順調であれば，分娩後の30〜40日で初回発情発現することが多い。検診時の卵巣の状態により以下のように分類される。

①無排卵牛：卵巣内に黄体形成が認められない(卵巣周期が未回復)，真に発情がない個体
　状態：卵巣静止，卵胞嚢腫
②無発情排卵牛：排卵はしており，黄体形成は認められる(卵巣周期は回復)が，外部徴候がない
　状態：鈍性発情
③発情の見逃し：発情発見の不備による，人為的な無発情または黄体遺残

4．長期不受胎牛(リピートブリーダー)

分娩後150日以降においても受胎していない牛，または臨床的に異常がなく≧3回のAIで受胎しない個体(リピートブリーダー)をいう。

5．妊娠鑑定対象牛

AIから25日以降に発情が認められない牛に対して妊娠鑑定を行う。

直腸検査による妊娠鑑定はAI後35日以降，超音波画像診断装置による妊娠鑑定ではAI後26日以降に実施する。また，AI後60日に再鑑定を行う。双子妊娠牛についてはAI後90日にもさらに妊娠鑑定を実施する(双子妊娠牛は60〜90日の間にも胚死滅することが単子妊娠牛に比べて多いため)。

繁殖検診のフローチャート

ここまで繁殖検診の基本的なことについて記載してきたが，ここでは実際に検診を実施した牛に対して，どのようなポイントで評価していくかを紹介していく。

1．明らかな身体的な異常，疾病の有無

生殖器を確認する前に，牛体に明らかな異常が認められないのかを確認することが大前提であ

る。跛行が認められれば，蹄病の治療を行う。疼痛の存在やそれによる乾物摂取量の低下は繁殖機能を大きく低下させる。乳房炎に罹患しているのであれば，治療し治癒してから繁殖に臨む。乳房炎の存在は，発情発現や受胎率の低下をもたらす。BCSが低い（2.75以下），または現在も低下している最中であれば，卵巣・子宮の機能が低下していることが多いことから，ホルモン処置を行っても十分な効果は得られない。

2．腟からの異常な分泌物や子宮内貯留物の有無

腟からの異常な分泌物（膿，尿など）の存在や，子宮内の貯留物が認められた場合は，腟炎，尿腟，子宮内膜炎，そして子宮蓄膿症であることを考え，治療することが先決である。子宮の異常を改善しなければ，受胎することはない。これら子宮の異常に対する対応は，第5章フローチャートでみる繁殖障害（p.146）にて説明する。

3．卵巣の評価

卵巣の評価については，図2のようなフローチャートを作成した。こちらを基に説明していく。

①最初に確認することは「**黄体の有無**」である。

②黄体が認められた場合，次に評価するのは「**黄体サイズ**」である。黄体サイズが≧20 ㎜であった場合は機能性黄体あり，＜20 ㎜であった場合は退行黄体または形成中の黄体あり，と考える。

③≧20 ㎜の黄体が認められた場合，「**≧10 ㎜の卵胞（大卵胞）の個数**」について着目する。過去の報告で，機能性黄体が認められる牛において，発情から12日以内では大卵胞が1個，一方で，13日以降では大卵胞が2個以上，観察される場合が多いことが示されている（図3）[1]。そのため，大卵胞が2個以上確認できた牛では発情周期の13日以降，大卵胞が1個のみ確認できた牛では，発情周期の5～12日であると推測される。

④＜20 ㎜の黄体が認められた場合，「**大卵胞の有無**」について着目する。大卵胞が認められ，かつ子宮の収縮が確認できる場合は発情が近いまたは発情であることが考えられ，AIの実施となる。一方で，大卵胞がない場合は排卵から1～4日後であることが推測される。

⑤黄体が認められない場合は，「**卵胞サイズ**」について着目する。卵胞が＜10 ㎜であれば**卵巣萎縮**，10～20 ㎜であれば**卵巣静止**，＞20 ㎜であれば**卵巣嚢腫**と判断できる。これらに対する対処の詳細は第5章フローチャートでみる繁殖障害（p.146）に記載している。

上記が繁殖検診の1つの流れである。ただし，検診の頻度や酪農家，そして獣医師の業務内容に応じて変えていく必要はある。試行錯誤しながら，より良い繁殖検診の実施方法を形作っていくのが良いだろう。

文　献

1）Miura R, Inoue T, Kunugi Y,et al.: *Vet Sci*, 10（3）, 231（2023）

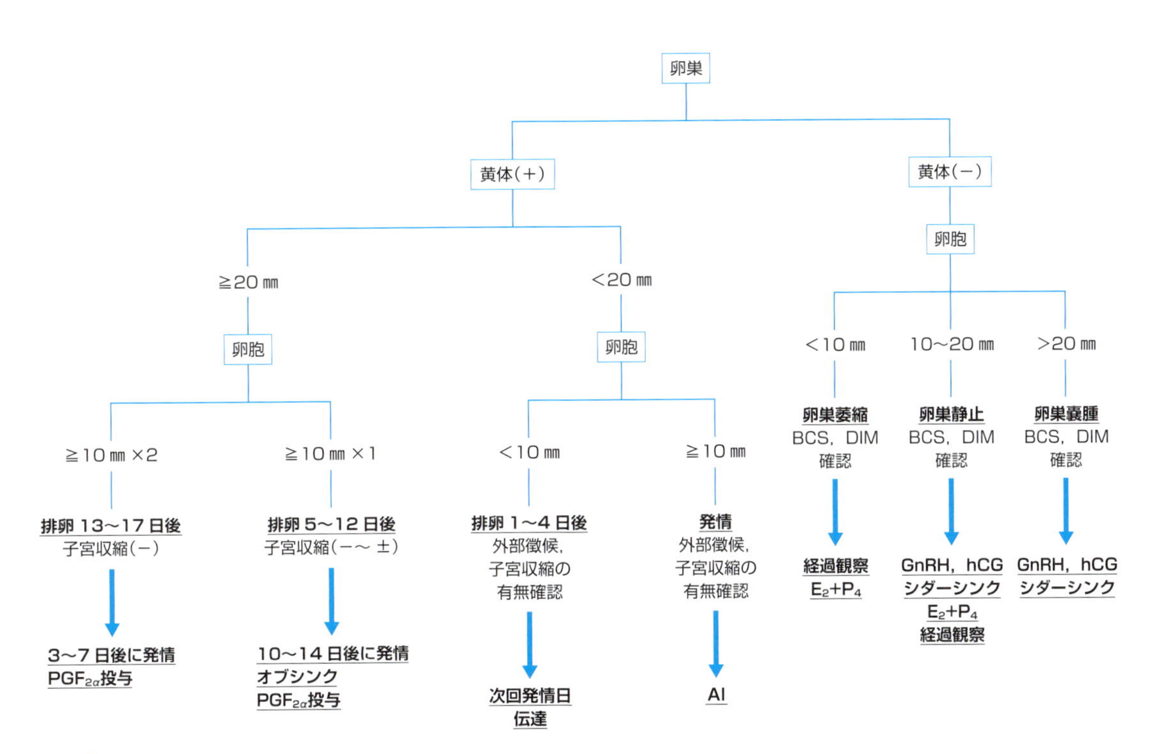

図2 繁殖検診における卵巣評価のフローチャート

BCS：ボディコンディションスコア，DIM：分娩後日数，GnRH：性腺刺激ホルモン放出ホルモン，hCG：ヒト絨毛性性腺刺激ホルモン，E_2+P_4：エストラジオール製剤(E_2)＋腟内留置型プロジェステロン(P_4)製剤のプログラム，$PGF_{2\alpha}$：プロスタグランジン $F_{2\alpha}$，シダーシンク：オブシンク＋腟内留置型プロジェステロン(P_4)製剤。

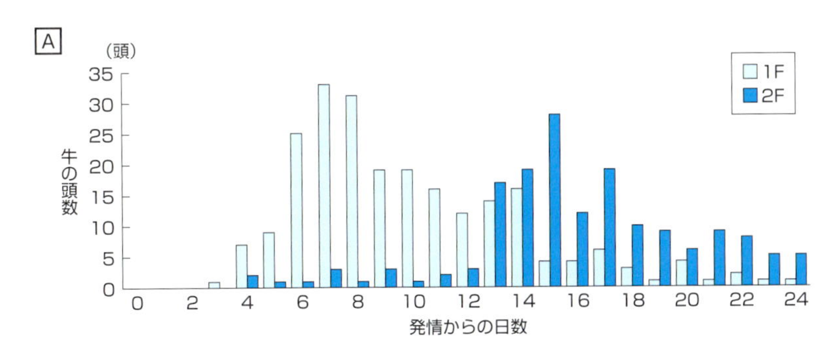

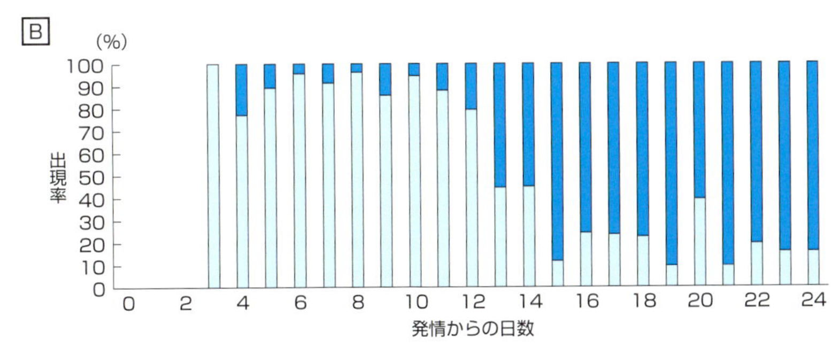

図3 発情周期日別の大卵胞(≧10 mm)が 1 個(1F)または 1 個以上(2F)認められる牛の頭数分布(A)とそれぞれの日での出現率(B)

文献 1 より引用・改変

第3章 繁殖検診

3-2 直腸検査の手技について

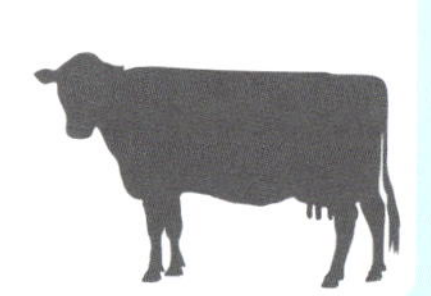

はじめに

直腸検査は日々の繁殖診療において，最も実施されている技術と言って良い。自身の指先だけで生殖器を触診し，状態を把握するという非常にシンプルな手技であるが，一方で感覚に頼る面も多いことから，非常に奥深い手技であると考えられる。

近年の超音波画像診断装置の急速な普及に伴い，生殖器の状態把握が感覚に頼る部分から，映像として視覚的に評価できる状況へとシフトし，生殖器評価の精度が向上しているのは明らかである。しかしながら，著者としては**直腸検査の技術を十分に身につけることが，超音波検査の技術向上につながると感じる**ことが多い。また，超音波検査に頼りすぎてしまい，直腸検査の精度が低下してきているのではないかと感じている。実際問題として，発情診断，人工授精，受精卵移植，それから採卵などを行うときには，直腸検査を十分に習熟していないとスムーズに行えないだろう。

しかしながら，直腸検査は直腸という外からは見ることができない“ブラックボックス”を扱うことから，技術の継承が困難な面もあると思う。新人獣医師の教育においても，数をこなすことで経験を積ませ，自分なりの感覚を身につけてもらうという状況が多いと考えられる。そのため，個人によって習熟レベルに差がつきやすい技術とも感じている。著者も研究室内や実習のなかで学生に手技を伝えるのに苦労し，また学生間で技術習得に個人差があることを数多く見てきているので，現場での苦労は想像に難くない。

そこで，直腸検査の手技について改めて見つめ直し，日々の診療における直腸検査技術の向上に少しでも貢献できるよう解説していきたい。

直腸検査前の準備

検査を行う前に，直腸に入れる側の**自分の手指(特に親指，人差し指)と掌の幅と長さを測定**しておくと良い。これにより触診で得られた卵胞，黄体，さらには子宮の大きさを評価できるようになる。また，手袋や直腸を傷つける可能性があるため，**指の爪は短く切っておく**べきである。

直腸検査用手袋は肩までしっかりと装着し，手袋に空気が入らないようにする。空気があると手袋が膨らみ，直腸内での操作が難しくなるためである。手袋装着時に手から腕を水で湿らしてから装着すると，手袋が腕にピタッと張り付き直腸検査が容易になる。

直腸に手を挿入する前に，外陰部の粘液の有無，行動や飼槽(餌を食べているかいないか)などを観察して牛の情報を集める。特に**外陰部の腫脹や充血の有無の観察は，このタイミングで行うのが良い**と考えている。それは直腸検査による生殖器周辺の刺激で，腫脹や充血が強まってしまうことがあるためである。

直腸への手指の挿入

手を挿入する際に，潤滑剤（石鹸，水などでも良い）を直腸検査用手袋の手指部分に塗ると，直腸との摩擦を減らすことができ手指を挿入しやすくなる。そして，5指をすぼめ，腕を伸ばし自分の体重をかけるとスムーズに挿入できる。また，直腸に対してやや斜め上から下に向かって体重をかける方がより力が安定してかかるため，牛の高さに合わせて踏み台などを利用するのも効果的である。

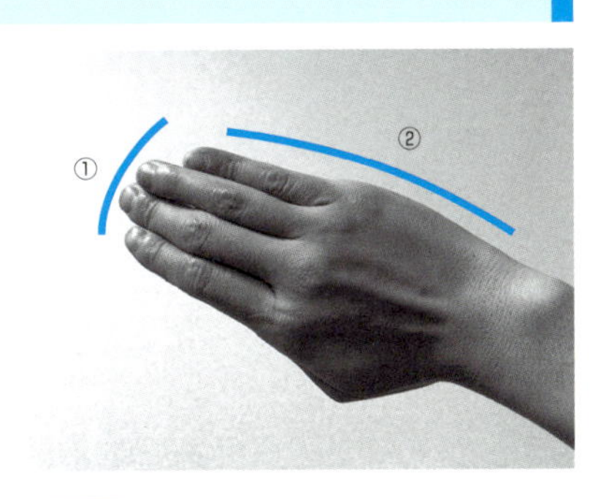

図1　直腸壁を緩める際の手

指先をそろえた部分（①），小指の側面と掌の外側を結んだ部分（②）を“線”とし，小指側の側面を押し当てるように滑らせて直腸壁を緩めていく。

直腸へ手を挿入した後，直腸内の糞便（宿便）を掻き出し，直腸壁を緩めておく。このとき，著者は指の先端を使って直腸内を探索するのではなく，**小指の外側とそれに続く掌の外側部分および4指を寄せて“1本の線”として直腸壁を広げるように直腸内を進む**ようにしている（図1）。また，手首全体を横に回転させて直腸壁を押し延ばすと，怒責も少なく最小限の負荷で直腸壁を緩めることができると感じている。5指を広げ指の先端を使って進めると，直腸壁に指が“点”として当たるので刺激が強く，怒責も直腸壁の緊張も強くなり，直腸内での作業が難しくなると思われる。

また，直腸内に“ガス”が貯留し直腸壁が緊張することで，生殖器の触診が困難になることがある。この場合，直腸内の少し奥まで手を挿入し，“直腸壁のヒダ”を探す。“ヒダ”を見つけたら，人差し指と中指を引っかけ（指1本だけで引くと直腸壁に力が強くかかると感じる），手前に寄せて蠕動運動を促す。このとき一直線に手前に引いてもうまくいかないことが多いので，“ヒダ”を10 cmほど小刻みに前後に動かしながら，少しずつ手前に寄せていく。すると蠕動運動が刺激され，効率よくガスが抜けて直腸壁がピタッと手に張り付くようになる。もちろん直腸内背部を掌でさすって蠕動運動を促す方法も効果的であるが，上記で示した方法の方がより効果的と考えている。

直腸検査中に腸の蠕動運動や怒責が起きた場合，腸の動きに逆らわず，手の動きを止め，その場で留まるのが良い。ジッとしていると蠕動運動が腕を通過していく。蠕動運動が通過した後の直腸壁は手に張り付き，十分に緩み，直腸内で手を自在に動かせるようになることが多い。蠕動運動通過後しばらくは静かになるので，その間に検査を進める。このような牛の生理的な反射への対応に対して毎回手を抜いていると作業が進まず，逆に蠕動運動が亢進する印象がある。直腸検査の習熟には，「**直腸内で自在に手を動かせるようにすること**」が重要で，そのためには直腸壁のコントロールをいかに行うかがポイントになると考えている。

子宮頸管の触診

子宮頸管は直腸検査を行ううえで，ランドマークとなる重要な部位である。直腸検査に慣れてい

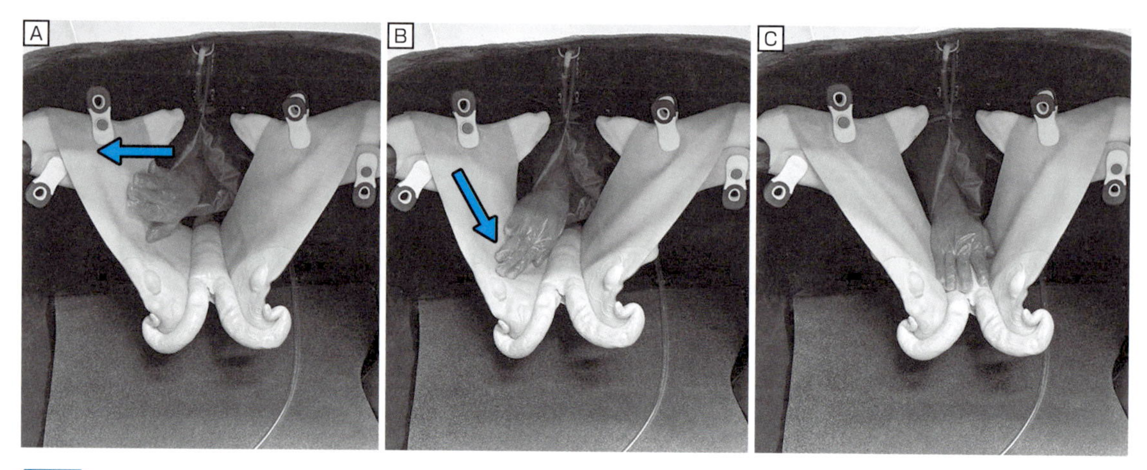

図2 生殖器へのアプローチ

A：直腸に手を挿入後，右(または左)側に手を押しつけ，骨盤を触知する。
B：骨盤の存在を感じながら，手を下の方(腹側)へ移動させる。
C：骨盤が触知されなくなる場所があり，そこが生殖器(腟または子宮頸管)となる。

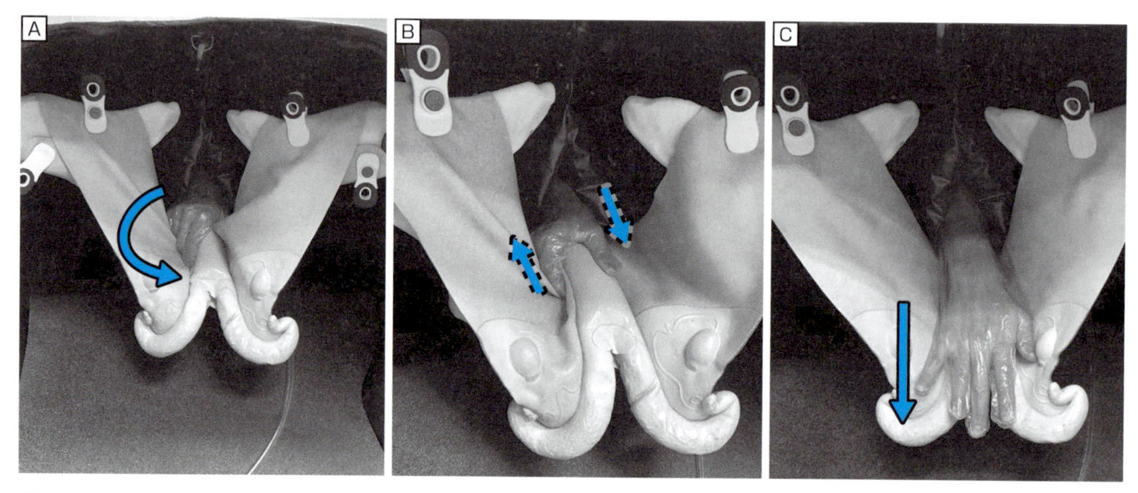

図3 子宮頸管と子宮へのアプローチ

A：図2Cの位置で横から“すくう”ように手首を回転させると，子宮頸管の触知が容易である。
B：横から子宮頸管を保持(親指が子宮頸管の上側に位置)する。指を前後にしごき「コリコリ」とした感触があれば，それが子宮頸管である。
C：子宮は子宮頸管から掌1つ分奥へ進めれば，その下に位置することが多い。

ないうちは，子宮頸管の触知が困難なことが多いと思う。この場合，まず直腸に手を挿入した後，右(または左)側に押しつけると，骨盤が触知できる(図2A)。骨盤の存在を感じながら，手を腹側へ移動させる(図2B)。すると，骨盤が触知できなくなる(柔らかい)場所があり，そこが生殖器(腟または子宮頸管)になる(図2C)。その辺りを横から“すくう”ように手首を回転させると，**長さ10～15 cm幅，3～5 cm，指で前後にしごくとコリコリした感触のかたい管状の構造物**に触れることができ，これが子宮頸管である(図3A，B)。子宮頸管は横から包み込むように掴むと保持しやすい(図3B)。

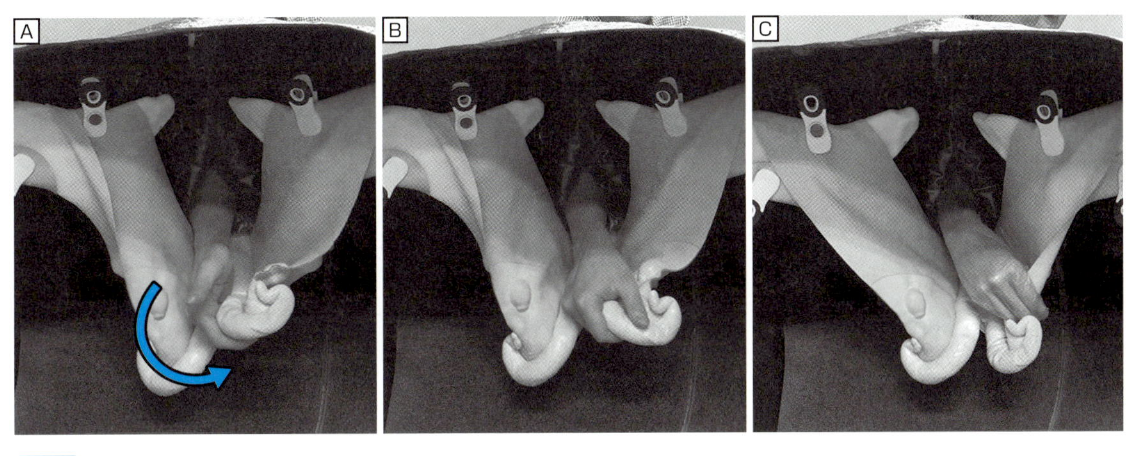

図4　子宮の触診

A：子宮角の間に手を入れる。このとき，指を広げず，4指をそろえ小指と掌の側面を“線”として意識し直腸壁を延ばし，前方に回転させるように手を動かすと子宮角を掴みやすい。
B：親指と人差し指・中指で挟み，手のなかに子宮を収めながら少し力を入れ触診していく。
C：子宮角の先端まで触診する。

子宮の触診

子宮頸管を確認後，子宮の触診へと進む。子宮は子宮頸管全体を包み込むように保持した位置から掌1つ分奥へ進めると，その下に存在することが多い(図3C)。続いて，子宮角が左右に分かれていることを確認し，左右子宮角の間に手を入れる。このときも指を広げず，4指をそろえて小指と掌の側面を“線”として意識し直腸壁を延ばし，前方に回転させるように手を動かすと子宮角を掴みやすい(図4A)。そして，親指と人差し指・中指で挟み，手のなかに子宮を収めながら少し力を入れ触診していく(図4B)。そして，先端まで触診し卵巣へ向かう(図4C)。

子宮の触診ではまず，子宮収縮の有無を確認する。子宮収縮の有無は発情診断において重要になるので，必ず確認する。**黄体期の子宮は弛緩しており，柔らかく，少し触っただけでは子宮の輪郭がはっきりと分からない状態**である。一方で，**発情時の収縮している子宮はかたく引き締まって弾力(焼き上げたソーセージのようなかたさと弾力)があり，ギュッと下に向かって巻いている**。このとき，発情時であっても直腸検査をしている間に収縮の度合いが変化する場合もあるので，最初に触診したときの所見が重要になる。同様に反対側の子宮角の触診も行う。左右の子宮角を触り，左右子宮角の太さ，弾力，壁の厚みなどを評価する。左右対称であれば問題はないが，左右子宮角の大きさが明らかに異なる，子宮壁が薄く弾力性がない牛では，子宮に問題がある場合や妊娠している可能性を考慮する必要がある。

卵巣の探索と保持

卵巣の探索は，理想的には子宮角を根元から先端までたどった後に行い，その先にある卵巣を触診する(図4C)。卵巣を見つける一番容易な方法は，図3Cの位置の子宮分岐部から掌1つ分左または右に自分の手を水平に移動させ(図5A)，その周辺を手首を回転させるように探索し，卵巣から距離

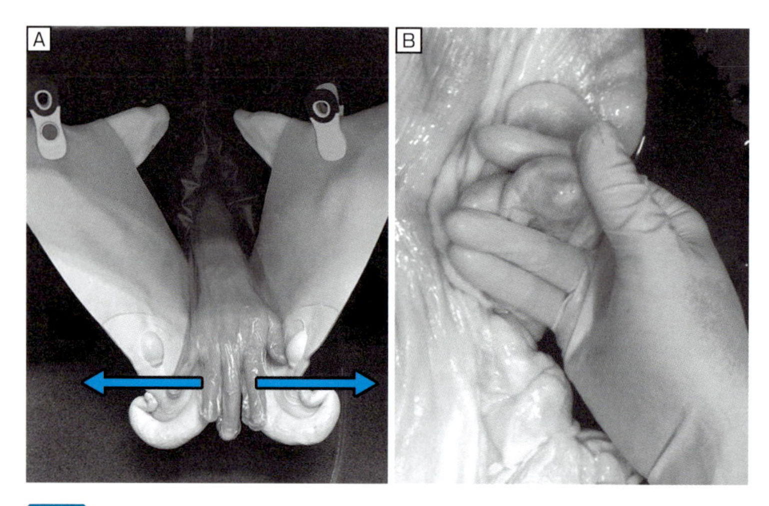

図５ 卵巣の触診

A：図3Cの位置の子宮分岐部から掌１つ分左また右に水平に移動させた場所に卵巣が位置することが多い。
B：卵巣は掌内にすくい上げるようにして保持する。固有卵巣索を中指と薬指または薬指と小指の間に挟むと触診が容易となる。親指と人差し指で卵巣全体をなでるように触診し，また黄体や卵胞の識別のために軽く力を入れたり，指で挟んで圧をかけると評価しやすい。

をとり，大外から余裕をもって掴むようにすると，**コロンとした丸い構造物（卵巣）**を触ることができる。卵巣は基本的に子宮の横に位置することが多いが，牛によっては腹腔内奥の腹壁に位置するか，かなり手前の背側に位置することもある。最初は子宮の横を探索し，次にその上辺りを，もしそれでも見つからなければ，奥の方の左右の体壁に沿って探索していけば良いだろう。卵巣が膜に隔てられた向こう側にいて，卵巣が掴みにくく，触診してもよく分からないこともある。その場合は，卵巣をその場で無理に引き起こそうとするのではなく，卵巣の少し奥（掌半分から１つ分くらい）まで手を進め，その下側から引き上げるように（直接掴めなくても良い）持ち上げる動きをすると，クルンと卵巣が現れてくることが多い。

卵巣は掌内にすくい上げるようにして掴み，固有卵巣索を中指と薬指または薬指と小指の間に挟むと触診が容易になる。そして，親指と人差し指で卵巣全体をなでるように触診する（図５Ｂ）。また黄体や卵胞の識別のために，指で挟み軽く力を入れ，その感触を確認していく。こうすることで，**かたさや弾力の強さ**，**波動感**をより感じることができ，黄体と卵胞の識別，さらにはそれぞれのステージを評価しやすくなる。

卵巣の触診

卵巣の大きさは卵巣にどのような構造物があるのかにより大きく変わり，卵巣内の構造物としては卵胞と黄体が重要である。卵胞も黄体もない卵巣の大きさは親指大（長径３㎝，短径１㎝ほど）ほどである。そのため極端にいえば，卵巣が親指と人差し指で囲んだ輪よりも大きい場合は何かしらの構造物があると言える。ただし，小卵胞（４～８㎜）は常に卵巣内にいるので，臨床的には**卵胞なら直径10㎜，黄体なら直径20㎜**を超えているのか，またその感触がどうなのかを評価することが重要になる。

発情時の卵巣所見としては，直径15～18㎜のやや張りのある水風船のような波動感を有する卵胞

が存在し，かつ直径 20 ㎜未満のかたいややゴツゴツした感触の退行黄体が存在する。一方で，黄体期は 25 ㎜前後の黄体が確認され，また 15 ㎜前後の卵胞が存在することもある。黄体はかたい構造物と思われる傾向があるが，元気な黄体(発育中の黄体)はほど良い柔らかさがある(例えるなら，鶏の胸肉の感触に近い。少しずつ力を入れていくと最初は柔らかく弾力があるが，ある時点でキュッと詰まるような感じである)。加えて，機能性黄体であれば明瞭な突起が触知される。

著者の感覚ではあるが，以下に卵胞と黄体の触診での特長を，大きさやそのときの状況別に分けてみた(ホルスタイン泌乳牛として)。

黄体
- 機能性黄体：25 ㎜前後。充実感があり，柔らかい。
- 退行黄体：<20 ㎜。かたく，ややゴツゴツしている。

卵胞：波動感があり，表面がツルっとした半球の水風船のような感触。
- <10 ㎜：かたく，張りが強い。
- 10～15 ㎜：波動感あり，張りが強い。
- 15 ㎜<：波動感あり，張りは弱め。
- 発情時卵胞：波動感あり，柔らかく，張りが強め。
- 排卵直前卵胞：波動感強く，柔らかく，張りが弱い。

卵胞は，黄体の把握よりも難しいと思われる。10 ㎜前後の卵胞は張りがかなり強く，「ピン」と張っていてかたい。また，発情時の卵胞(授精できる状態)は波動感も十分にあり「ホワッ」とした感触がある，少し圧を加えると「ピンッ」と張りが強い感触がある。これが排卵直前になってくると，「ピンッ」とした張りの強さがなくなってくる。

発情の判断には，**卵胞の存在はもちろん，必ず黄体が退行しているかどうかも確認する**ことが重要である。これは，黄体期にもかかわらず“発情っぽい”徴候を示す牛がいるためである。直腸検査を行うと 15 ㎜以上の卵胞があり，かつ 25 ㎜前後の弾力性に富む黄体が触診できる場合があるかと思う(加えて弱い子宮収縮を伴う牛もいる)。これは授精後 7 ～10 日で多いパターンと考えられ，第 1 卵胞波の主席卵胞が大きく発育する時期に当たる。この卵胞からわずかに発情ホルモンであるエストラジオール(E_2)が出ており，E_2 に反応してしまっていると考えられる。また，妊娠黄体は周期中の黄体に比べ，より柔らかくなり，突起が不明瞭で，卵胞嚢腫と誤診してしまう場合がある。そのため，授精記録のある牛に対しては子宮を含めて注意深く触診していく必要がある。

子宮の反転・引き寄せ方

牛によっては，子宮が骨盤の奥側に落ち込み，手が届かず子宮や卵巣の触診が困難な場合もある。そのような牛に対しては，子宮を反転させるか，子宮頸管・膣を折りたたむようにして手前に引き寄せ，子宮と卵巣を骨盤腔内に収める方法が効果的である。

子宮を反転させる方法は２つある。１つは，子宮角の間の角間間膜を指にかけて引き上げ，手前に半円を描くように回して子宮全体を反転させる方法である。もう１つは，子宮角の手前 1/3 を掴み，半円を描くように手前に寄せ(図６A)，片側の子宮角を反転させる(図６B)。続いて，もう片側

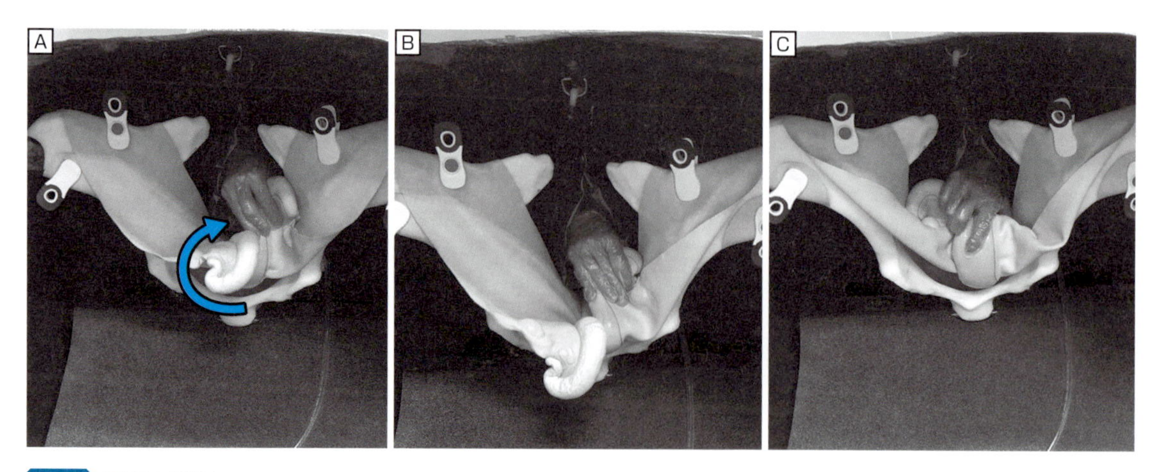

図6　子宮の反転

A：子宮角の手前 1/3 を掴み，半円を描くように手前に寄せる。
B：片方の子宮角を反転させた状態。
C：もう片側の子宮角も同様に掴み，両角を手前に反転させる。

の子宮角も同様に掴み，両角を手前に反転させる（図6C）。反転させることで，左右子宮角を隅々まで触診できる。

子宮頸管を折りたたむようにして子宮を手前に引き寄せる方法は，子宮を反転させる方法よりも容易である。このとき，子宮頸管を掴み直線的に手前に引き寄せると，突っ張ってうまく引き寄せられないことが多いが，子宮頸管を掴んだ後，上に向かって半円を描くようにして手前に引き寄せる（子宮頸管と腟が“Z”になるように折りたたむイメージ）ことで，直腸壁への負荷が少なく引き寄せられる（図7）。

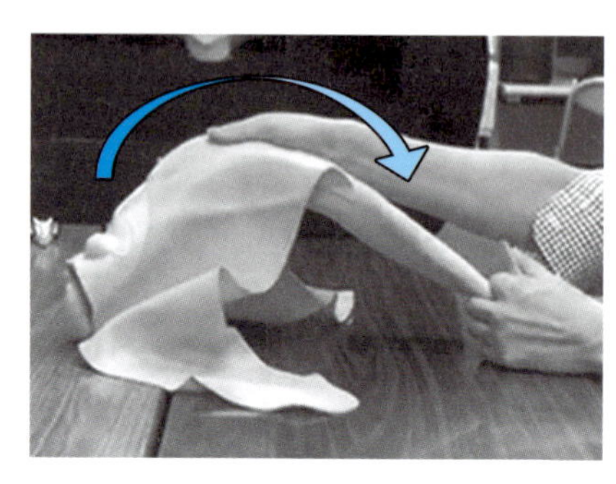

図7　子宮を手前に引き寄せる方法

子宮頸管を上に向かって半円を描くようにして手前に引き寄せ，子宮頸管と腟が“Z”になるように折りたたむイメージで行うと，負荷が少なく引き寄せられる。

直腸検査による妊娠鑑定

直腸検査による妊娠鑑定は，**授精後 30 日以降**から実施可能とされている。授精後の日数に応じて胎子や胎膜などの付属物の大きさが変わり，また子宮の感触も変化するため，妊娠鑑定では授精後何日目なのかを確認し，それぞれの日数に応じた大きさや子宮の感触をイメージしながら触診を行うことが重要となる。

また，**胎子は黄体を有する卵巣と同側の子宮角に位置することが多い**。そのため，子宮を探索する前に左右卵巣を触診し，黄体が左右どちらに存在するかを確認しておく。胎子が左右どちらの子宮角にいるか“当たり”をつけてから子宮を探る方が，妊娠鑑定をスムーズに行える。以下に，妊娠鑑定の手技について説明していく。

1．羊膜嚢触知

羊膜嚢触知は，胎子と羊水を含んだ羊膜嚢を触知することで，妊娠と診断する方法である。この方法では，子宮角を根元から先端まで丁寧に触る必要がある。授精後 30 日以降で実施可能とされているが，実際には 35 日以降に実施する方が良いと考えている。

子宮角が左右に分かれている部分を確認し，左右子宮角の間に手を入れていく。そして，親指と人差し指・中指で輪をつくり，子宮角をその輪に収め，子宮角を挟むように保持する（図８Ａ）。子宮が手が届かないほど奥にある，または子宮の先端が下に巻いていて先端まで触知できないときは，子宮を反転させる。

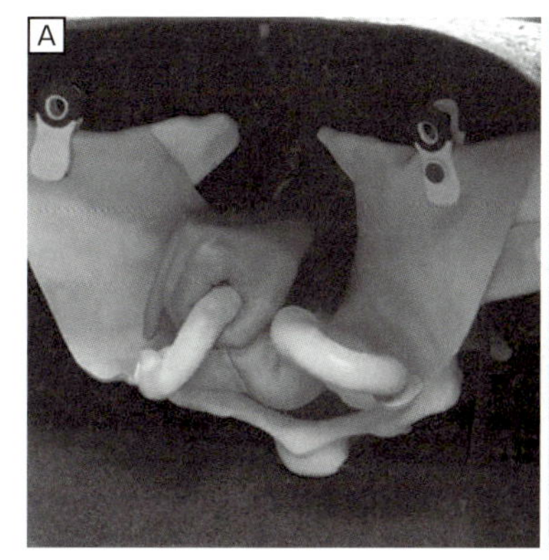

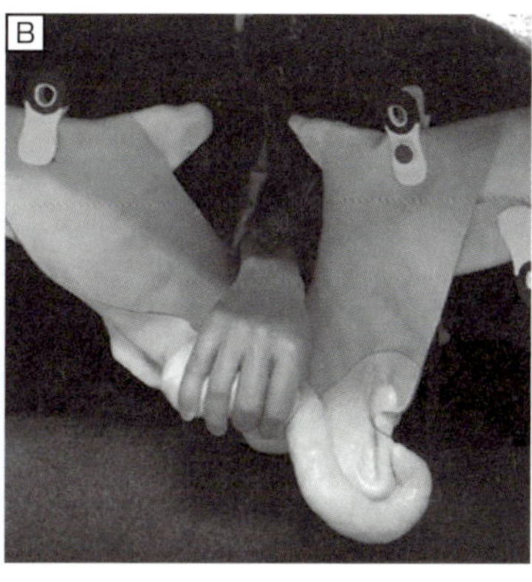

図８ 羊膜嚢触知における子宮角触診

Ａ：親指と人差し指・中指で輪をつくり，子宮角をそのなかに収めて，その輪を小さくすることで圧をかけて子宮を触診する。または親指の腹や付け根部分と人差し指と中指の根元部分で挟み，軽く圧をかけて触診する。

Ｂ：親指の付け根部分と４指で子宮を挟み，軽く圧をかけながら触診していく。

親指と人差し指・中指で輪をつくり，子宮角をそのなかに収めて，指で形成した輪を小さくして優しく圧をかける，または親指の腹や付け根部分と人差し指と中指の根元部分で挟み軽く圧をかけて触診していく（図８Ａ）。または，親指の付け根部分と 4 指で子宮を挟み，軽く圧をかける（図８Ｂ）ことでも診断できる。子宮角全体を探り，“張りのある水風船”が触知できたなら，これが羊膜嚢である。羊膜腔の直径は授精後 30 日で 1.5 cmほどであるが，授精後 50 日目になると直径 3.5～4.0 cmほどになる。

羊膜嚢まで触れずとも，左右の子宮角をそれぞれ触り優しく圧をかけたとき，妊娠子宮角では子宮壁がやや薄く緊張し，軽く反発するので，左右で触感が異なるのを確認することでも良いと考える。

授精後 60 日以降は子宮角も羊膜嚢もかなり大きくなり，子宮角全体を触知するのが困難になるため，羊膜嚢触知は難しくなる。

２．胎膜触知法（胎膜スリップ）

胎膜触知法（胎膜スリップ）は授精後 35 日から実施可能とされているが，実際には 40 日以降に行うのが良いと考えている。この方法は，親指と人指し指または中指で子宮を掴みあげ，子宮と直腸が指の間から滑り落ちる前に**胎膜が滑り落ちる感触**を触知する方法である。

子宮角の根元を見つけ，子宮角を親指と人差し指・中指で挟む（図９Ａ）。慣れないうちは**子宮角全体をしっかりと挟むと，胎膜の滑り落ちる感触が分かりやすい**。図９のように子宮が凹むほどしっかりと挟む。そして，子宮角を挟んだままゆっくり上に上げていく（図９Ｂ）。子宮角のおよそ半分くらいを過ぎてくると子宮内で**「ズリッ」とした感触**が得られる。これが胎膜の滑り落ちる感触である。著者の感覚としてはスルッと抜けるというより**「ズリズリ」という感触に近い**。慣れてくると，子宮角をつまんでその場で指をすり合せてズリズリという感触を得ることで，妊娠の有無を判定できる。この方法であれば子宮角全体を触診せずとも，子宮角の根元部分を触診することで鑑定ができる。

胎膜スリップは授精後60日以降でも有効な方法である。特に60日前後から胎膜は非妊娠角にも十分に入り込み，また妊娠角よりも子宮壁の緊張が少ないことから，胎膜スリップを非妊娠角の根元で行っても十分に判断することができる（図10 A）。

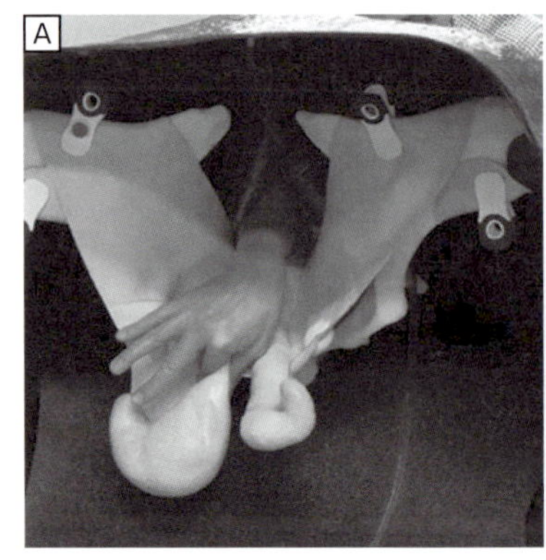

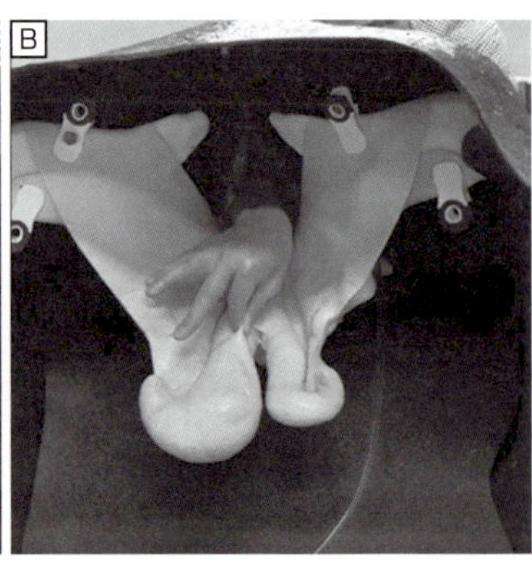

図9　胎膜触知法（胎膜スリップ）の流れ
A：親指と人差し指・中指で掴みあげる。図のようにしっかり挟む。
B：そのままゆっくり上に上げる。図はちょうど胎膜が滑り落ちて抜けたタイミングとなる。

3．左右子宮角の非対称性

授精後45日以降になると，妊娠子宮角と非妊娠子宮角の直径差が大きくなるため，左右子宮角の差で妊娠判定できるようになる。このとき，妊娠角では胎水の増加により，子宮壁はかなり薄く感じられ，掌で押したり軽く挟んだりすると張りがあり，柔らかい膨らみを感じることができる（図10 B）。この方法で注意することは，子宮蓄膿症や子宮粘液症との鑑別である。子宮蓄膿症や子宮粘液症の場合は，両子宮角が同じように膨らむこと，また胎膜スリップを行った際に「ズリッ」とした感触がない。そのため胎膜スリップも行い，胎膜が滑り落ちる感触を確かめることが確実な鑑定になると考えている。

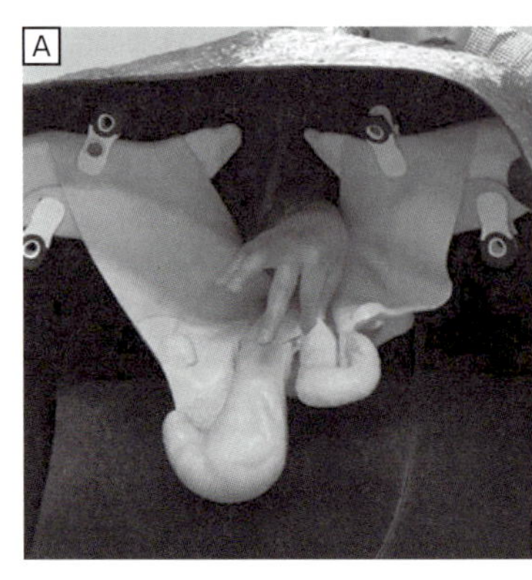

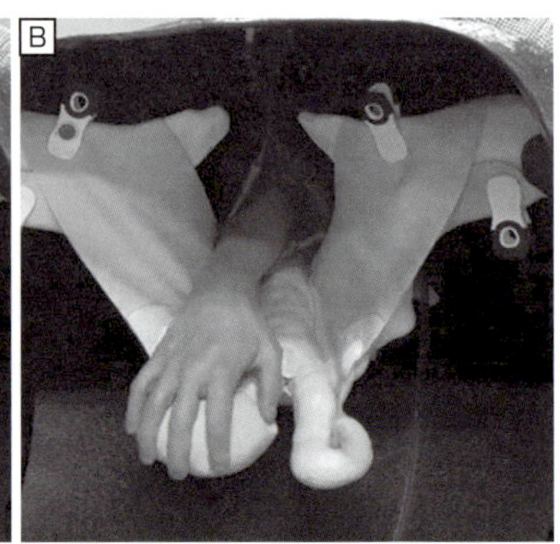

図10　授精後60日前後での左右子宮角の大きさの評価と胎膜スリップ
A：胎膜スリップを非妊娠子宮角で行っているところ。
B：妊娠子宮角の触知。

4．子宮動脈の触診

授精後90日以降になると，胎子の成長と胎水の増加に伴い子宮が腹腔内に沈下するため，子宮を把握することが困難になってくる。この場合は，妊娠子宮角に向かって走行している**子宮動脈（中子宮動脈）の直径の増大と血流増加に伴う明確な拍動**を触知することで，妊娠を確認することができる。この方法は子宮動脈を見つけることが重要である。子宮動脈の触診は授精後85日以降からできるようになる。

まず，手を骨盤の縁が触れるまで奥に挿入する。そして，骨盤の縁に沿って上の方（左右どちらか）まで手を移動させる。10～11時または1～2時の位置に，拍動する太い血管が集まっているところが確認できる。その位置から斜め45度の角度で，骨盤内の壁面を触りながら手前に移動させていくと，子宮に向かう太さ8～10㎜ほど（妊娠時期により太さは異なる）の血管があり，それが子宮動脈となる。非妊娠角側の子宮動脈の太さは５㎜ほどで拍動もはっきりとしない。妊娠角側の血管を挟むと,「**ザーッ，ザーッ**」という感触があるのも特長である。特に妊娠５カ月以降になると子宮が触知できなくなるので，この時期の子宮動脈の触診はとても有効な方法である。

おわりに

直腸検査は言葉での説明が難しいため，自分の経験や感覚をたよりに解説したところもある。必ずこの方法でなければならないということはないが，直腸検査を行うにあたり，紹介した手法が少しでも参考になれば幸いである。

直腸検査において重要なことは,「**直腸検査に自信を持つことは大事だが，自分の腕を信頼しすぎてはいけない**」ことだと考えている。生殖器を実際に目で見ているわけではなく，触診で評価しているので，判断が難しい，場合によっては誤診することもあると思う。そのため，著者は卵巣の触診でも,「本当に黄体なのか？　卵胞の可能性はないか？」と常に疑いを持ちながら触診することを意識している。そして，外部徴候などの情報も合わせながら，総合的に判断し決断を下すべきと考えている。診断が正しければ精度の向上につながり，間違えたのであれば，なぜ間違えたのかを考える機会になる。この繰り返しが，直腸検査の習熟につながると考えている。

第３章　繁殖検診

3-3　超音波検査による繁殖検診

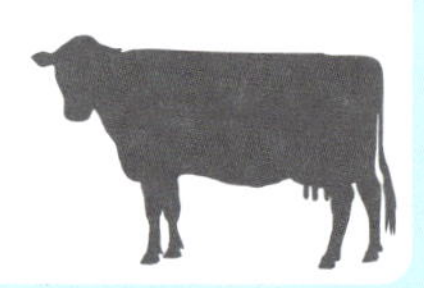

はじめに

超音波画像診断装置が小型化したことで，繁殖領域での超音波検査の利用はその有用性と相まって，一般化してきている。超音波検査では，画像により子宮および卵巣の内部を視覚的に評価することができるため，直腸検査に比べ卵巣内構造物（黄体，卵胞）の有無やサイズ，子宮内容物の有無や量を，より高い精度で評価できる点で非常に優れている。

しかしながら，超音波検査で描出された卵巣および子宮の画像所見について，正常か異常か悩ましいケースもあると思う。本項では，繁殖検診で描出される卵巣および子宮の超音波画像を示しながら，正常所見，異常所見を解説していく。

卵巣の描出とその評価

超音波検査で卵巣の状態を正確に把握することは，牛群全体の繁殖成績の評価，卵巣の異常の有無，その後の処置の判断を行ううえで非常に重要である。

卵巣の評価については，発情周期中の正常な卵巣の画像所見，機能性黄体と退行黄体の画像所見，生存卵胞と閉鎖卵胞の画像所見，嚢腫様黄体と卵巣嚢腫（卵胞嚢腫と黄体嚢腫）の画像所見，の４項目を解説する。

１．発情周期中の正常な卵巣の画像所見

発情周期中の卵巣内構造物（卵胞，黄体）がどのように発育していくのかを知ることで，検査時の牛の卵巣所見から生理状態をより正確に評価できると考えている。

卵胞は卵胞液とそれを取り囲む卵胞膜により構成されており，そのほとんどを卵胞液を含む卵胞腔が占める。そのため，超音波検査において，卵胞は黒色の球体（超音波は液体に対して透過性が高く反射しないため）とその周囲を灰色～白色のエコージェニックな薄いライン（卵胞膜）が取り囲んでいる構造物として描出される（図１A）。

黄体は成熟卵胞の排卵後に形成される構造物である。黄体を構成する細胞を見てみると，約50％は血管細胞であり，黄体ホルモン（プロジェステロン：P_4）を産生する黄体細胞は約25％，その他の細胞が約25％と，黄体は血管が最も豊富な組織の１つであることが知られている。機能性黄体では組織が主体であるが，血流（超音波画像で黒色に描出）も豊富であるため，卵巣実質より黒味の強い

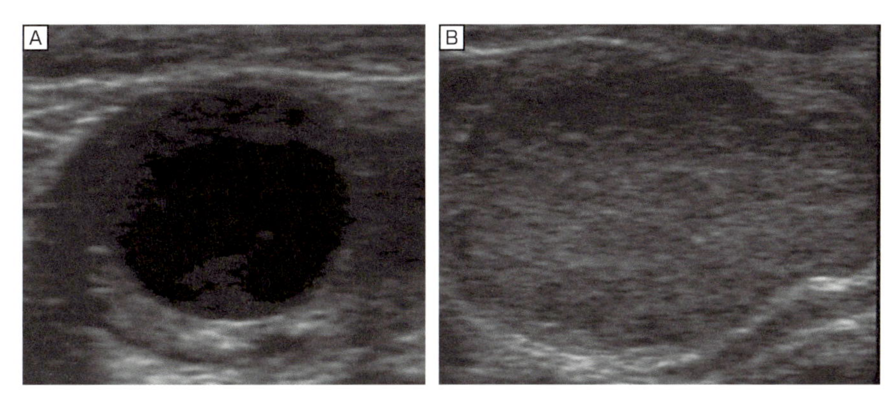

図１ 卵胞と黄体の超音波画像〔LOGIQ Book（GE ヘルスケア・ジャパン㈱）：8.0 MHz〕
A：卵胞，B：黄体。

灰色の色調となり，ある程度均一な色調を有する構造物として観察される（図１B）。

発情周期中では黄体の発育に加えて，２～３回の卵胞群の発育（卵胞波）が発現し，それぞれの卵胞波からは直径≧10 ㎜の主席卵胞が発育する[1)]。そのため，黄体期の卵巣を観察すると，≧20 ㎜の黄体と≧10 ㎜（20 ㎜近くまで発育するものもある）の卵胞が少なくも１つは確認されることが多い。図２に発情周期中の卵巣の超音波画像を示していく。発情日を Day 0，排卵日を Day 1としている。

１）Day 8（図２A）

左卵巣に構造物は認められない。右卵巣に 11 ㎜の内腔を有する直径 20 ㎜の黄体と 18 ㎜の卵胞が観察される。この黄体は嚢腫様黄体であるが，一般的に嚢腫様黄体は内腔を有さない黄体で機能的には問題ないことが多い（この点については後述する）。卵胞は第１卵胞波の主席卵胞で，Day 5 以降であれば≧10 ㎜になる。Day 8～12 までは発育・生存している。

２）Day 11（図２B）

左卵巣に構造物は認められない。右卵巣に８ ㎜の内腔を有する直径 21 ㎜の黄体と，16 ㎜の卵胞が観察される。嚢腫様黄体は，日数の経過に伴い内腔が小さくなりやがて消失する黄体もあるが，そのまま大きさが維持するものもある。卵胞（第１卵胞波の主席卵胞）は卵胞壁の様子からまだ生存していると考えられる。

３）Day 14（図２C）

左卵巣に６ ㎜の卵胞が観察される。右卵巣に５ ㎜の内腔を有する直径 20 ㎜の黄体と 16 ㎜の卵胞が観察される。左卵巣の小卵胞は第２卵胞波の主席卵胞になる卵胞である。右卵巣の卵胞は卵胞壁の内側が粗造で卵胞腔も歪んでおり，閉鎖している。生存卵胞と閉鎖卵胞の違いについては後述する。

４）Day 18（図２D）

左卵巣に 14 ㎜の卵胞が観察される。右卵巣に 14 ㎜の黄体と 16 ㎜の卵胞が観察される。黄体は退行しており，Day 14 に比べて縮小していることが分かる。右卵巣の卵胞は閉鎖した第１卵胞波の主席卵胞であるが，縮小せずに大きさが維持されている。第１卵胞波の主席卵胞は閉鎖後もすぐには縮小せず，その後の５日前後は≧10 ㎜のサイズで維持されるが，発情日までには≦10 ㎜に縮小す

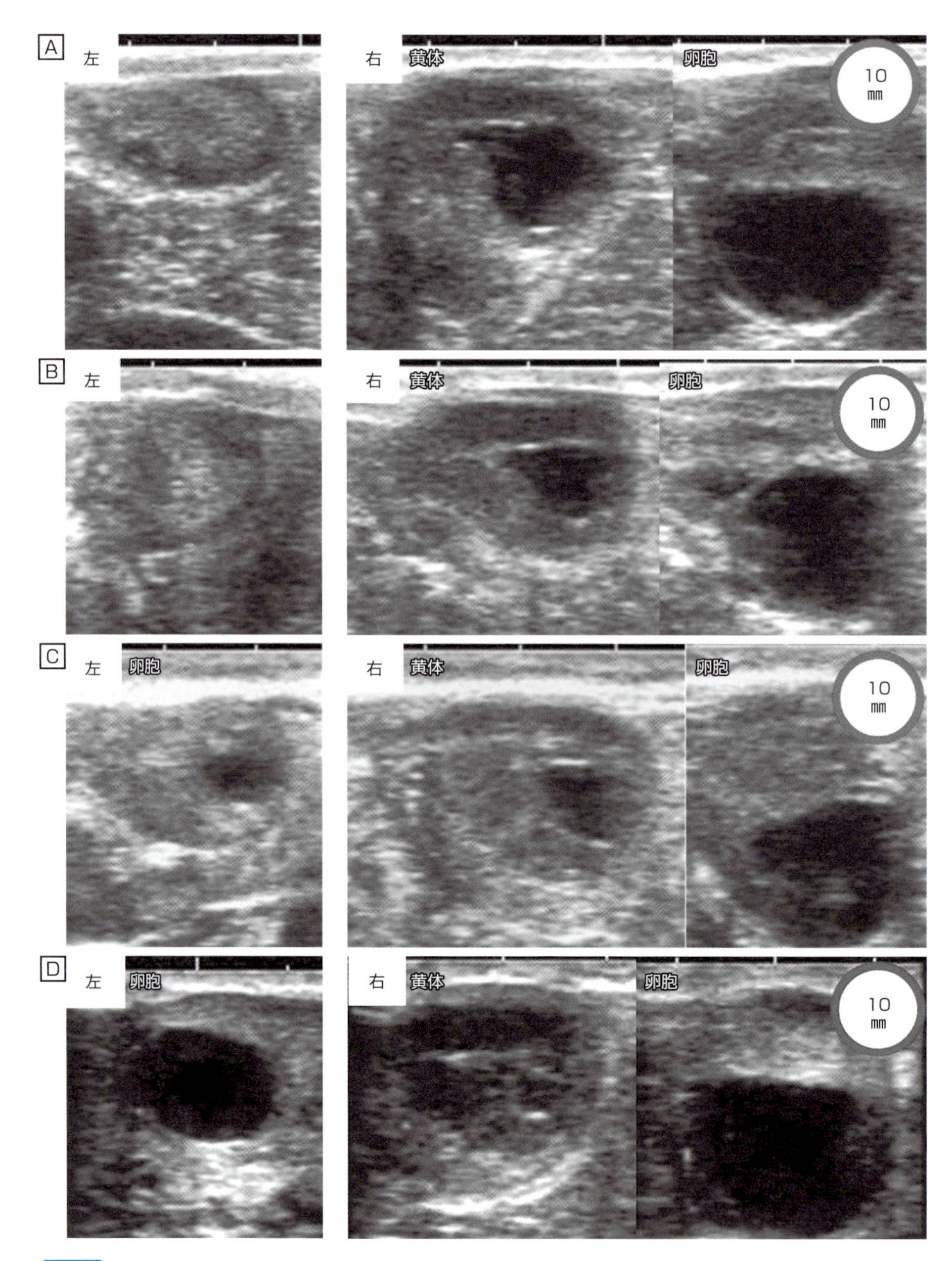

図2 発情周期中の正常な卵巣の超音波画像〔HS-101V(本多電子㈱)：5.0 MHz〕

A：Day 8：左；なし，右；20 ㎜黄体，18 ㎜卵胞。
B：Day 11：左；なし，右；21 ㎜黄体，16 ㎜卵胞。
C：Day 14：左；6 ㎜卵胞，右；20 ㎜黄体，16 ㎜卵胞。
D：Day 18：左；14 ㎜卵胞，右；14 ㎜黄体，16 ㎜卵胞。
次ページへつづく

ることがほとんどである。図2は，発情時まで閉鎖した第1卵胞波の主席卵胞が維持された例である。

5）Day 20（2周期目の Day 1，図2E）

左卵巣には構造物は認められない。右卵巣に16 ㎜の卵胞が観察される。Day 18 の左卵巣の卵胞

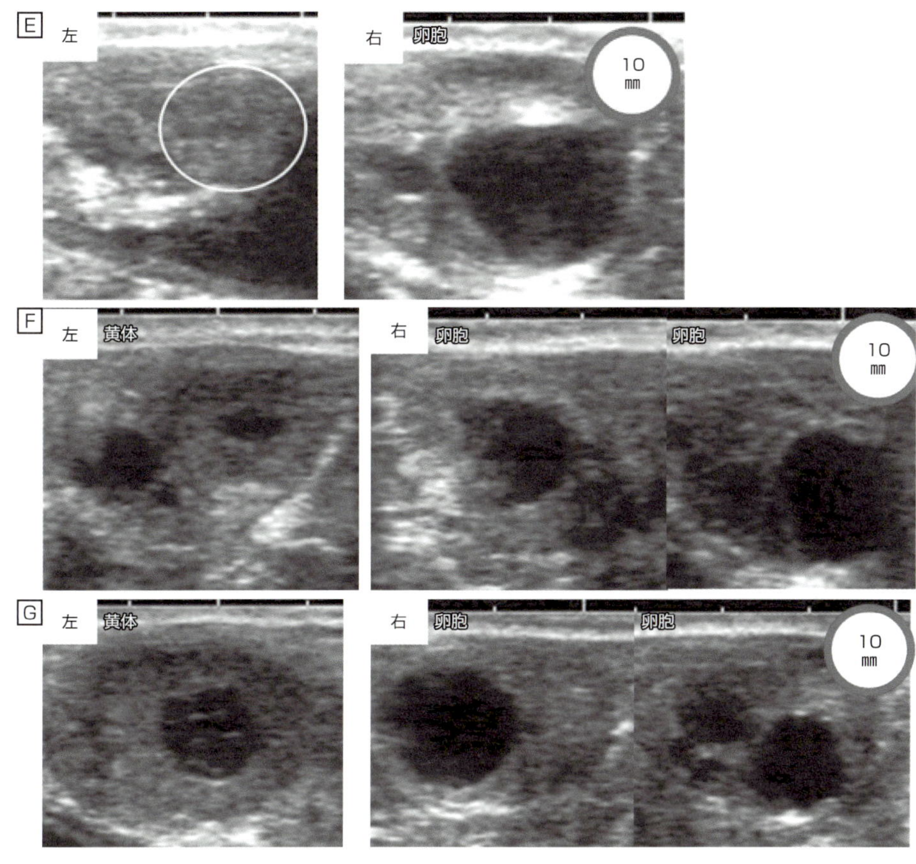

図２　発情周期中の正常な卵巣の超音波画像（HS-101V：5.0 MHz）（つづき）

E：Day 20（2周期目の Day 1）：左；排卵跡（白丸），右；16 ㎜卵胞。
F：Day 23（2周期目の Day 4）：左；13 ㎜黄体，右；10 ㎜卵胞，10 ㎜卵胞。
G：Day 29（2周期目の Day 10）：左；23 ㎜黄体，右；14 ㎜卵胞，8 ㎜卵胞。

が排卵し，排卵跡が観察される（図２Ｅ白丸）。右卵巣には前周期の閉鎖した第１卵胞波の主席卵胞が大きさを維持して残っている状態である。このように前の周期の閉鎖卵胞が次の周期に入っても大きさを維持することもあるが，このような状況は非常に稀である。

6）Day 23（2周期目の Day 4，図２Ｆ）

左卵巣に 13 ㎜の黄体が観察される。右卵巣に 10 ㎜の卵胞が２つ観察される。右卵巣の左の卵胞は新たに発現した第１卵胞波の主席卵胞，右の卵胞は前周期の閉鎖した卵胞である。

7）Day 29（2周期目の Day 10，図２Ｇ）

左卵巣に８ ㎜の内腔を有する直径 23 ㎜の黄体が観察される。右卵巣に 14 ㎜と８ ㎜の卵胞が観察される。前周期の閉鎖卵胞は<10 ㎜となり，第１卵胞波の主席卵胞の方が大きくなっていることが分かる。

図２で示したように，Day 5 以降になると，≧20 ㎜の黄体とともに≧10 ㎜の卵胞が観察されるようになる。

超音波検査では黄体に加えて，卵胞の存在も確認・記録しておくことで，牛の繁殖生理状態をよ

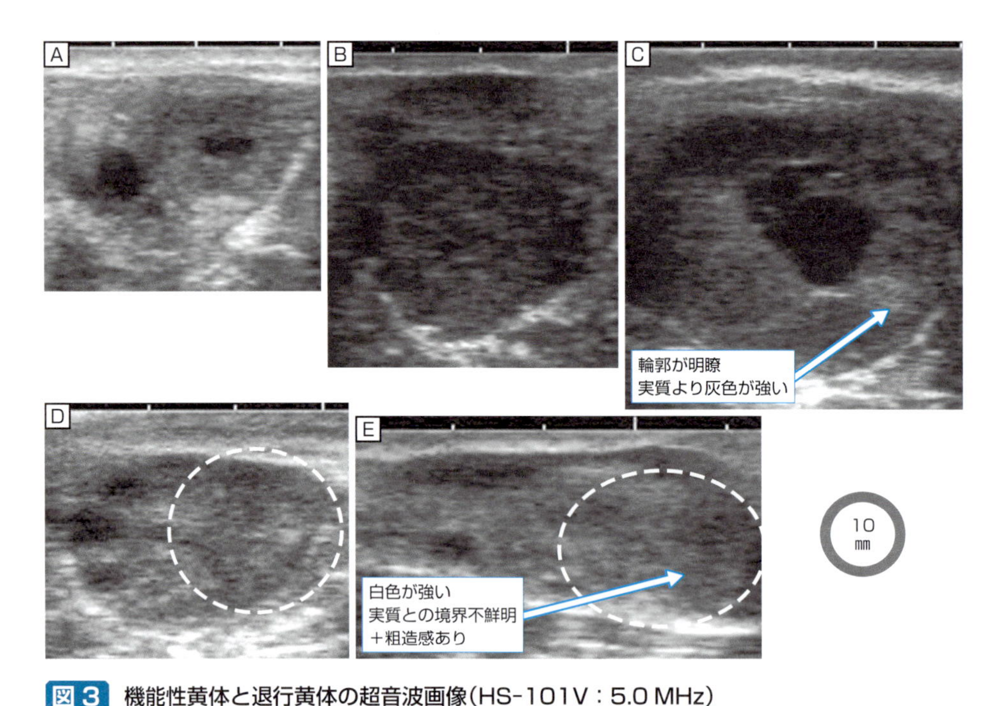

図３ 機能性黄体と退行黄体の超音波画像（HS-101V：5.0 MHz）

A：機能性黄体（Day 4），B：機能性黄体（Day 7），C：機能性黄体（Day 10），D：退行黄体（Day 20），E：退行黄体（Day 21）。

り正確に捉えることができ，発情周期の特定やホルモン処置に対する反応性，その後の発情発現時期の特定に応用できると考えている。

2．機能性黄体と退行黄体の画像所見

超音波検査で黄体を評価する場合，その存在，そして大きさ（サイズ）を評価することがほとんどであると思う。しかしながら，黄体機能を評価するときにはサイズだけでなく，超音波画像上での黄体の色調も評価することで発情周期の推測などに利用できると考えている。

P_4を十分に産生・放出する黄体（機能性黄体）は，≧20 mm（黒毛和種では≧18 mm）の大きさを有し，卵巣実質より灰色の色調が強く，ある程度均一な色調を有する構造物として観察される（図３Ａ～Ｃ）。一方，機能を完全に消失した黄体（退行黄体）は，そのサイズは＜20 mmとなり，機能性黄体と比較して白色が強く，卵巣実質との境界が不明瞭となる。また，画像上での黄体断面部分の粗造感が高まり，やや不均一な構造物として観察される（図３Ｄ，Ｅ）。黄体のカラードプラ画像において，機能性黄体では血流が豊富に認められるのに対して，退行黄体では血流が観察されなくなる[2)]。超音波検査では液体は黒く，そして軟組織は白く観察されることを前述した。このことから，機能性黄体では血流が豊富なため，灰色が強い構造物として描出される（図４Ｃ）。一方で，退行黄体では血流がほとんど存在していないため，白色が強い構造物として観察されると考えられる（図４Ｂ）。黄体の色調を利用すると，図３Ａのように＜20 mmの発育中の黄体であっても灰色が強く，機能性黄体であることが判断できる。

さらに，超音波検査により黄体を連日観察していくと，発情周期の17日前後で黄体の色調の黒色が強くなる現象が観察されることがある（図４Ａ）。退行開始のスイッチが入ると黄体の血流は一時

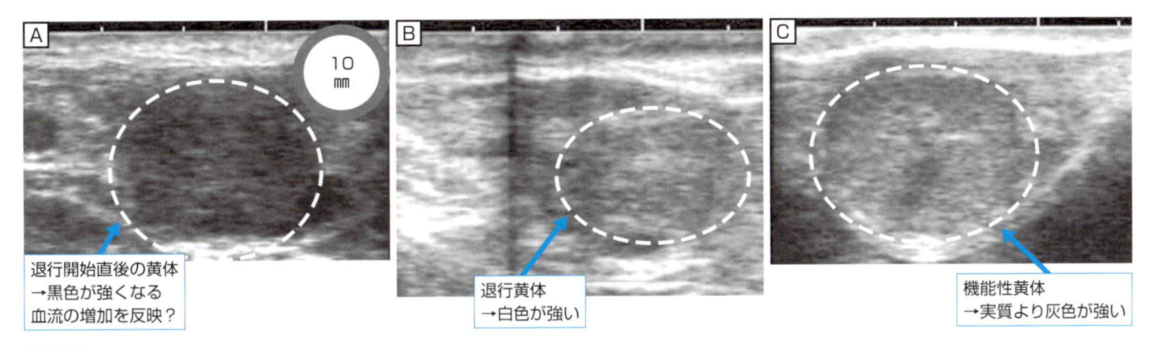

図４　退行開始直後の黄体，退行黄体，機能性黄体の超音波画像（HS-101V：5.0 MHz）

A：退行開始直後の黄体（Day 17），B：退行黄体（Day 21），C：機能性黄体（Day 4）。

的に増大し，その後急激に減少すること，また黄体を連日観察していくと，発情周期の17～18日に血流量が上昇することが示されている[2)]。過去の報告で，超音波検査により得た黄体の画像を解析し，グレースケールの色調の濃淡を評価したところ，発情周期の16～18日に黒色が強くなることが示されている[3)]。これらのことを総合して考えると，黄体の一時的な黒色化は，黄体退行開始に伴う一時的な血流量の増加を反映している可能性が推測される。これは著者の経験になるが，この黒色化は観察後１日以内に認められなくなり，さらにその３～４日後に発情が観察されることが多い。通常の繁殖検診などでは，このような黄体を観察する機会は多くはないかもしれないが，黒色の強い黄体を観察したときは発情周期の推測や発情発現の予測などに利用している。

３．生存卵胞と閉鎖卵胞の画像所見

超音波検査で観察した発育中の卵胞，生存している卵胞は，卵胞腔内の黒色の度合いも強く，全体的に色調が均一な球体として観察されることが経験的に言える（図５A，B）。また，卵胞壁はやや厚みがあり内側はスムースで，卵胞壁に沿って無エコーラインが観察され，きれいな球体という印象を受けることが多い。しかしながら，閉鎖卵胞では卵胞腔がやや歪み，また卵胞壁の内側の粗造感が増し，卵胞壁の厚みが不均一となるのが観察される（図５C，D）。また，卵胞壁に関しては発育中の主席卵胞と比較して，閉鎖した卵胞では白色の度合いが高くなることが示されている（図５）。これらは卵胞が閉鎖すると，卵胞壁の張りがなくなり，卵胞壁内側の顆粒層細胞が剥離していき，卵胞の形状が歪み，卵胞壁内側が粗造になり，さらに卵胞壁への血流が減少するため[4)]，卵胞壁の白色の度合いが強くなるのではないかと考えられる。

ただし，排卵直前の卵胞においても，卵胞腔の歪み，そして粗造な卵胞壁が観察されることがある。図６Aは発情時（排卵30時間前）における卵胞であり，卵胞壁には断面の歪みも少なく張りがあり，内側もスムースである。一方で，排卵直前（排卵６時間前）になると，卵胞腔が歪み，卵胞壁は厚みが増し，粗造感が強くなる様子が観察されるようになる（図６B）。過去の報告で，排卵が近づくにつれ，顆粒層細胞で粘液物質の産生が進み，顆粒層細胞の厚みが増すことが示されている[5)]。この現象が卵胞内側の粗造化に関わっていることが推測される。また，排卵に伴い卵胞内では炎症様の変化が進行し，卵胞壁の消化反応が進行するため，卵胞壁は粗造化し，さらに一部の卵胞壁が薄くなっていく[6)]。それにより，卵胞壁の緊張が減少し歪みが生じると考えられる。閉鎖卵胞では卵胞壁の厚みがない点で，区別することができる。排卵直前の卵胞腔内にエコージェニックな粒子

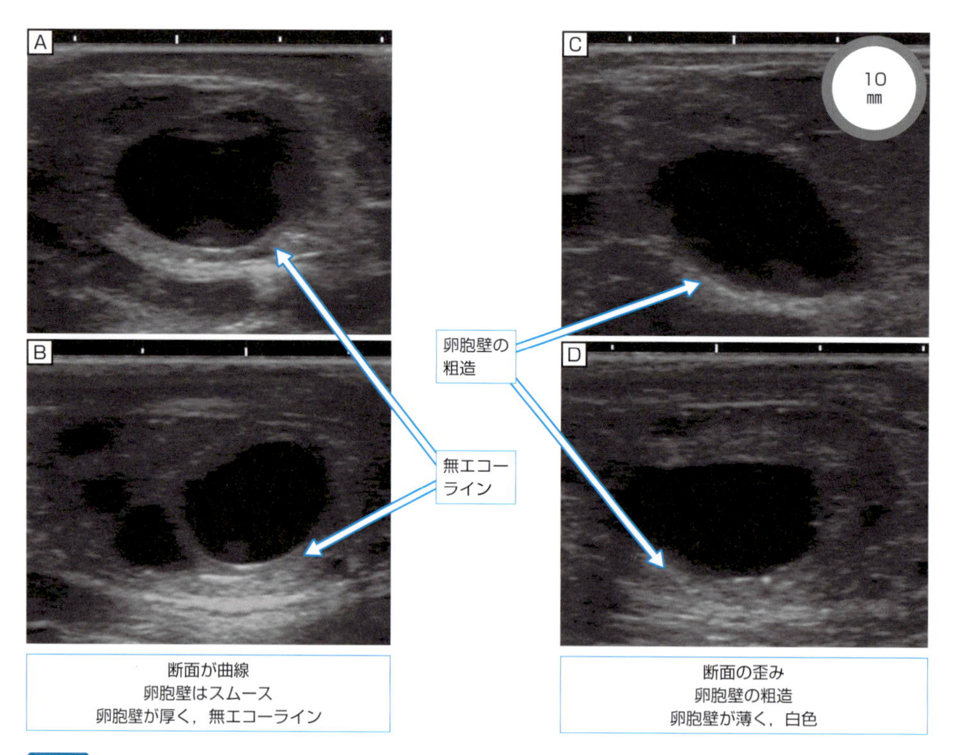

図 5　生存卵胞と閉鎖卵胞の超音波画像〔HS-1600V(本多電子㈱)：7.5 MHz〕

A，B：生存卵胞。C，D：閉鎖卵胞。

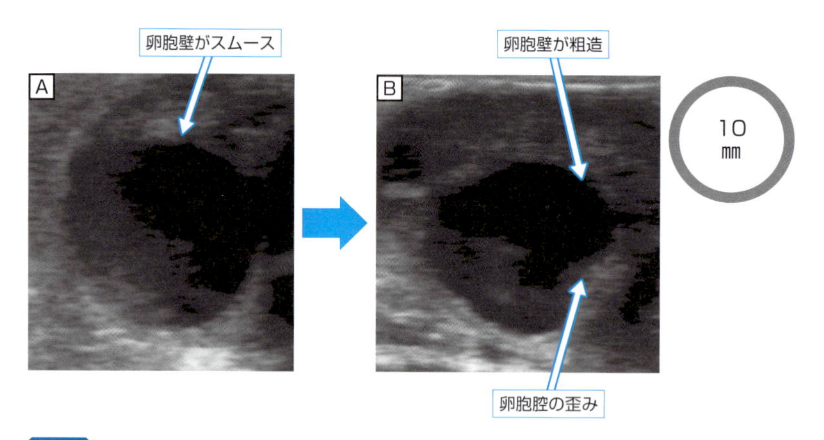

図 6　発情時と排卵直前の卵胞の超音波画像(LOGIQ Book：8.0 MHz)

A：発情時(排卵 30 時間前)，B：排卵直前(排卵 6 時間前)。

状のものが観察されることがあるが，これは脱落した顆粒層細胞などが浮遊しているものと考えられ，異常な所見ではないので心配する必要はない。

4．嚢腫様黄体と卵巣嚢腫(卵胞嚢腫と黄体嚢腫)の画像所見

上述したように，内腔がある嚢腫様黄体は内腔がない黄体と比較して，機能的に低いことはなく，むしろ血中 P_4 濃度は高いという報告がある[7)]。嚢腫様黄体の内腔は，その大きさが 5 ㎜ほどのもの

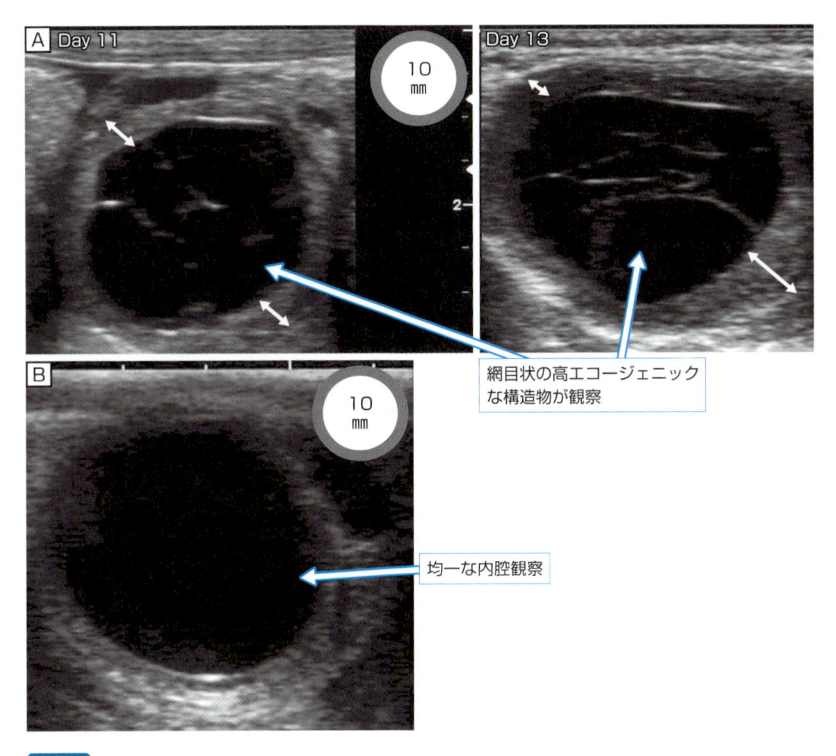

図7 嚢腫様黄体と卵胞嚢腫の超音波画像
A：嚢腫様黄体(LOGIQ Book：8.0 MHz)，B：卵胞嚢腫(HS-1600V：7.5 MHz)。

から30㎜ほどになるものもあり，超音波検査でも黄体壁の存在がはっきりと認められないものも存在する。このとき，卵胞嚢腫か黄体嚢腫かの区別が困難なことがある。卵胞嚢腫の病態は卵胞が排卵せずに≧20～25㎜まで大きく発育した状態のことであり，黄体嚢腫の病態は卵胞嚢腫が排卵せずに卵胞壁が黄体化した状態のことである。嚢腫様黄体と決定的に異なるのは，発情・排卵がないことである。

排卵の過程において，卵胞内では炎症様の反応が進行し，滲出液が出てくるが，その滲出液が排卵後の卵胞腔内に蓄積したものが嚢腫様黄体の内腔を形成していると考えられる。その際に，血液が流入し凝固することがある。経験上ではあるが，嚢腫様黄体の内腔には，高エコージェニックな網目状の構造物が観察されることが多い(図7A)。一方，卵胞嚢腫および黄体嚢腫の腔内には網目状の構造物は認められず，卵胞腔は均一な黒色の色調であることがほとんどである(図7B)。そのため，著者が壁の薄い構造物を確認したときには，内腔の状態を評価し，内部に少しでも網目状の構造物が確認されれば，壁が薄くとも嚢腫様黄体と判断している。

過去に網目状の嚢腫様黄体の内腔を穿刺し内容液を吸引したところ，血漿様の液体と線状の凝固した血液が回収された。また，稀に内腔内に高エコージェニックの円形の構造物(目玉焼き状の形態)が認められることがあるが，こちらも異常な所見ではなく，排卵後の卵胞腔内に流入した血液が凝固したものであり，その後の繁殖機能に影響は与えない。採卵(OPU)を行った後の卵胞穿刺部分に形成されることもあるが，こちらも卵胞穿刺により流入した血液が凝固したものであり，また，この存在がその後の繁殖機能に影響を与えることはないと考えている。

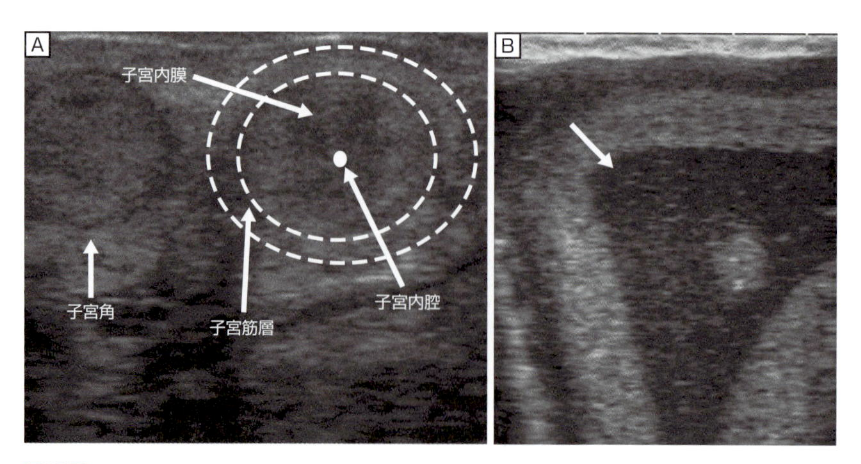

図8　超音波画像診断装置による子宮の描出〔iMAGO(㈱フロンティアインターナショナル)：7.5 MHz〕

A：子宮の横断面画像，B：子宮の異常所見。高エコージェニックな粒子を含んだ貯留物(矢印)が観察される。

子宮の描出とその評価

超音波検査による子宮評価は，子宮内容物が直腸検査に比べてより高い精度で評価できるため，その特性が最も活かされると考えている。子宮の評価は，子宮の超音波画像所見と子宮内容物所見，正常な妊娠子宮と胚死滅所見，の２項目について解説していく。

1．子宮の画像所見と子宮内容物所見

左右子宮角の横断面画像を図８に示す。子宮断面は球～楕円形に描出される２重の輪として観察される(図８A)。血管層となる無エコーラインを境にして，内側は子宮内膜，外側は子宮筋層になる。また，中心部分が子宮内腔になるが，正常な子宮であれば子宮内腔が観察されることはない。

子宮内膜炎や子宮蓄膿症に罹患していると，子宮内腔に高エコージェニックな粒子を含んだ貯留物が観察される(図８B)。このような状態であれば，子宮に異常があると容易に診断できるが，子宮内膜上に高輝度な線状エコー像(エコージェニックライン)が確認されることがある。エコージェニックラインが観察されることは，子宮内膜に超音波を反射させる何らかのものがあり，子宮内膜炎の存在を示唆していると考えられている。しかしながら，得られた画像所見と実際の子宮内容物との関連性は十分に評価されていない。そこで，著者は子宮の超音波画像所見と実際の子宮内の性状との関連性を評価した。

①超音波検査で，子宮の横断像ではなく，縦断像を描出する。このように描出することで子宮内腔を広範囲に評価でき，アーティファクトによるエコージェニックラインがあるかを評価できると考えたからである。

②子宮の超音波画像所見を取得した後，バルーンカテーテルを子宮内に挿入し，生理食塩水 50 mL を子宮内に注入する。

③子宮を軽く揉んだ後，子宮内灌流液を回収し，その性状を記録する。

子宮の超音波画像所見を，A：エコージェニックラインなし，B：エコージェニックラインが縦断長に対して50％未満，C：エコージェニックラインが縦断長に対して50％以上，D：無エコージェニック貯留物，E：エコージェニック貯留物，の５つに分類し，試験を行った結果の一部を図９に示す。

エコージェニックラインが観察されない個体は，細胞片が多少観察されるが，著しく異常な所見は認められなかった（図９A）。エコージェニックライン＜50％では，少量の凝固した血液が確認される個体がいたが，膿片などではなく正常に近い状態であった（図９B）。一方で，エコージェニックライン≧50％では，膿片混じりの凝固した血液，白色の膿片が回収され，子宮内膜炎と判断された個体が多かった（図９C）。無エコージェニック貯留物が確認された個体では，粘液または汚染のない粘液混じりの血液が確認された（図９D）。エコージェニック貯留物が確認された個体は，多量の膿が確認された（図９E）。

このことから，エコージェニックラインは子宮内膜の炎症を示唆することが示されたが，エコージェニックラインが縦断面に対してまばらに認められる，またはエコージェニックラインの輝度が弱い場合は，子宮に異常は認められないことも示唆された。この点については，

A：エコージェニックラインなし

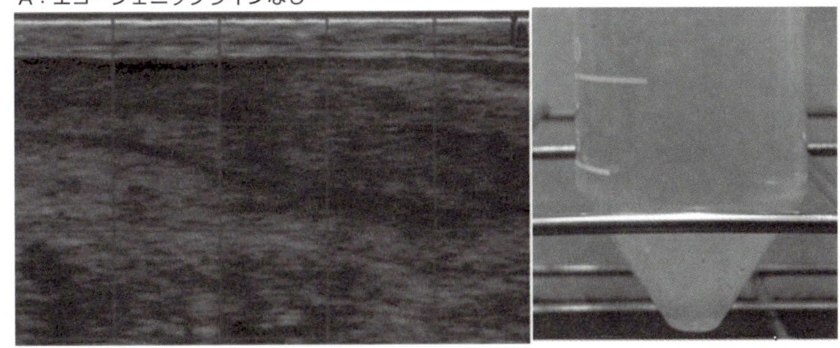

B：エコージェニックラインあり（＜50％）

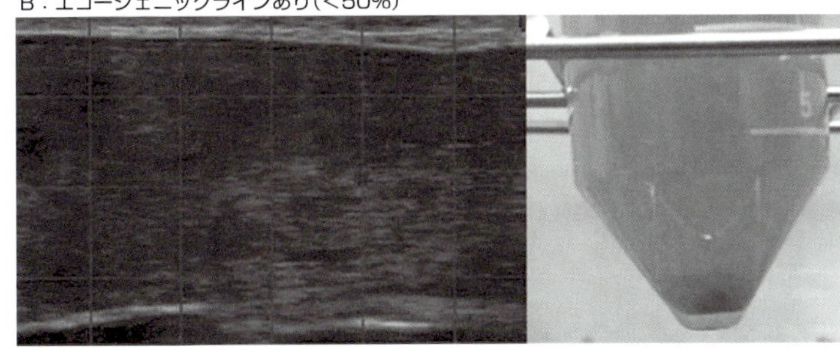

C：エコージェニックラインあり（≧50％）

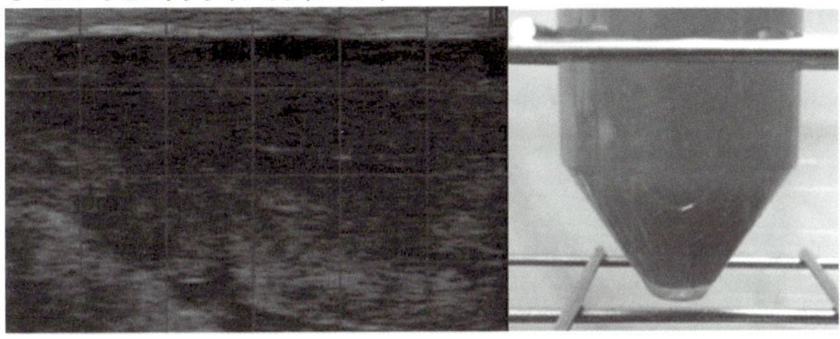

D：無エコージェニック貯留物

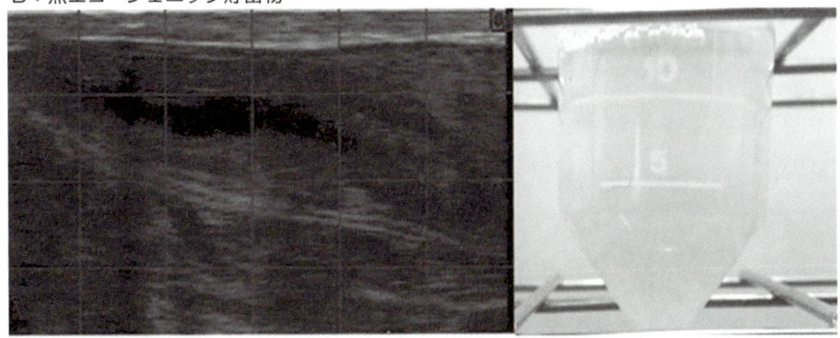

E：エコージェニック貯留物

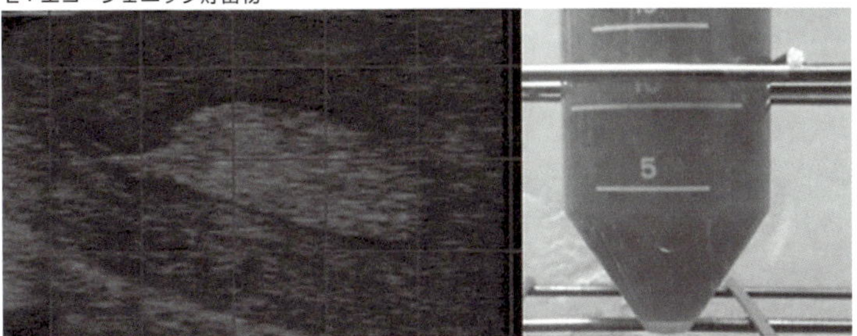

図９ 子宮の超音波画像所見と子宮内容物（iMAGO：7.5 MHz）
p.8，カラー口絵

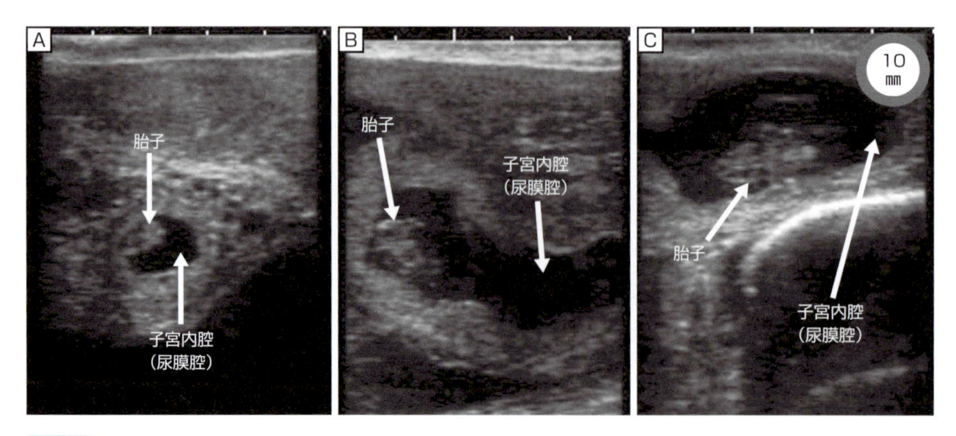

図10 26，28，30日齢の胎子の超音波画像（HS-101V：5.0 MHz）
A：26日齢，B：28日齢，C：30日齢。

今後もデータ数を増やして検証していく必要がある。そして，処置に入る必要のある個体の指標を探索できればと考えている。

2．正常な妊娠子宮と胚死滅所見

超音波検査が使用される頻度として最も多いのは妊娠鑑定ではないかと思う。授精後26日から子宮内腔（尿膜腔）が観察されるようになり，その子宮内腔に胎子が見つかることで妊娠鑑定ができる。超音波検査では胎子の心拍を確認することが重要であり，心拍が認められなければ，胚死滅，心拍数が遅い，または極端に早ければ胚死滅の前兆であることが考えられる。そのような所見が認められた場合，早いタイミングで再鑑定をする必要がある。以下に，胎齢ごとの超音波画像所見を示していく。

1）26，28，30日齢の胎子

26日齢では子宮内腔は1.0 cmほどで子宮角の一部に腔が観察され，その中に0.5 cmほどの大きさの胎子が観察される。壁に張りつくように位置していることもあり，見分けがつきにくいときもあるが，心拍の確認により胎子であることが確認できる（図10 A）。28日齢になると，胎子は大きくなるので観察しやすくなる（図10 B）。また内腔も大きくなり，超音波検査で子宮を観察したときに見つけやすい。胎子は1.0 cmほどになるが，まだ形態は牛の形とはほど遠いものである。30日齢になると胎子も2.5～3.0 cmほどになり，その存在も心拍も発見しやすくなる（図10 C）。

2）35～40，60～65日齢の胎子

図11 Aに35～40日齢の胎子の縦断面を示した。ここまでくると頭部がどちら側なのかが分かるようになり，子宮内腔もかなり大きくなり4.0～5.0 cmほどになる。また，この時期から羊膜が確認できるようになり，羊膜腔と尿膜腔の区別もできる。さらに，小さな子宮小丘も確認できるようになる。60～65日齢になると頭，頚，胴体，四肢などがはっきり区別でき，牛の形態になり，臍帯も確認できるようになる（図11 B）。授精後60日前後では子宮小丘がはっきりと確認できるようになり，子宮小丘の大きさからも胎子のおおよその日齢を確認できる（図11 C）。

3）双子の確認

超音波検査では子宮内を描出できるため，双子妊娠であるか否かを高い精度で診断できる。図12

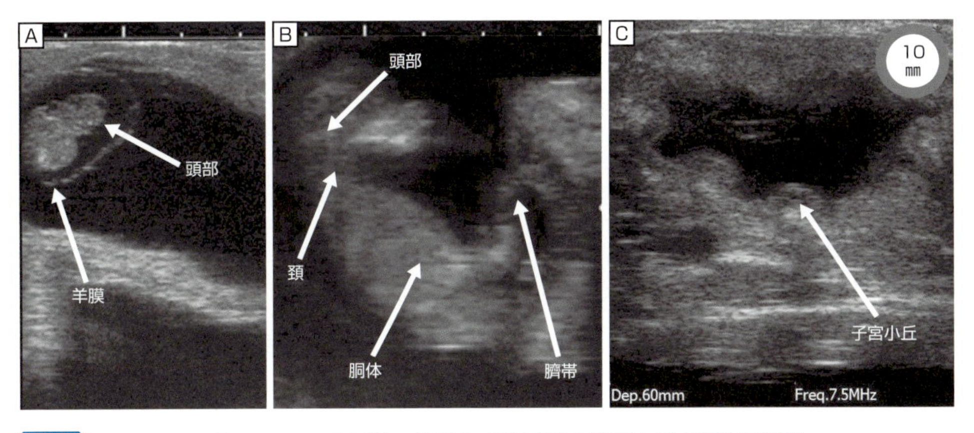

図11 35～40 日齢・60～65 日齢の胎子と 60 日齢の子宮小丘の超音波画像〔DRAMINSKI iScan2(㈱メディカル・タスクフォース)：7.5 MHz〕

A：35～40 日齢の胎子，B：60～65 日齢の胎子，C：60 日齢の子宮小丘。

は，同じ子宮角内に双子がいる状態を描出している。羊膜腔が2つ存在し，胎子が2頭いるのが確認できる。このとき，それぞれの尿膜が子宮内腔で接して厚みのある膜をつくり，子宮内で胎子同士を結ぶ1本の線のように見えることがあり，これはツインラインと呼ばれる。ツインラインが見えたら双子である可能性が非常に高いので，必ず2頭の胎子を確認する必要がある。また，黄体が2個ある場合は双子の確率が50%ほどであり，子宮内を探索し双子であるか確認する。

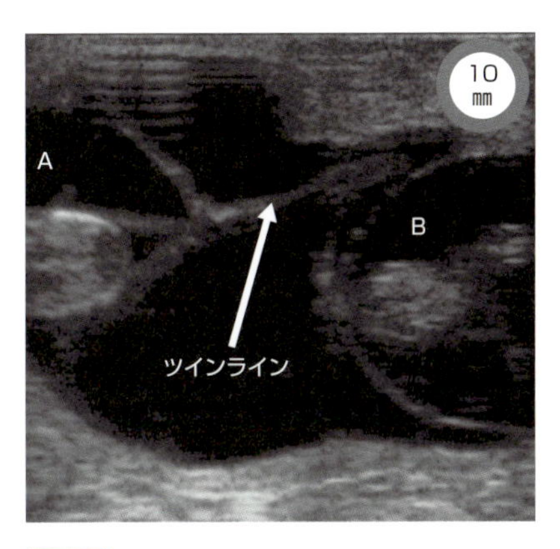

図12 双子の胎子の超音波画像(DRAMINSKI iScan2：7.5 MHz)

4）胚死滅

超音波検査では，胚死滅してしまった牛も高い精度で確認することができる。図 13 Aでは，羊膜腔と尿膜腔は確認できるが，胎子は確認できず，胎子の残存物と思われるものしか確認できない。また，図 13 Bでは内腔は観察されるが，胎子は消失している状態である。この牛たちの黄体は大きく，機能性黄体と判断される。内腔もあるため，直腸検査のみでは診断が難しい症例であるが，超音波検査ではこのような症例も高い精度で判定することができる。

おわりに

超音波検査を牛の卵巣評価に用いることで，卵巣内の卵胞および黄体の存在やそのサイズを正確に評価できることはこれまでにも述べられてきた。本項で，卵胞および黄体の存在やサイズの評価だけではなく，卵胞腔・壁および黄体の色調やその変化，卵胞壁の内側の粗造感や卵胞腔の歪みの有無を観察することで，それぞれの構造物のより詳細な状態を推察することができる可能性を示した。このことから，超音波検査は単純な構造物の存在やサイズの評価だけでなく，その構造物の機能評価にも応用できる可能性があり，牛の繁殖機能の評価をより高い精度で行えるようになると感

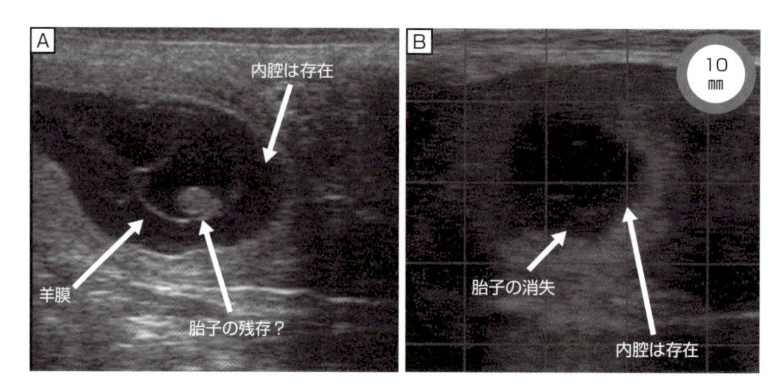

図13 胚死滅の超音波画像（iMAGO：7.5 MHz）

じている。今後，調査や経験値の蓄積により，さらに精度の高い評価ができるようになると考えている。また，子宮評価に用いた場合，妊娠診断や胚死滅を高い精度で診断することができる。加えて，子宮内のエコージェニックラインの存在の有無，子宮内容物のエコージェニックの度合いにより，その内容物の状態をより詳細に評価できる可能性を示した。

文献

1）Wolfenson D, Inbar G, Roth Z, et al.：*Theriogenology*, 62（6）, 1042-1055（2004）
2）Miyamoto A, Shirasuna K, Wijayagunawardane MPB, et al.：*Domest Anim Endocrinol*, 29（2）, 329-339（2005）
3）Tom JW, Pierson RA, Adams GP：*Theriogenology*, 49（7）, 1345-1352（1998）
4）Acosta TJ, Hayashi KG, Matsui M, et al.：*J Reprod Dev*, 51（2）, 273-280（2005）
5）Kerban A, Doré M, Sirois J：*J Reprod Fertil*, 117（1）, 115-123（1999）
6）中尾敏彦，津曲茂久，片桐成二 編：獣医繁殖学 第4版，57-58，文永堂出版，東京（2012）
7）Jaśkowski BM, Herudzińska M, Gehrke M, et al.：*Theriogenology*, 178, 73-76（2022）

第4章

発情同期化・排卵同期化

第4章 発情同期化・排卵同期化

4-1 発情同期化

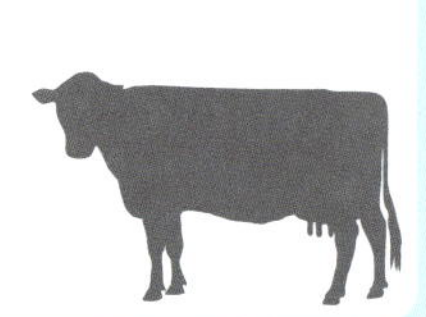

はじめに

これまで，各種ホルモンの解説と発情周期におけるホルモンの動態について解説してきた。ところで，繁殖診療において，発情同期化および排卵同期化〔定時人工授精(AI)プログラム〕は最も判断が求められる処置であると思う。発情同期化・排卵同期化は，ホルモン製剤の特徴を把握しているのみならず，牛のホルモン状態，処置後のホルモンおよび牛の変化を理解していないと十分な効果が得られないと考えている。特に，定時AIプログラムでは複数のホルモン製剤を組み合わせることになるため，非常に難しいと感じる先生方も多いことだろう。

本章では，ホルモン製剤を用いた処置について解説していく。本項では，発情誘起をメインとした発情同期化について話をする。

発情同期化

発情同期化はホルモン製剤を利用して，**発情を誘起し，発情を集中化させる方法**である。この方法はホルモン剤を利用して発情発見率を向上させる目的で行うため，発情観察を行う必要があり，処置をしたすべての牛に対してAIが実施できるわけではないことに注意されたい。ここでは，主要な発情同期化法である，①プロスタグランジン$F_{2\alpha}$($PGF_{2\alpha}$)製剤を用いた発情同期化，②腟内留置型プロジェステロン(P_4)製剤を用いた発情同期化，③セレクトシンクを用いた発情同期化について紹介していく。

1．$PGF_{2\alpha}$製剤を用いた発情同期化

$PGF_{2\alpha}$投与による発情同期化は繁殖管理のなかで最も使用される方法の1つである。**黄体を有する牛**に対して$PGF_{2\alpha}$製剤を筋肉内投与することで，黄体退行を誘起し，血中P_4濃度を低下させ，主席卵胞の発育と成熟を促し発情を誘起する方法となる。

この方法では発情観察を行うことが前提となるが，**発情発現が$PGF_{2\alpha}$投与から2～6日と幅を持つ**[1]ことが示されている。この理由は，$PGF_{2\alpha}$投与時の主席卵胞の大きさと発情周期のステージによるとされている。図1に$PGF_{2\alpha}$投与時点の主席卵胞の大きさと発情周期のステージ，その後の発情発現までの日数を模式化した図を示す。

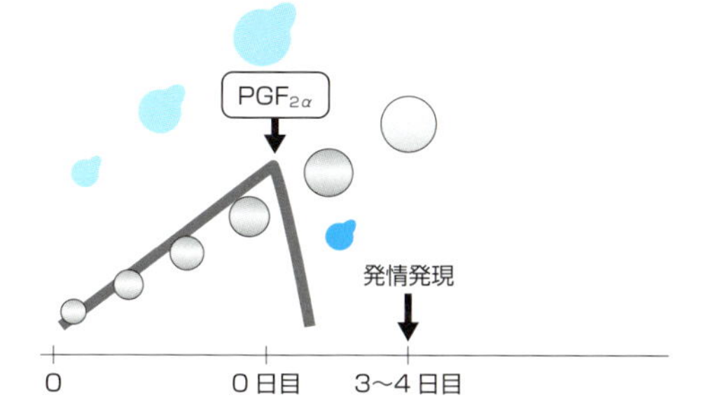

B PGF$_{2\alpha}$投与時に卵胞が>15 mm
血中P_4濃度
PGF$_{2\alpha}$
発情発現
0
0日目
2日目

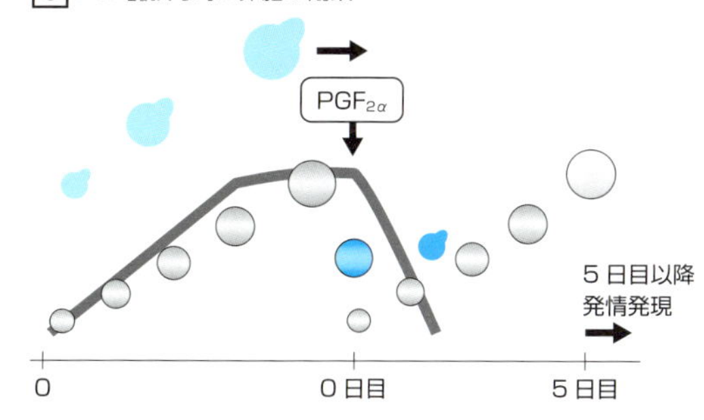

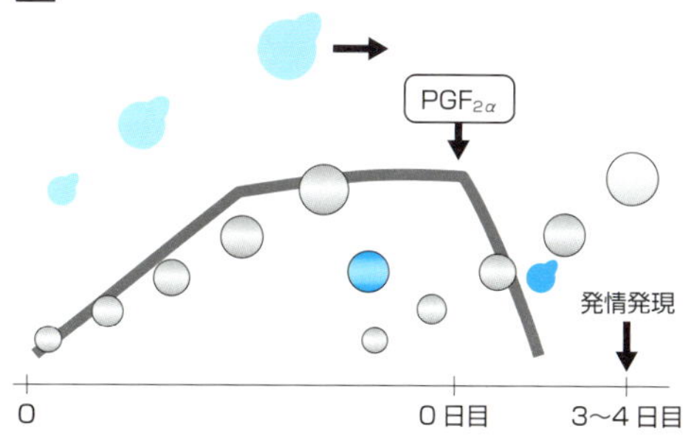

図1 PGF$_{2\alpha}$投与時点の主席卵胞の大きさと発情周期のステージ，その後の発情発現までの日数

1）PGF$_{2\alpha}$投与時に第1卵胞波主席卵胞が10 mm前後の場合(図1A)

発情周期前半で第1卵胞波主席卵胞が10 mm前後であるときにPGF$_{2\alpha}$を投与すると，血中P_4濃度が低下して，第1卵胞波主席卵胞が発育・成熟しエストラジオール(E_2)を放出する。発情発現するまでに3～4日ほど必要となる。

2）PGF$_{2\alpha}$投与時に第1卵胞波主席卵胞が15 mmより大きい場合(図1B)

発情周期前半で第1卵胞波主席卵胞が>15 mmである場合は，卵胞が大きいため，成熟するまでの時間が短くなる。またE_2産生量も多いため，発情発現までは投与から2日ほどとなる。

3）PGF$_{2\alpha}$投与時に第1卵胞波主席卵胞が閉鎖した場合(図1C)

第1卵胞波主席卵胞が閉鎖したタイミング(新しい卵胞波：第2卵胞波の発現時期)でPGF$_{2\alpha}$を投与すると，第2主席卵胞から発育した卵胞群から主席卵胞が選抜され，E_2を十分に産生するまでに日数を要する。そのため，発情発現までの日数が5日以降となる。

4）PGF$_{2\alpha}$投与時に第2卵胞波以降の主席卵胞が10 mm前後の場合(図1D)

発情周期後半において，第2卵胞波以降の主席卵胞が10 mm前後である場合は，PGF$_{2\alpha}$を投与すると，発情発現までに3～4日ほどを要する。

それでは，PGF$_{2\alpha}$投与後の発情発現の分布とそれぞれの発現日における受胎率はどのような分布を示すのであろうか？ 図2は，ホルスタイン泌乳牛(n＝622)を対象にして，発情周期が不明な黄体を有する牛に対してPGF$_{2\alpha}$を投与し，その後の発情発現時期を示したものである(未発表データ)。このグラフから分かる通り，黄体を有する牛に対してランダムに投与した場合，発情は投与から**3～4日目**に発現することが多く(投与牛全体に占める3日目発情発現牛の割合は49.8%，4日目発情発現牛の割合は14.1%)，また受胎率も4日目を中心にして数値が高いことも示された。これらの結果から，**$PGF_{2\alpha}$投与3～4日目には特に発情観察を行う**ことをお勧めする。

しかしながら，**$PGF_{2\alpha}$投与による黄体退行は発情周期の6日以前では十分に効果が認められないことが多く，黄体中期に投与しないと発情発現の効果が低下**することが指摘されている[2)] (p.71，第1章1-8 プロスタグランジン$F_{2\alpha}$を参照)。そのため，前回の発情から6日以内，または発情後出血から4日以内に$PGF_{2\alpha}$を投与することはお勧めしない。

2．腟内留置型P_4製剤を用いた発情同期化

腟内留置型P_4製剤を腟内に留置することで，腟粘膜からP_4が吸収され，**血中P_4濃度が維持されて発情発現を抑制**し，一定期間留置後に抜去することで**発情発現を集中化**させることができる方法である。10～14日間留置することが多く，簡便な方法であり有効な手法となるが，近年は排卵同期化・定時AIを行う際に併用する方が一般的になってきている。それは，腟内留置型P_4製剤単体では卵胞波の発現のコントロールが難しいため，抜去後の発情での受胎率が低下する可能性があるからである。この点については，セレクトシンクの項で説明する。

腟内留置型P_4製剤を用いた発情同期化として，ホルスタイン未経産牛を対象にして以下の試験が報告されている。処置方法として，①腟内留置型P_4製剤(CIDR)を7日間留置し，CIDR抜去時に$PGF_{2\alpha}$投与(7d P_4+$PGF_{2\alpha}$)，② CIDRを14日間留置し，無処置で抜去(14d P_4)，③ CIDRを21日間留置し，無処置で抜去(21d P_4)し，その後2～4日発情観察を行い，それぞれの発情発現率および受胎率を評価した[3)]。表1に結果を示す。この結果から，7d P_4+$PGF_{2\alpha}$では処置終了後2，3日目に発情発現が多く認められたのに対して，14d P_4および21d P_4では処置終了後の2日目に多くの牛が発情発現していることが分かる。特に21d P_4においては，2日目の発情発現が96.0%と集中した。これはP_4製剤の留置期間が延びることで，留置期間中に黄体が退行する割合の牛が増え，P_4製剤抜去後の発情発現が

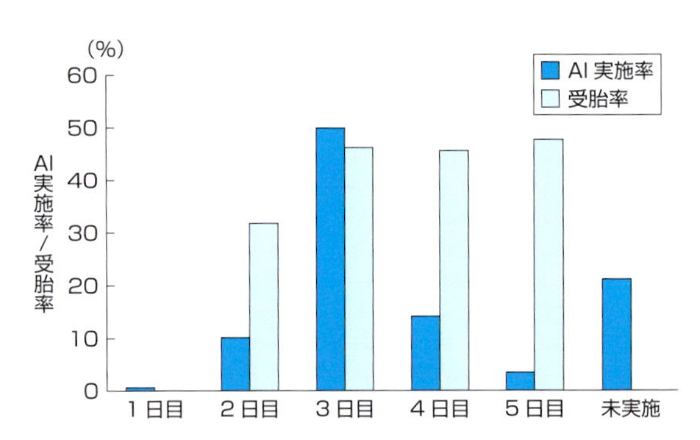

図2 発情周期が不明な黄体を有するホルスタイン泌乳牛への$PGF_{2\alpha}$投与後の発情発現時期と，それぞれの日における受胎率

表1 腟内留置型P_4製剤を用いた3つの発情同期化における腟内留置型P_4製剤抜去後のそれぞれの日のAI実施率，未授精率，受胎率および妊娠率

処置	頭数	処置後の日数別のAI実施率(%)			未授精率(%)	受胎率(%)	妊娠率(%)
		2日	3日	4日			
7d P_4+$PGF_{2\alpha}$	234	52.6	37.6	5.1	4.7	60.5	57.7
14d P_4	243	74.5	18.5	4.1	2.9	45.8	44.4
21d P_4	247	96.0	2.8	0.8	0.4	39.8	39.7

文献3より引用・改変

集中したことが背景にあると考えられる。また，7日間の留置では抜去時に黄体が存在する牛の割合が多いため，$PGF_{2\alpha}$を投与しなければならないことと，発情発現が2～3日に幅が出てきたと考えられる。**追加のホルモン処置をしなくても良い点，さらに発情を集中化させるという点では14d P_4および21d P_4処置は有効である**と考えられる。しかしながら，**受胎率を評価すると，14d P_4および21d P_4では7d P_4+$PGF_{2\alpha}$に比べて低下する**ことが示されている。それは，腟内留置型P_4製剤を単体で長期間留置すると卵胞波の発現のコントロールができず，長期間にわたって発育(aging)した卵胞に対して授精することになっているためと考えられる(図3，4)。詳しくはセレクトシンクの項で解説する。処置の簡便性と発情集中化の効果に対する受胎性のバランスを考えたうえで，実施するのが良いと考える。

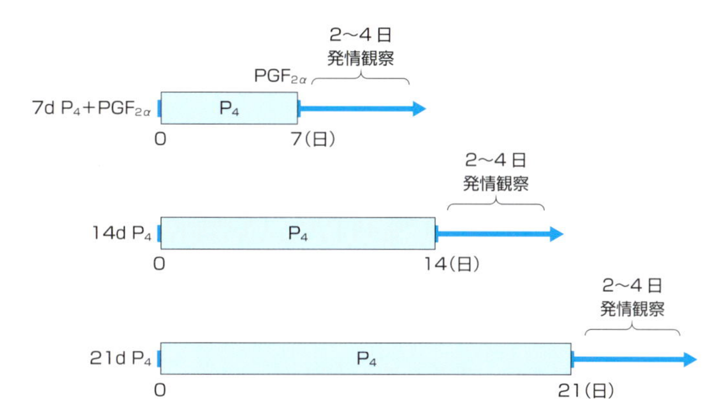

図3 腟内留置型P_4製剤を用いた発情同期化(処置の模式図)

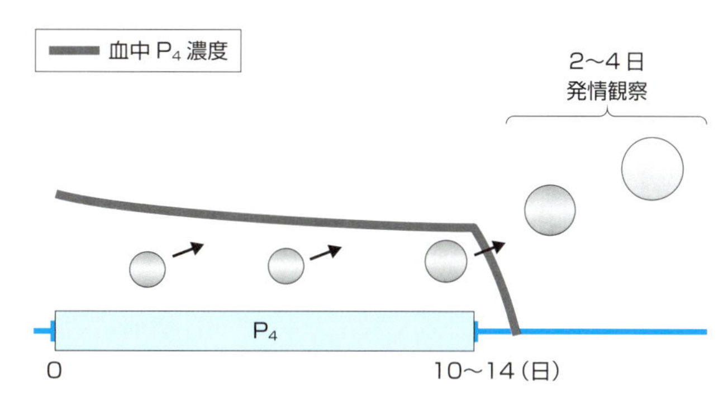

図4 腟内留置型P_4製剤を単体で長期間留置した場合の卵胞波の発現

卵胞波の発現は様々となる。

3．セレクトシンクを用いた発情同期化

上記の2つの発情同期化は，繁殖管理のなかで適切に用いれば，非常に有効な手法になるが，誘起される発情が個体により**バラツキがあること**，授精対象の卵胞の日齢が高くなった場合，卵胞内の**卵子の老化**により**受胎率が低下してしまう可能性**がある。

図5は，卵胞波発現から発情までの日数(卵胞日齢)と受胎率の関係を示したものである。このグラフから，卵胞日齢が5～10日にかけて受胎率が徐々に低下し，11日齢を超えた場合，急激に受胎率が低下することが分かる[4)]。安定した受胎率を得るためには，**卵胞波発現をコントロールし，適齢の卵**

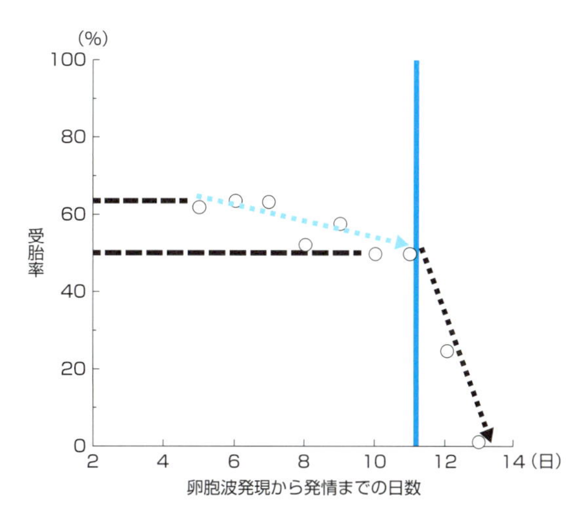

図5 卵胞波発現から発情までの日数(卵胞日齢)と受胎率の関係

第4章
発情同期化・排卵同期化

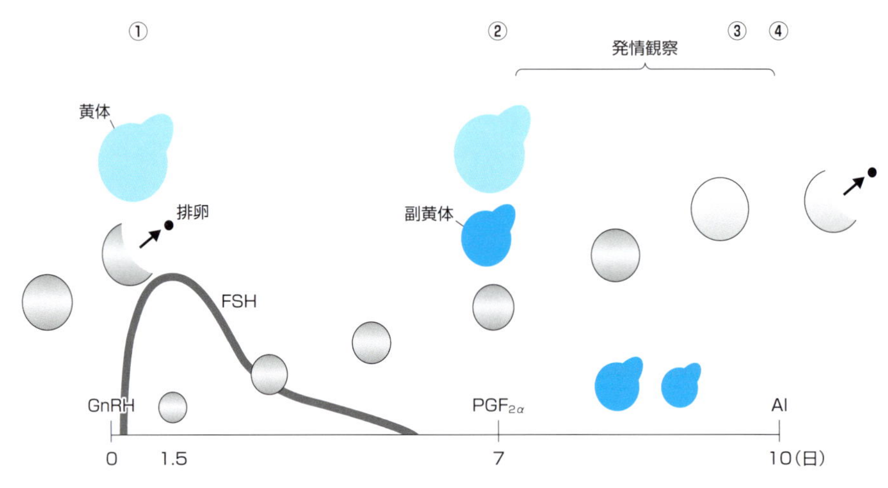

図6　セレクトシンクの処置の流れと処置期間中の卵巣動態

①GnRH投与(0日目)。
②PGF$_{2\alpha}$投与(7日目)。
③発情観察(7～10日目)。
④明確な発情が観察されない場合はAI実施(10日目)。

胞(卵子)に対して授精した方が受胎率は安定することになる。

そこで，発情発現のバラツキを減らし，かつ安定した受胎率を得るための方法として，**セレクトシンク**が開発された。その手順を以下に示す(図6)。セレクトシンクを開始するときには，**黄体が存在すること**が基本となる。

1）GnRH投与（0日目）

卵胞波を新たに発現させるためには，主席卵胞を消失(主席卵胞が閉鎖するか主席卵胞が排卵するか)させるが，**性腺刺激ホルモン放出ホルモン(GnRH)投与**により主席卵胞を排卵させ，新しい卵胞波を発現させる。GnRHを投与すると黄体形成ホルモン(LH)のサージが誘起され，LHサージに反応できる主席卵胞が存在すればGnRH投与から30時間前後に排卵し，新しい卵胞波の発育が開始される。そのため，新規卵胞波発現はGnRH投与からおよそ**1.5日後**となる。

2）PGF$_{2\alpha}$投与（7日目）

7日目になると，卵胞波のなかから主席卵胞が選抜され，5.5日齢の卵胞となる。ここで，PGF$_{2\alpha}$を投与して黄体退行を誘起する。このとき，0日目のGnRH投与により主席卵胞が排卵しているため，もともと存在した黄体に加えて**副黄体**が形成されている。

3）発情観察（7～10日目）

7～10日目の間，発情観察を行い，発情が観察されたらAIを行う。

4）明確な発情が観察されない場合はAI実施(10日目)

10日目になっても明確な発情が観察されない場合は，AIを実施する。このときの卵胞は8.5日齢となる。

このように，GnRH投与で**新規卵胞波の発現を誘起し，卵胞日齢をそろえること**で**発情発現の集中化**と**受胎率の安定化**を狙った方法がセレクトシンクである。

セレクトシンクを実施する際の注意点は，発情周期前半ではGnRH投与による排卵誘起はできず新規卵胞波を発現できないこと，また発情周期後半で開始した場合は$PGF_{2\alpha}$投与前に発情が発現してしまうこともあることである。これらの原因については，4-2 排卵同期化で解説していく。しかしながら，上述した2つのエラー（新規卵胞波発現の失敗，$PGF_{2\alpha}$投与前に発情が発現）が起こることも頭に入れてセレクトシンクを実施すれば，非常に有効な発情同期化方法になる。

文　献

1）Stevenson JS, Schmidt MK, Call EP：*J Dairy Sci*, 67, 1798-1805（1984）

2）Momont HW, Seguin BE：*10th International Congress on Animal Reproduction and Artificial Insemination*, 336-338, University of Illinois at Urbana-Champaign（1984）

3）Macmillian KL, Peterson AJ：*Anim Reprod Sci*, 33, 1-25（1993）

4）Bleach ECL, Glencross RG, Knight PG：*Reproduction*, 127, 621-629（2004）

5）Burke JM, sal Sota RL, de la Risco CA, et al,：*J Dairy Sci*, 79, 1385-1393（1996）

4-2 排卵同期化

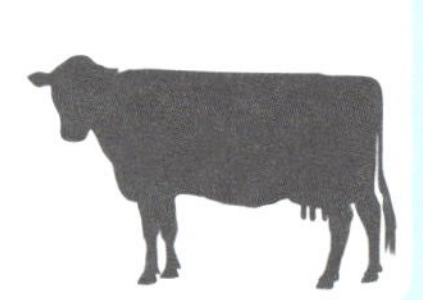

はじめに

排卵同期化では**定時人工授精**(AI)もセットで実施することが大半であると思う(受精卵移植のための排卵同期化は別として)。排卵同期化・定時 AI は発情観察を行わずに授精でき，授精率を向上させる方法となる。排卵同期化の成功には獣医師だけでなく，家畜人工授精師や農家の協力や理解が重要となる。そのためには排卵同期化の適応，原理，卵巣の動きなどについて獣医師が十分に理解し，関係する方々と情報を共有していくことが非常に大切である。本項では，特に排卵同期化実施期間中のホルモン動態と卵巣内構造物(卵胞と黄体)について解説していく。

排卵同期化

排卵同期化は，**ホルモン製剤を利用して排卵のタイミングをコントロールし，排卵，さらには AI のタイミングを合わせる(集中化させる)方法**である。この方法の注意点としては，複数のホルモン製剤を利用するため，処置がやや複雑となること，処置開始のタイミングに一定の条件が必要なことが挙げられる。排卵同期化として多くの方法が開発されているが，主要な排卵同期化法は2つの方法が基本になると考えている。すなわち，①**オブシンク**，②エストラジオール製剤(E_2)+腟内留置型プロジェステロン(P_4)製剤(P_4 製剤)のプログラム(**E_2+P_4 プログラム**)である。これら2つの手順と原理を理解すれば，現場で実施するほとんどの状況に対応できると考えている。まずは排卵同期化・定時 AI の原理の解説をし，その後に基本の2つの同期化法を紹介していく。

排卵同期化・定時 AI の原理

定時 AI は何種類かのホルモン製剤を組み合わせて排卵を同期化させ，指定した時間に AI を行う方法である。定時 AI は，大きく① **卵胞波の誘起**，② **卵胞の発育**，③ **黄体退行誘起**，④ **排卵誘起**，⑤ **AI の実施**，の5つの過程から成り立っている(図1)。

1．卵胞波の誘起

卵胞波とは**卵胞の発育様式**のことである[1, 2](図2)。卵胞波の発育は**主席卵胞**の消失(**主席卵胞の閉鎖**または**排卵**)によりはじまる(0日目，①)。小卵胞が多数発育していくが，徐々にその数が減っ

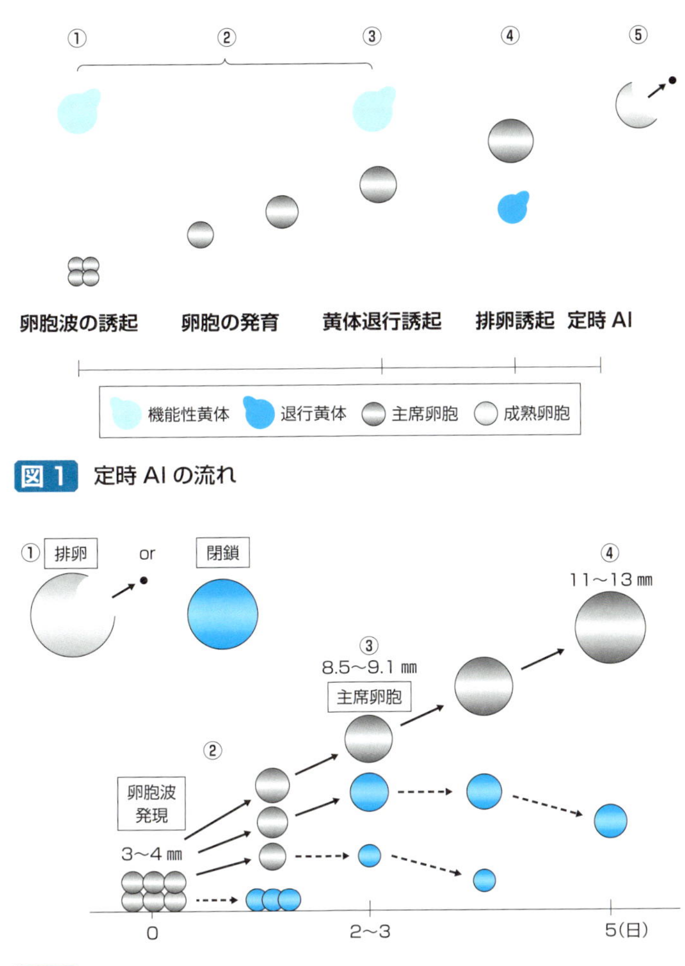

図 1　定時 AI の流れ

図 2　卵胞波の発現と卵胞の発育

①卵胞波の発育は主席卵胞の消失(主席卵胞の閉鎖または排卵)によりはじまり(0日目)，②小卵胞が多数発育していくが，徐々にその数が減っていく。③最終的に卵胞が1個だけ選抜され，この卵胞を主席卵胞という(2～3日目)。④主席卵胞が発育を続け，排卵できるサイズに達する(5日目)。

ていく(②)。最終的に卵胞が1個だけ**選抜**され，この卵胞を**主席卵胞**という(2～3日目，③)。主席卵胞が発育を続け，排卵できるサイズに達する(5日目，④)。

定時 AI で授精させる卵子は，新規に発育した健康な卵胞から放出される必要がある。**卵胞波の発現から日齢が経ちすぎた卵胞(11 日齢以上)より排出される卵子は老化(aging)しており，受胎率が低下する**[3)]。つまり，卵胞波発現をこのタイミングで確実に行うことが高い受胎性を得るために重要である。

2．卵胞の発育

主席卵胞を十分に発育させることで，確実な排卵誘起を可能にすることができ，さらに黄体退行から排卵誘起までの間に卵胞から産生される E_2 の血中濃度を十分に高めることができる。

3．黄体退行誘起

排卵を同期化するためには，こちらのタイミングで黄体退行を誘起させる必要がある。**誘起前に黄体が自然退行してしまうと，早期の発情発現，さらには定時 AI 前に排卵**してしまうことがある。そのため，退行誘起時には機能性黄体が存在する，または**血中 P_4 濃度が高く維持されている（>1.0 ng/mL）ことで高い受胎率を担保することができる**[4]。

4．排卵誘起

適期に AI を実施するために，排卵誘起は内因性の黄体形成ホルモン（LH）サージが起こる前に実施する必要がある。一方で，黄体退行誘起から排卵誘起（LH サージに曝露する時期）までの時間が短いと受胎率が低下すると報告されている[5]。そのため，**黄体退行誘起から排卵誘起までは少なくとも 36 時間は空ける必要**がある。また，このタイミングで黄体が十分に退行し，**血中 P_4 濃度が十分に低下（<0.5 ng/mL）していることが望ましい**[4]。**排卵の 8～24 時間前に AI することで高い受胎率が担保される**[6]。

5．AI の実施

AI の実施は，排卵誘起処置により排卵すると予測される時間からさかのぼって高い受胎率が確保できるタイミングで行う。

＊　＊　＊

オブシンクと E_2＋P_4 プログラムで実施する定時 AI は，**新しい卵胞の発育を誘起する原理がまったく異なる**。この点を十分に理解することが重要である。逆に言えば，多くのプログラムはこの 2 つの方法を基に発展させているので，これら 2 つの方法を覚えておけば現場での活用は十分と考えている。次に，オブシンクと E_2＋P_4 プログラムについて詳しく説明していく。

オブシンク

オブシンクの流れを図 3 に示した[7]。以下にそれぞれの処置を実施することで，卵巣内で卵胞や黄体がどのような動きをしていくのかを説明する（図 4）。

1．オブシンクの流れ

1）GnRH 投与（0 日目）

新規卵胞波を発現させるためには，主席卵胞を消失（主席卵胞の排卵または閉鎖）させる必要があると前述したが，排卵誘発剤の性腺刺激ホルモン放出ホルモン（GnRH）を投与することで主席卵胞を排卵させて，新しい卵胞波を発現させることができる。

GnRH を投与すると LH サージが誘起され，LH サージに反応できる主席卵胞が存在すれば**GnRH 投与から 28～32 時間に排卵し，新しい卵胞波の発育が開始する**[3]。そのため，新しい卵胞波発現は GnRH 投与からおよそ **1.5 日後**となる。卵胞波が発現するタイミングは，主席卵

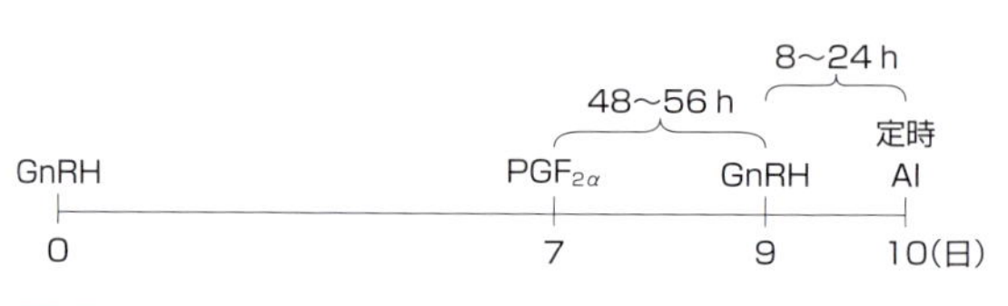

図 3　オブシンクの流れ

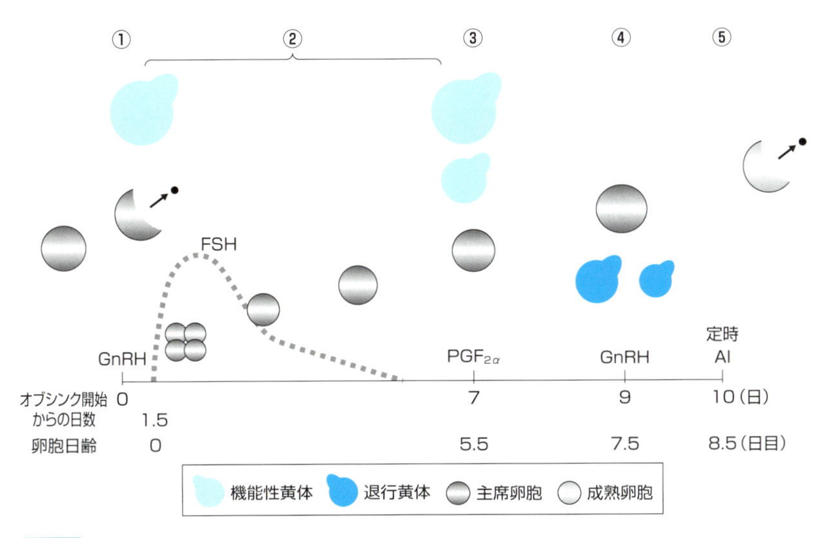

図4 オブシンクにおける卵巣内での卵胞と黄体の動態

胞を排卵誘起できれば品種，年齢，体重にかかわらずズレはほとんどない。

2）主席卵胞の発育

主席卵胞を十分に発育させるために，GnRH投与から7日間待つ。7日目には**卵胞は5.5日齢**に発育している。

3）$PGF_{2α}$投与（7日目）

プロスタグランジン$F_{2α}$（$PGF_{2α}$）を投与し，黄体退行を誘起する。このとき，0日目のGnRH投与により主席卵胞が排卵しているので，**もともと存在した黄体に加えて副黄体が形成**される。主席卵胞のサイズは13 mm前後になる。

表1 排卵からの日数とLH投与による排卵率・卵胞直径

排卵（1日）からの日数	排卵率（n）（%）	排卵卵胞直径（mm）	無排卵卵胞直径（mm）
3	0.0(0/9)		8.0±0.3
4	25.0(3/12)	11.7±0.3	10.1±0.3
5	50.0(6/12)	12.7±0.5	10.3±0.2
6	100.0(8/8)	13.6±0.4	

文献2より引用・改変

4）GnRH投与（9日目）

$PGF_{2α}$投与の48～56時間後に，主席卵胞は7.5日齢の卵胞に発育する。この十分に発育させた主席卵胞の排卵を誘起するためにGnRHを投与する[3, 4]。主席卵胞のサイズは16～18 mmになる。

5）定時AI（10日目）

GnRH投与後28～32時間で排卵が起きるので，投与から8～24時間後の**8.5日齢の主席卵胞**に対してAIを実施する[4]。

＊　＊　＊

オブシンクでは，**最初のGnRH投与により主席卵胞を排卵させることで新たな卵胞波発現を誘起**する。そして，**排卵すれば1.5日後には大きなズレなく卵胞波の発育を引き起こせる**のが長所である。しかしながら，**GnRH投与時点でLHサージに反応することができる主席卵胞が存在しない**（卵胞が閉鎖または小さすぎる）と，**新規卵胞波の発現が失敗するのが欠点**である。表1に示したが，卵胞波発現から5日以降，直径にして12 mm以上の主席卵胞であれば確実に排卵誘起させられることが分かっている[5]。そのため，12 mm以上の卵胞がある場合にオブシンクを開始することで，プログ

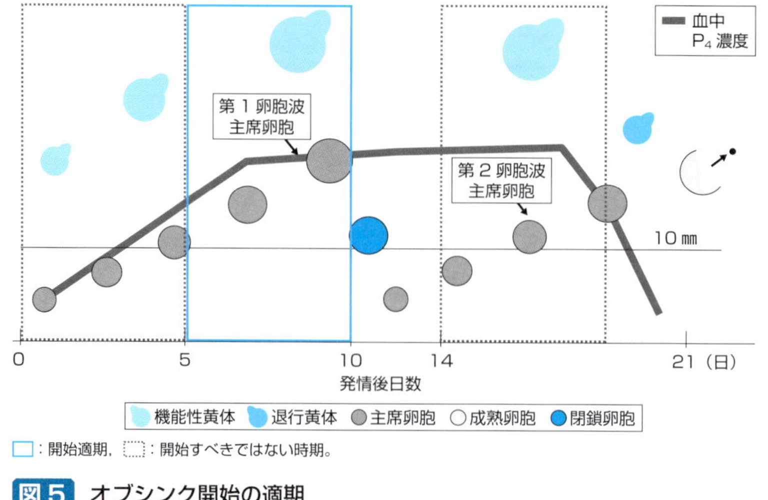

図5 オブシンク開始の適期

ラムがうまく機能する可能性が高まる。

それでは，オブシンク開始の適期とは何か？

2．オブシンク開始の適期

図5は発情周期中の卵巣動態を示しているが，発情終了直後から第1卵胞波が発育を開始し，発情周期の5日目になると第1卵胞波主席卵胞が12㎜を超え，さらに10日目前後まで活動している。そのため，**発情周期の5～10日の間はGnRH投与により排卵誘起することができ，オブシンク開始の適期**とされている（図5実線枠）。しかしながら，発情周期の5日以前だと主席卵胞が小さく排卵誘起が行えないため，**老化した卵胞に対して授精**（図6A），または$PGF_{2\alpha}$投与前に**主席卵胞が閉鎖し新たな卵胞波発現が引き起こされた場合，タイミングよく排卵誘起できず**に失敗することになる（図6B）。一方で，発情周期の後半では第2卵胞波主席卵胞が十分に発育し，GnRHに反応できるようになる（図5）。しかし，この時期以降からオブシンクを開始すると，**$PGF_{2\alpha}$投与までに機能性黄体が退行**してしまうので，**AI前に排卵**してしまい失敗することがある（図6C）。すなわち，オブシンク開始時期として，**発情周期の5日以前と14日以降は不適**となる。（図5破線枠）。

3．オブシンクの変法

「AI時に発情徴候が出ないと不安」という声をよく聞くが，その場合は，排卵誘発剤としてGnRHの代わりにE_2を使用することもある（図7）。この方法は，**ヒートシンク**というプログラムになる。GnRHとE_2の排卵誘起の効果は同じ程度と考えられる。E_2を使うことの利点は，**AI時に発情徴候がみられる**ので，AI実施者からすると安心してAIできることである。このとき注意しなければいけないのはE_2投与のタイミングであり，E_2投与の場合，およそ16～24時間でLHサージのピークが認められる[8)]ことから，E_2投与のおよそ42～52時間後に排卵が生じると考えられる。そのため，**ヒートシンクの場合，$PGF_{2\alpha}$投与の24時間後（8日目）にE_2投与，そのE_2投与後24～36時間（9～9.5日目）を目安としてAIを実施する**。

また，オブシンクは基本的に黄体を有する牛に対して実施しないと高い受胎率は担保できない。

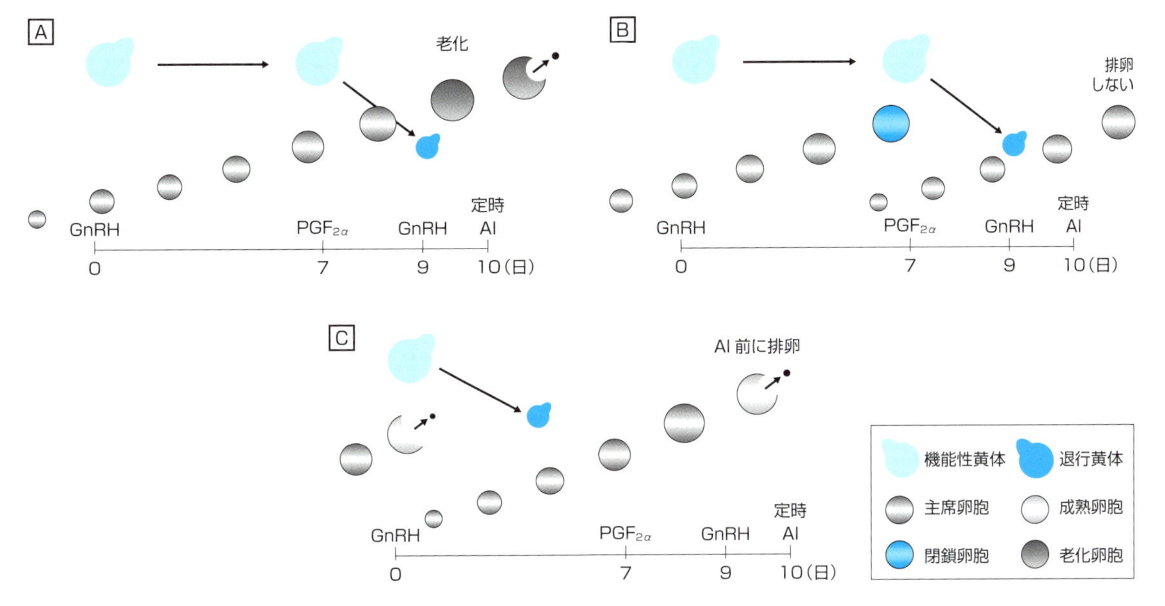

図 6　オブシンクの受胎率が低下するパターン

A：発情周期の 5 日以前の GnRH 投与で老化した卵胞に対して授精した場合。
B：発情周期の 5 日以前の GnRH 投与で $PGF_{2\alpha}$投与前に主席卵胞が閉鎖し新たな卵胞波発現が引き起こされた場合。
C：発情周期後半で初回の GnRH 投与で $PGF_{2\alpha}$投与までに機能性黄体が退行した場合。

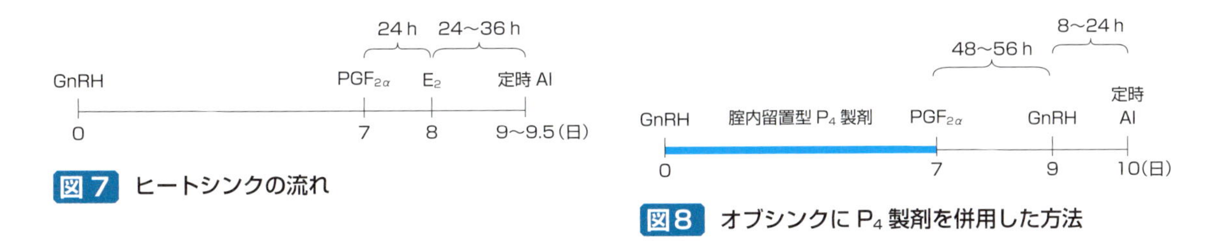

図 7　ヒートシンクの流れ

図 8　オブシンクに P_4 製剤を併用した方法

そのため，オブシンク開始時に明確な黄体が認められない場合，または途中で黄体が退行してしまう発情周期の後半(発情周期 14 日目以降)で開始する場合は，P_4 **製剤を併用する方法**がお勧めである(シダーシンク，図 8)。

E_2+P_4 プログラム

E_2+P_4 プログラムのホルモン処置の流れを図 9 に示す。以下にそれぞれの処置を実施することで，卵巣内で各種ホルモンと卵胞がどのような動きをしていくのかを説明していく(図 10)。ここでは P_4 製剤を 9 日間留置したプログラムを示す。

1．E_2+P_4 プログラムの流れ

1) E_2 投与と P_4 製剤挿入(0 日目)

0 日目に E_2(2.0 mg投与が多い)を筋肉内投与し，同時に P_4 製剤を挿入すると，高血中 E_2+高 P_4 条件が作出される。この条件では**下垂体からの卵胞刺激ホルモン(FSH)と LH の放出が抑制されるた**

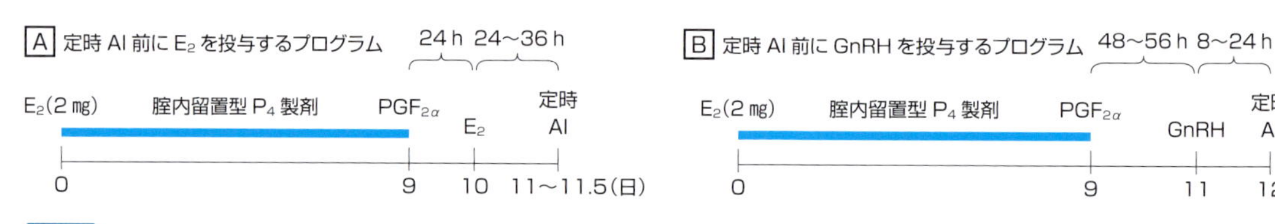

図9 E_2+P_4 プログラムの流れ

定時 AI 前に用いる排卵誘発剤の違いにより，定時 AI のタイミングが異なることが分かる。

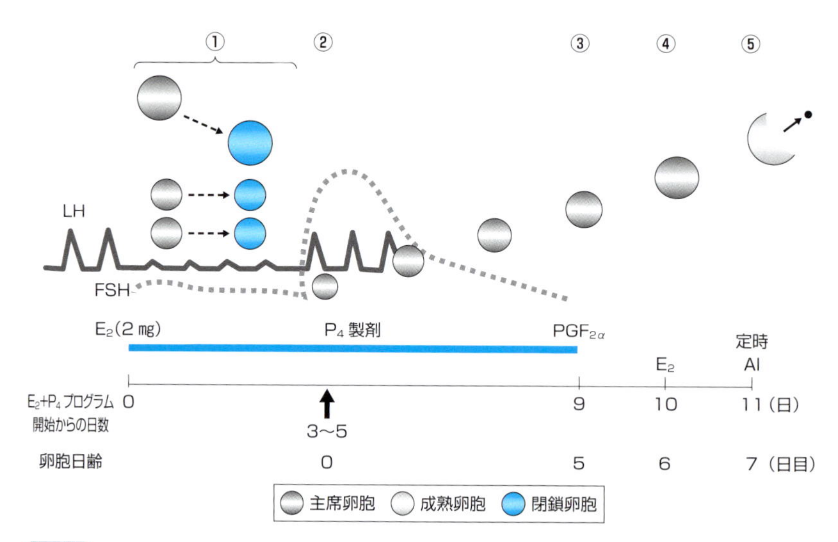

図10 E_2+P_4 プログラムでの卵巣内でのホルモン動態と卵胞日齢

め，小卵胞および主席卵胞は閉鎖する[9]（図 11）。

2）卵胞波発現誘起

筋肉内投与された E_2 は徐々に分解されて，血中 E_2 濃度が低下していく。その結果，高血中 P_4 条件のみとなり，主席卵胞不在のため，**FSH 放出が回復し，卵胞波発現が誘起**される。その時期は E_2 投与後 3〜5 日目(平均 4 日目)となる。

3）$PGF_{2\alpha}$ 投与（9 日目）

9 日目には卵胞は**約 5 日齢**に発育しており，このタイミングで $PGF_{2\alpha}$ を投与し，黄体の退行を誘起する。

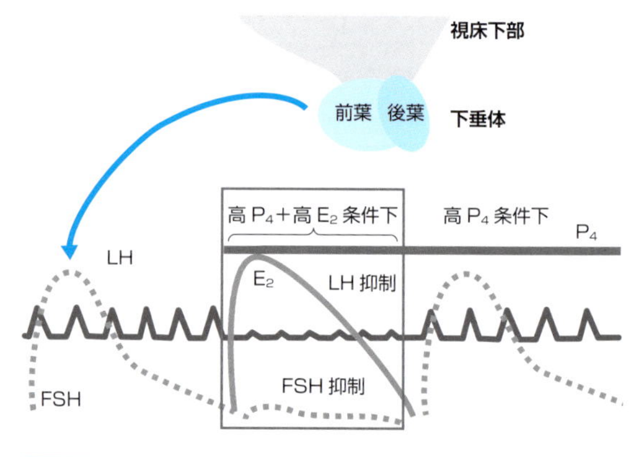

図11 E_2 および P_4 の血中高濃度により引き起こされる FSH と LH 放出の抑制

4）E_2 投与（10 日目）

$PGF_{2\alpha}$ 投与のおよそ 24 時間後に卵胞は**約 6 日齢**となり，排卵誘起のために E_2 を筋肉内投与する。投与からおよそ 16〜24 時間で LH サージのピークが観察される[8]ため，排卵は E_2 投与のおよそ 42〜52 時間後に起きる。

5）定時 AI（11〜11.5 日目）

E_2 投与から 24〜36 時間後の **7〜7.5 日齢の卵胞**に対して AI を行う。

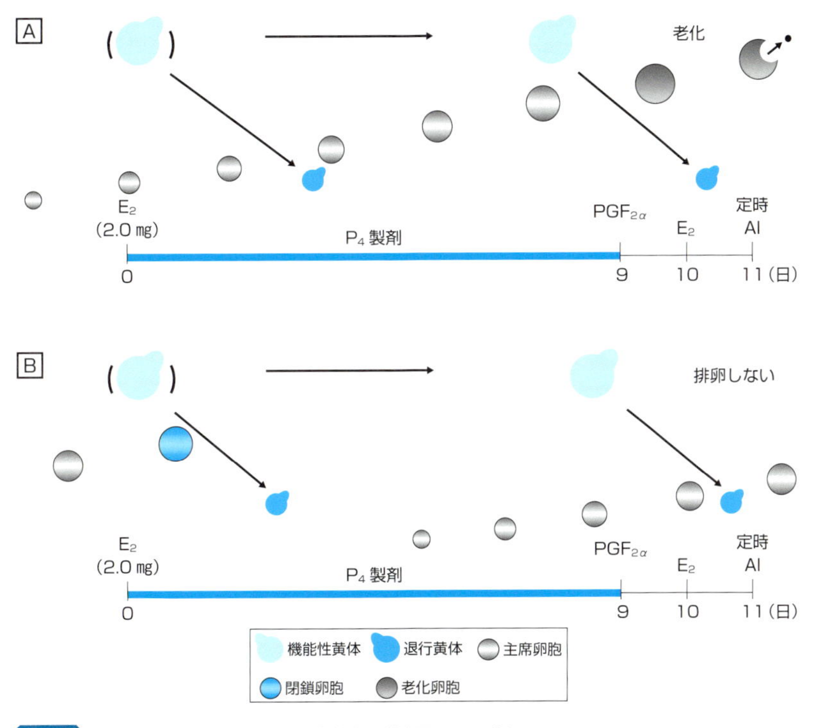

図12 E_2+P_4 プログラムの受胎率が低下するパターン

A：20 mm近くの卵胞があり，退行した黄体が１個あるまたは退行黄体がない。
B：15 mm未満の卵胞があり，退行した黄体が１個あるまたは退行黄体がない。

＊　＊　＊

E_2+P_4 プログラムは，オブシンクのように主席卵胞を排卵させることで卵胞波発現を誘起するのではなく，下垂体からのFSHとLHの放出を制御することで卵胞波発現に必要な主席卵胞の閉鎖を引き起こし，新たな卵胞波を発現させる方法である。そして，このプログラムの最も有利な点は，**発情周期に関係なくプログラムを開始することができること**である。ただし，同期化開始時の**E_2投与量**[10]**や牛の状態（肉用種 vs. 乳用種**[10]**，泌乳量**[11]**など）**により投与したE_2の血中濃度の低下速度が異なるため，**卵胞波発現時期が処置開始から３～５日と幅が出てきてしまう**といった欠点もある。

これは，AI時の卵胞の大きさが個体によりバラツキがみられる可能性がオブシンクよりも高くなることになる。また，オブシンクよりも卵胞波の発現が少なくとも1.5日は遅れるので，$PGF_{2\alpha}$投与までの日数を長めにするのが良いと考えている。

2．E_2+P_4 プログラムの受胎率低下要因と改善策

それでは，E_2+P_4 プログラムで受胎率が低下してしまう状況とは何か？ 具体的には以下のような状況が考えられる。

①20 mm近くの卵胞があり，退行した黄体が１個あるまたは退行黄体がない（図12 A）。

②15 mm未満の卵胞があり，退行した黄体が１個あるまたは退行黄体がない（図12 B）。

①は，起こる頻度は少ないと考えられるが，主席卵胞の閉鎖がうまく誘導されずに，処置開始時の卵胞がそのまま発育し，AI時まで発育した状況である。この場合，**日齢の進みすぎた卵胞になる**

ため，老化した卵子が排出されることになり受胎率が低下する。

②は，E_2＋P_4 プログラムでは散見されるパターンで，特に黒毛和種に E_2＋P_4 プログラムを実施した場合，このパターンが増える。これは，卵胞波の発育開始が遅れた，または処置開始から $PGF_{2\alpha}$ 投与までの日数が短い(黒毛和種では8日以内で実施した場合)，**AI 時になっても十分な大きさまで主席卵胞が発育していない**ために起きる。

このパターンでは，AI 実施者に卵巣内に授精できる十分な大きさの成熟卵胞がないと判断されるため，**AI が実施されないことが問題**になる。また，予定通り AI をしたとしても，その 24～36 時間以内に**卵胞が排卵しない場合もあるため，受胎率が低下する**。さらに，このパターンでは「**AI を実施した3～4日後に発情が再度発現した**」ということも起こる可能性が高い。これは主席卵胞が小さすぎたことで，排卵誘発のための2回目の E_2 投与により排卵誘起が起こらなかったが，**卵胞がそのまま発育を続け，自前で十分量の E_2 を産生・放出できるまで大きく成長したことで起こる現象**である。この場合，**発情発現したらそのタイミングで AI することが推奨**される。

②のパターンが牛群として多い場合，**獣医師が $PGF_{2\alpha}$ 投与までの日数を1～2日延長させることで問題が解決できることが多い**。

おわりに

それぞれの排卵同期化プログラムには長所と短所があるが，その背景には，それぞれのプログラムでの卵胞波発現の原理，期間中のホルモン動態・卵巣内構造物の推移の影響を受けていることによるものが大きい。そのため，**使用するホルモン製剤の特徴や効果，処置期間中のホルモン・卵巣動態**を十分に理解することが，排卵同期化プログラムを十二分に活用できることにつながると考えている。

文 献

1）Ginther OJ, Knopf L, Kastelic JP：*J Reprod Fertil*, 87, 223-230（1989）
2）Sartori R, Fricke PM, Ferreira JC, et al.：*Biol Reprod*, 65, 1403-1409（2001）
3）Bleach ECL, Glencross RG, Knight PG：*Reproduction*, 127, 621-629（2004）
4）Carvalho PD, Fuenzalida MJ, Ricci A, et al.：*J Dairy Sci*, 98, 8741-8752（2015）
5）Peters MW, Pursley JR：*Theriogenology*, 60, 1197-1204（2003）
6）Sumiyoshi T, Tanaka T, Kamomae H：*J Reprod Dev*, 66, 277-280（2020）
7）Fricke PM, Wiltbank MC：*J Dairy Sci*, 105, 4679-4689（2022）
8）Colazo MG, Mapletoft RJ：*Can Vet J*, 55, 772-780（2014）
9）Burke CR, Macmillan KL, Boland MP：*Anim Reprod Sci*, 45, 13-28（1996）
10）Burke CR, Mussard ML, Gasser CL, et al.：*Theriogenology*, 60, 647-658（2003）
11）Souza AH, Viechnieski S, Lima FA, et al.：*Theriogenology*, 72, 10-21（2009）

第5章

フローチャートでみる繁殖障害

第5章

フローチャートでみる繁殖障害

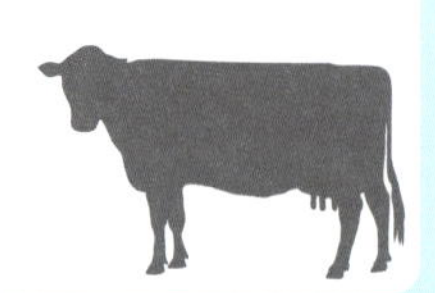

はじめに

繁殖管理を行っていくうえで，発情発現が見られない，発情が弱い，人工授精(AI)を繰り返し行っても受胎しないなど，繁殖に問題のある牛に直面すると思う。結果として，このような牛は長期未授精または長期不受胎となり，それぞれの条件により異なるが，牛群の10～20%程度出現しているのではないかと考えられる。このように，繁殖が一時的または永続的に停止または障害されている状態を**繁殖障害**という[1,2]。

繁殖障害の概要

繁殖障害の原因は，生殖器の形態異常(先天性：染色体や遺伝子異常による)，ホルモン分泌異常，飼養管理(栄養管理など)，微生物感染，人為的要因(発情見逃し，技術失宜)など，多くの要因が挙げられる[1,2]。生殖器の形態異常に関しては，判明した段階で獣医師が対応できることは少ない。また，人為的要因が原因の場合は，飼養管理方法の変更や発情発見方法・授精手技の見直しなどを行うことになる。現場で実際に直面するのは，飼養管理やホルモン分泌異常を原因とする繁殖障害が多くを占めることになろう。さらに，繁殖障害の診断を分類してみると，卵巣関連が50～60%，子宮関連で20～30%を占めている[1,2]。

繁殖障害は，**不妊症**(sterility)と**不育症**(infertility)に分類され，不妊症は「生殖器の異常および疾患により受精の成立が妨げられている状態」，不育症は「受精が成立するも，胚や胎子の死滅または流産により分娩まで至らない状態」となる[1,2]。

また，通常の臨床検査では卵巣および子宮に異常は認められないが，3回以上の授精を実施しても受胎しない場合を**リピートブリーダー**と定義される[1,2]。リピートブリーダーは，症例により不妊症と不育症の両方が混在することがある。

卵巣に関連する繁殖障害

卵巣に関連する繁殖障害を診断するためのフローチャートが図1となる。このフローチャートは，長期未授精または複数回のAIで受胎しない長期不受胎牛に直面したときのアプローチとして作成した。最初に確認するのは「**黄体が形成されているのか否か**」で，発情周期が回復しているの

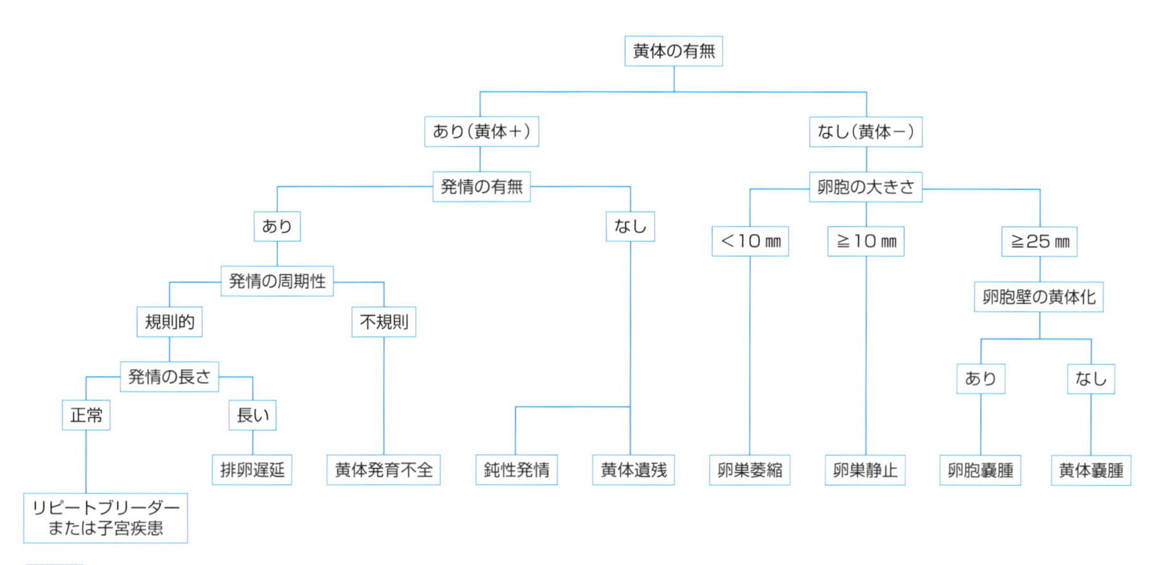

図 1 卵巣に関連する繁殖障害を診断するためのフローチャート

か，発情周期を営んでいるのか，というところから大きく２つに分けていく。発情周期を営んでいるのかどうかの確認は，７～10 日後に再度卵巣を評価していくことが望ましい。

発情周期が明瞭ではない場合に想定される障害

発情周期が明瞭ではないケースは，まず「**黄体が形成されているか否か**」「**子宮内に異常所見が認められないか**」を直腸検査または超音波検査により確認する必要がある。つまり，黄体形成の有無を確認するのは**発情周期が営まれているのか否かを評価するため**で，具体的には以下のような障害が想定される。

1．黄体形成(−)
- ・卵巣萎縮
- ・卵巣静止
- ・卵胞嚢腫

2．黄体形成(＋)
1）発情不明瞭
- ・鈍性発情
- ・黄体遺残

2）発情周期が不規則
- ・黄体発育不全

3）発情持続時間が長い
- ・排卵遅延

1．黄体形成(−)

発情周期が営まれていない状態で遭遇する疾患としては，卵巣萎縮[1,2]，卵巣静止[1,2]，それから卵胞囊腫[1,2]が考えられる。卵巣静止と卵胞囊腫の大きな違いは，卵胞のサイズが異なる点である。

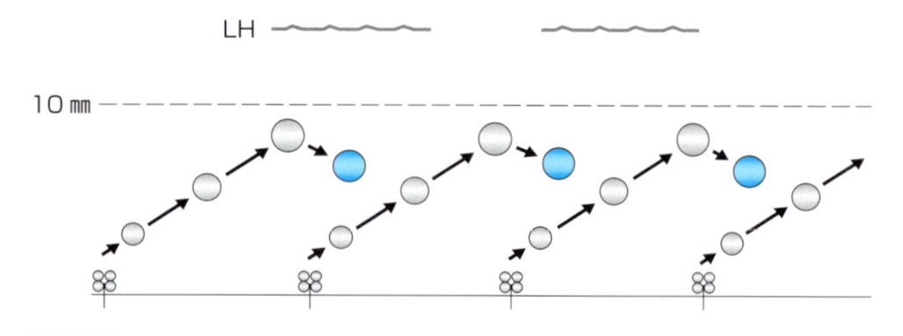

図2　卵巣萎縮の卵巣動態

卵胞が主席卵胞にまで発育することができず（＜10 mm），発情をまったく見せない。

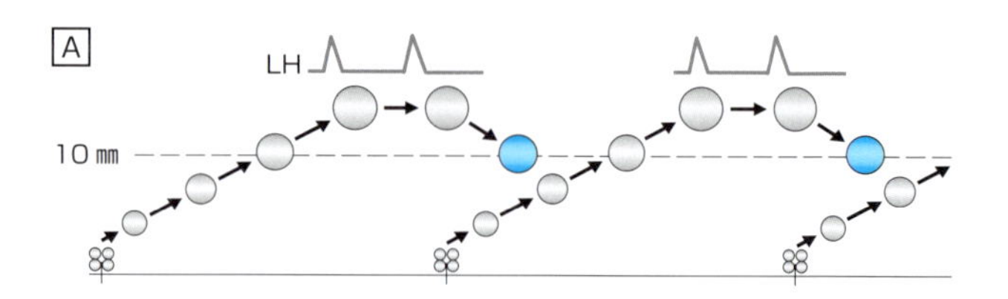

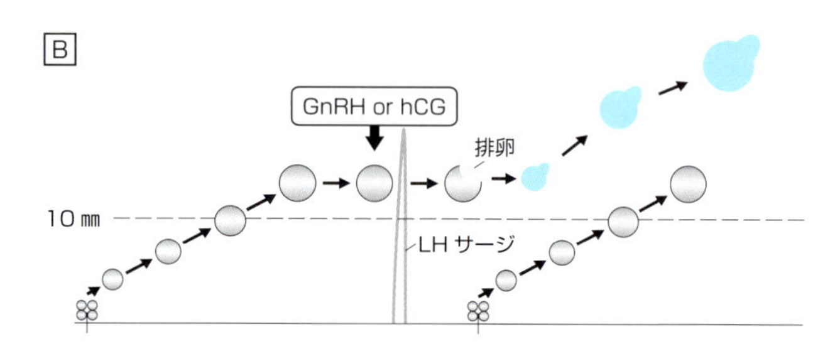

図3　卵巣静止の卵巣動態（A）とその処置（B）

A：卵胞が 10 mm以上まで発育するが，その卵胞から十分に E_2 が産生・放出されず，発情が発現せずに排卵することなく閉鎖し，新たな卵胞発育が開始するという状況が継続していく。

B：卵巣静止の処置。排卵を誘発して黄体形成させる。具体的には，排卵誘発剤（GnRH または hCG）の筋肉内投与，または発情同期化が選択肢となる。

1）卵巣萎縮

病態：卵胞が**主席卵胞にまで発育することができず（＜10 mm），発情をまったく見せない**状態である（図2）。卵巣は小さく，実質主体のため，かたい印象になる。視床下部からの性腺刺激ホルモン放出ホルモン（GnRH）の分泌不足により，下垂体からの黄体形成ホルモン（LH）パルスの放出が不足するため，主席卵胞が発育しないことが背景にある。

原因：**分娩後に代謝性疾患（産褥熱，乳房炎，ケトーシス，第四胃変位など）を罹患し分娩後の立ち上がりが悪かった，痩せている**（高泌乳に見合うエネルギーが大きく不足している），**慢性的な痛みを有する（跛行）牛**などで見られることが多い（たいてい毛ヅヤが悪い印象である）。

処置：卵巣萎縮の状態ではホルモン処置による効果は期待できず，**牛のコンディションが回復するのを待ったり，飼養管理を見直す**ことが重要と考えている。牛群内で多数認められる場合は，周産期疾患との関連，分娩前後の飼養管理などから見直していく必要があると考えている。

ただし，肉付きが良く，跛行などもない場合では，4-2 排卵同期化（p.136）で紹介したエストラジオール（E_2）と膣内留意型プロジェステロン（P_4）製剤を用いたプログラム（E_2+P_4 プログラム）を実施すると卵巣周期が回復し，授精できることがあるので試してみるのも一案と考えている。

2）卵巣静止

病態：卵巣静止は，卵胞が 10 mm以上まで発育するが，その卵胞から E_2 が十分に産生・放出されず，発情が発現せずに排卵することなく閉鎖し，新たな卵胞発育が開始するという状況が継続していく状態である（図3A）。**エネルギー不足に伴い，下垂体から放出される LH パルス頻度が減少**すること，そして**卵胞へ供給されるホルモン，栄養が不足**することで，卵胞は発育するが **E_2 を十分に産生できる成熟卵胞にまで発育できない**。

原因：乳牛では，分娩後の**代謝性疾患の罹患**に伴う負のエネルギーバランス（NEB）の継続，**高泌乳**に伴い栄養要求量が追い付かない，**給与量が不足**しているなどといったことが挙げられる。また，分娩後の NEB により排卵できず，長期間黄体が形成されない状態が続くと，**コンディションが回復したにもかかわらず，発情周期が回復しない**場合もある。そのため，卵巣静止と診断される牛が多い場合は，分娩後の栄養管理の見直しや日常の飼養管理で給与量・エネルギー摂取量を高める工夫を考える必要がある。

処置：発情周期を回復させる，すなわち，**排卵を誘発して黄体形成**させる。具体的には，排卵誘発剤〔GnRH またはヒト絨毛性性腺刺激ホルモン(hCG)〕の筋肉内投与，または発情同期化が選択肢となる(図３Ｂ)。

排卵誘発剤で排卵を誘起して黄体を形成させ，次回の発情発現を確認する。このとき，投与から 10 日前後で次回の発情発現が起こることがある(投与牛の 25％前後)。これは，黄体形成がなく，血中 P_4 濃度の低い状態が長期間持続している状況で黄体を形成すると，投与後８〜10 日で黄体退行が開始されることがあるためである(卵胞嚢腫で同じ現象が起きることもある)。

排卵同期化では，オブシンクと腟内留置型 P_4 製剤の組み合わせ(オブシンク＋P_4)，または E_2＋P_4 プログラムを基本にするのが効果的である。理由は，授精前の血中 P_4 濃度を向上させることで，上述した早期黄体退行を予防し，受胎率を低下させないようにするためである。

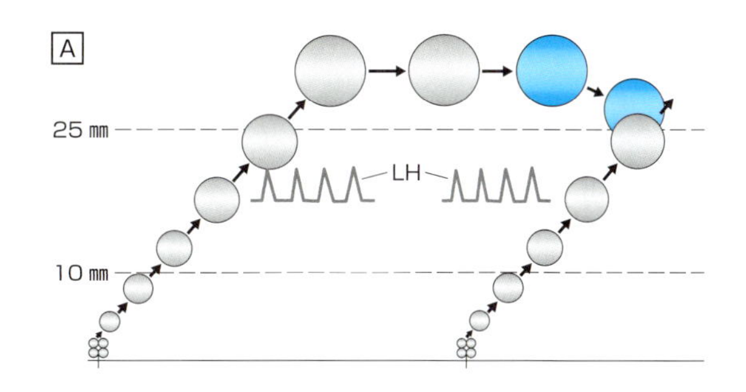

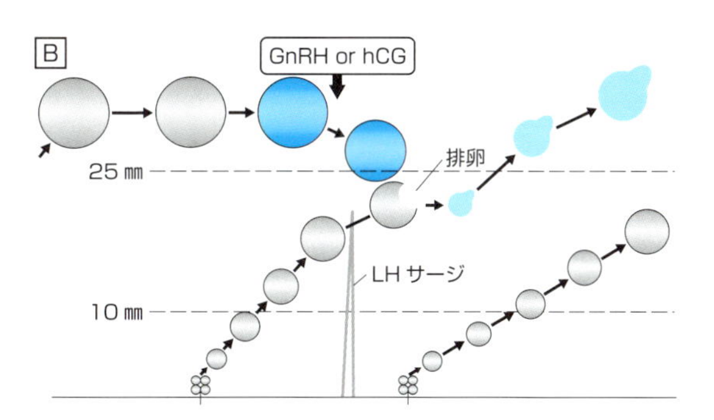

図４　卵胞嚢腫の卵巣動態(Ａ)とその処置(Ｂ)

Ａ：卵胞が排卵することなく，正常範囲(25 ㎜)を超えて大きく発育し，それが長い日数(10 日以上)維持されたのちに閉鎖し，新たな卵胞が発育して同じ状況が繰り返される。

Ｂ：卵巣静止の処置。黄体形成を促す。排卵誘発剤(GnRH または hCG)の筋肉内投与，そして排卵同期化が効果的である。

３）卵胞嚢腫

病態：卵胞嚢腫は，卵胞が排卵することなく，**正常範囲(25 ㎜)を超えて大きく発育し，それが長い日数(10 日以上)維持**されたのちに閉鎖し，新たな卵胞が発育して同じ状況が繰り返される状態である[3)] (図４Ａ)。卵胞から E_2 は産生・放出されているので，発情を示す牛も認められるが，視床下部が E_2 に対して反応できない状態になっているため[4, 5)]，無発情を呈することが多い。

原因：発症時期は泌乳量の高い分娩後１〜４カ月に多いが，分娩後 150 日以降で発症する牛もいる。原因は高泌乳や飼養管理の不備に伴うストレス，高用量の副腎皮質刺激ホルモン・エストロジェン処置などによるとされているが，はっきりした原因は分かっていない。分娩後早期での発症では自然治癒することが多いが，150 日以降に発症した場合は治療しても治癒までに時間がかかることが多いと感じている。

処置：排卵を誘発し，発情周期を回復させることになるため，**黄体形成を促す**ことになる。また，卵胞嚢腫は E_2 に対する視床下部の反応性が低下しているが，血中 P_4 濃度を上昇させることで低下した機能を回復させることができる[6)]。そのため，排卵誘発剤(GnRH または hCG)の筋肉内投与(図４Ｂ)，そして排卵同期化が効果的である。

排卵誘発剤を投与する場合，嚢腫卵胞(25 ㎜以上の卵胞)の排卵誘発を狙うより，その裏で発育中の主席卵胞を狙うようにする。嚢腫卵胞がアクティブな場合は排卵することもあるが，嚢腫卵胞がすでに閉鎖していてもその直径はその後も維持されていることが多く，その横で新たな卵胞が発育している場合，排卵誘発剤に反応するのは新規に発育した卵胞になる（図４Ｂ）。そのため，投与から１～２週間後に直腸検査をして「嚢腫卵胞がまだいるから効果がなかった」と判断するのではなく，黄体が形成されているかを確認することが重要である。

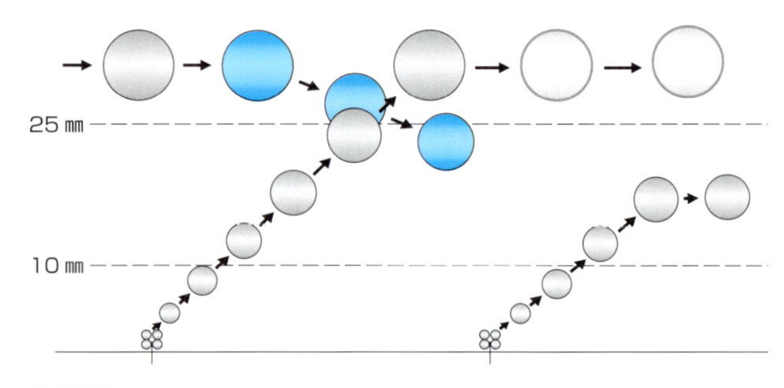

図５　黄体嚢腫の卵巣動態

また，発情同期化も効果的と考えられており，その場合はオブシンク＋P_4が効果的であると報告されている[7,8]（4-2の図８を参照）。そして，E_2＋P_4プログラムを卵胞嚢腫に対して使用したときは，P_4製剤の除去までの日数を卵巣静止の場合より延長した方が良いと考えている。

黄体嚢腫（卵胞嚢腫の卵胞壁が排卵を伴わずに黄体化する病態。血中P_4濃度が≧1.0 ng/mLとなる）の場合もあるが，超音波検査では判断が困難なケースも多く，卵胞嚢腫と黄体嚢腫を正確に区別することは困難である（図５）。一方で，黄体嚢腫であれば，卵巣内のどこかで卵胞が発育していると考えられるため，基本的には排卵同期化処置を行うことで，治療することができる。そのため，大きな卵胞腔を持つ牛（卵胞嚢腫または黄体嚢腫）に出遭った場合は，オブシンク＋P_4の排卵同期化プログラムで対応するのが良いだろうと考えている。

２．黄体形成（＋）

この場合，発情周期は営まれていることになるが，さらに「発情が不明瞭」「発情周期が不規則」「発情持続時間が長い」という３つに分類できる。

１）発情が不明瞭

①鈍性発情

病態：黄体形成および発育と退行，卵胞の発育と排卵は正常に起こっているが，**発情徴候がまったく観察されない，または微弱**なもので，**無発情排卵**となっている。そのため，AIが実施できなかったり授精適期を外してしまい，未授精または受胎率の低下につながる。

原因：高泌乳，痩せている〔ボディコンディションスコア（BCS）の低下，エネルギー不足〕，関節炎や蹄病など疼痛を伴う疾患への罹患，**暑熱ストレス**などが挙げられる。高泌乳に伴い発情期の血中E_2濃度が十分に上昇しないこと（代謝の亢進によるE_2分解の亢進），エネルギー不足による血中E_2濃度の上昇抑制，疼痛により，マウンティングなどの発情徴候を示さなくなる。暑熱ストレスでは，黄体退行時の血中E_2濃度の上昇が抑えられること[9]，また，鈍性発情牛の方が黄体退行時の血中P_4濃度の低下が緩やかなことが知られており，上記の原因によるストレスで黄体退行が緩やかになり，発情発現が弱くなると考えられる。分娩後最初の排卵時には高い確率で見られる。

処置：黄体がある場合はプロスタグランジン$F_{2\alpha}$（$PGF_{2\alpha}$）を投与するが，また発情発現が見られない可能性もあるので，**排卵同期化を行ってから定時AIを行う**ことが最も有効と考える。ただし，牛の太り具合，乳量なども見ておかなければいけない。痩せている，泌乳量が多い場合は，定時AIを行っても受胎率は低い可能性がある。

②黄体遺残

病態：黄体遺残とは，妊娠していないにもかかわらず**黄体が長期間維持され，発情を発現できない状態**である(図6)。同じ黄体が≧20 ㎜で15日間以上継続している場合，これに該当する。

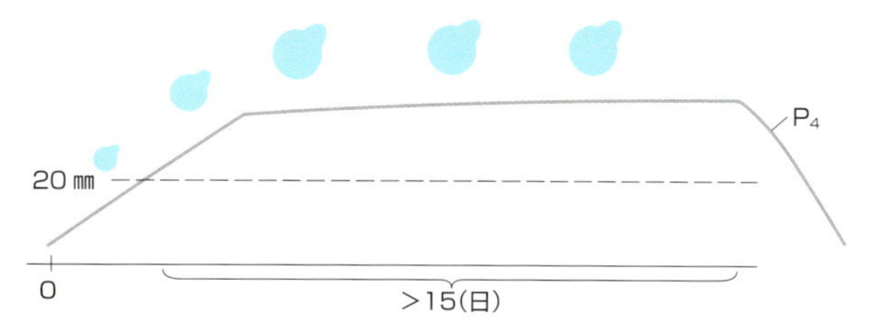

図6　黄体遺残の卵巣動態
妊娠していないにもかかわらず黄体が長期間維持され，発情を発現できない。

原因：原因は十分に分かっていないが，**子宮内の異物**(胎子，膿，粘液の存在)，**子宮内膜の炎症による子宮内膜機能の乱れ**($PGF_{2\alpha}$ 産生の阻害など)により発症することが考えられる。また，急激なストレス(暑熱)に曝露することでも引き起こされることがある。過去の報告では，乳牛において分娩後に胎盤停滞または子宮炎(産褥熱)を発症した牛[10]，また分娩後の泌乳量が多い牛[11]で黄体期が延長する個体が増えることが示されている。そのため，代謝負荷がかかっている牛，また子宮内膜に何らかの異常があることが危険因子になると推測される。

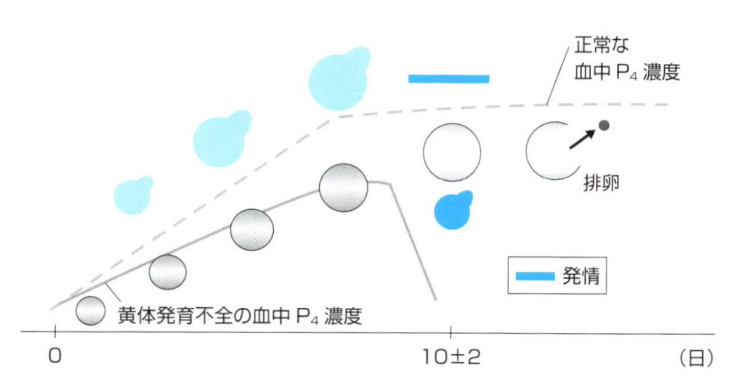

図7　黄体発育不全の卵巣動態
黄体の発育が不十分(大きさが正常の黄体と大きく変わらない場合もある)で，P_4 産生・放出機能が不十分な黄体。牛によっては黄体が早期に退行してしまい，発情周期が短くなり，前回の発情から10±2日で発情が回帰することがある。

処置：黄体が存続することで発情が発現しないため，$PGF_{2\alpha}$ の筋肉内投与が第1選択になる。また，子宮の異常(異物，内膜の炎症，分娩後に胎盤停滞または子宮炎の既往歴あり)が疑われる場合は $PGF_{2\alpha}$ 投与に加えて，子宮内注入や子宮洗浄も実施する。

2）発情周期が不規則

①黄体発育不全

病態：黄体発育不全は，黄体の**発育が不十分**(大きさが正常の黄体と大きく変わらない場合もある)で，**P_4 産生・放出機能が不十分な黄体**のことである。牛によっては黄体が早期に退行してしまい，発情周期が短くなり，前回の発情から10±2日で発情が回帰することがある(図7)。

原因：排卵卵胞の発育が悪く，その卵胞から形成される黄体の形成が悪い場合に発症するとされている。卵胞刺激ホルモン(FSH)やLH分泌の不足，排卵卵胞や黄体のLH受容体不足により黄体の発育が低下することが考えられる。また，子宮内膜での $PGF_{2\alpha}$ の早い時期からの産生も原因の1つとして考えられている。

処置：黄体発育不全を繰り返す牛には，発情時にhCGの筋肉内投与を行う方法が推奨される。または，発情後もしくはAI後5日目にhCGを筋肉内投与することで元の黄体機能を増強，そして第1卵胞波主席卵胞を排卵させることで副黄体を形成し，黄体発育を回復させることで改善することができる。

3）発情持続時間が長い

①排卵遅延

病態：排卵遅延は，発情は発現して排卵まで至るが，**発情開始から排卵までの時間が延びてしま**

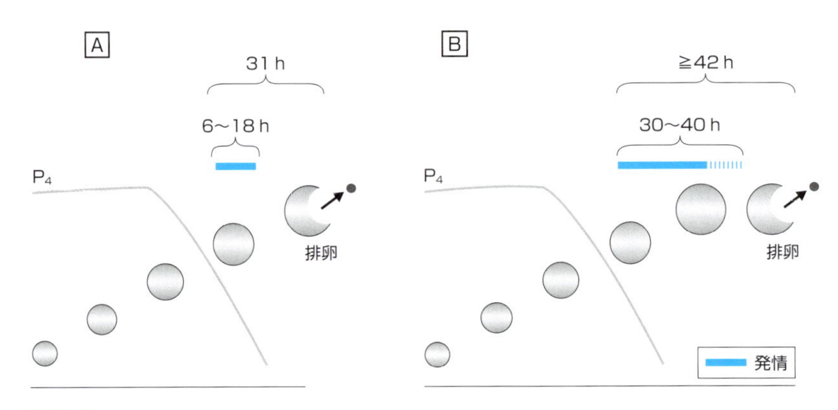

図8　通常の排卵（A）と排卵遅延（B）の卵巣動態
排卵遅延は，発情は発現して排卵まで至るが，発情開始から排卵までの時間が延びる。

うものをいう。通常，乳牛は発情開始から30時間前後で排卵するが，発情開始後42時間以降で排卵した場合を排卵遅延と診断する（図8）。

原因：原因は十分には分かっていないが，季節に関係なく特定の牛で繰り返し起こる場合と，暑熱期に増加する場合とがある。暑熱期に増加するのは，暑熱ストレスにより卵胞で産生されるE_2量が低下することが報告されており[12]，血中E_2濃度が十分に上昇しないため，LHサージが起きるまでに時間がかかり，ダラダラと発情が長引き，排卵までに時間がかかるのではないかと考えられている。

処置：発情持続時間が長い状況が2〜3回続く場合，次回の発情時に排卵前卵胞を確認し，同時に排卵誘発剤（GnRHまたはhCG）を筋肉内投与する方法が有効である。また，発情同期化を行うことで排卵時期をそろえることができる。

腟および子宮に関連する繁殖障害

腟および子宮関連の繁殖障害は卵巣関連の繁殖障害に比べて，診断とその後の処置が難しいところもあるが，「**直腸検査または超音波検査により子宮内に異常が確認**」される，または「**外陰部から異常な排出物（粘液以外のもの）があるか否か**」から評価する。腟および子宮に関連する繁殖障害としては，下記に挙げたものが考えられる。また，腟および子宮に関連する繁殖障害を診断するためのフローチャートを図9に示す。これは，長期未授精または複数回のAIで受胎しない長期不受胎牛に直面したときのアプローチとして作成したチャートである。最初に確認するのは，**外陰部から異常な排出物（粘液以外のもの）があるか否か**である。異常な排出物が観察されなければ，続いて卵巣の評価（黄体の有無，卵胞の大きさ）と発情の有無，発情周期の規則性に関して評価を行う。この時点で異常が確認されれば，卵巣関連の繁殖障害に対応する流れとなる。ただし，このときに直腸検査または超音波検査により子宮内貯留などの異常所見が認められた場合は，子宮への対応も考えていくことになる。異常な排出物としては，**膿（白色の塊）**または**尿**がある。排出物の評価をより正確に行うためには，**腟鏡**または**メトリチェック**などを使用し，実際の排出物を目で確認し，臭気の有無を確認するのが良い。

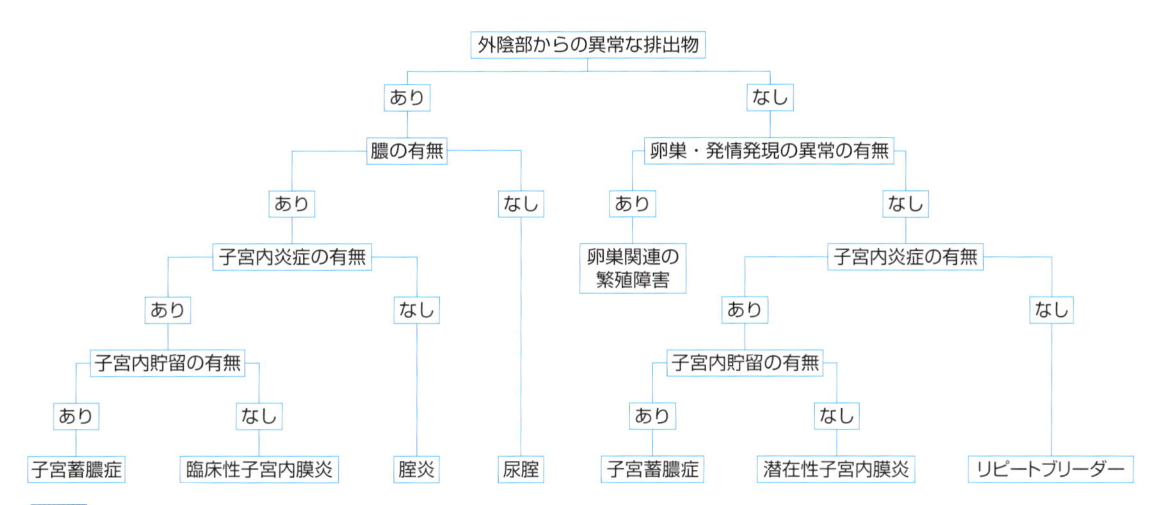

図 9 膣および子宮に関連する繁殖障害を診断するためのフローチャート

膣の異常
- 尿膣
- 膣炎

子宮の異常
- 子宮内膜炎
  - 臨床性子宮内膜炎
  - 潜在性子宮内膜炎
- 子宮蓄膿症

膣の異常

1．尿膣

病態：尿膣は膀胱より排出された**尿が膣内に逆流し，膣内に貯留した状態**である[1, 2]。程度が軽ければ，膣鏡検査で外子宮口の下側に数 mL 確認できる程度であるが(図 10 A)，重度になると外子宮口を覆ってしまうほど尿が貯留する(図 10 B)。貯留している液体がやや黄色味を帯びており，尿臭がすることで判断できる。

原因：子宮周辺の筋肉や間膜がゆるみ，生殖器全体が腹腔の方へ落ち込むことで，尿が逆流してしまうためと考えられる。高齢牛や栄養不足で筋肉量が不足し痩せた牛で多発する。

対応：程度の軽い尿膣では，分娩から日数が経過し筋肉量が回復してくると自然に回復する牛もいるが，重度の尿膣では，膣炎や子宮内膜炎になってしまう牛もいる。特に尿が**外子宮口を覆っている場合，発情時に子宮頸管が開き，尿が子宮内に逆流**する。液面が外子宮口よりも下で軽度であれば経過観察でも良いが，**尿量が多いと，繁殖に供するのは困難な場合が多い**[13]。

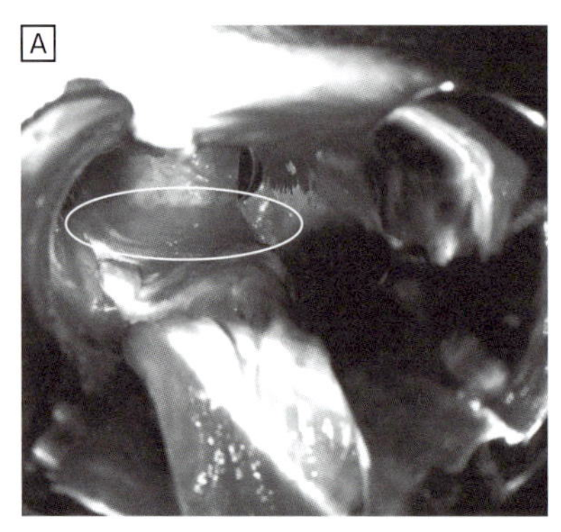

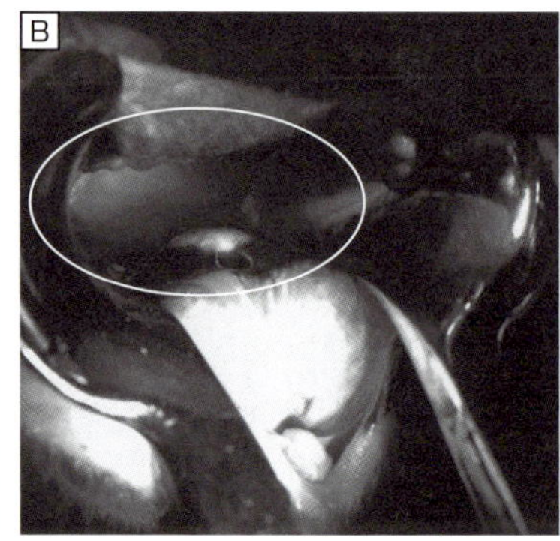

図10 腟鏡検査による尿腟の観察

A：軽度の尿腟，B：重度の尿腟（外子宮口が尿により覆われている）。

p.8，カラー口絵

2．腟炎

病態：腟鏡検査では，膿や腟壁の充血などが観察される。発情時の充血とは異なり，もっと赤味が強い印象となる。

原因：分娩時の損傷，難産，胎盤停滞および子宮炎に続発して発症する。経験的には，分娩時に腟内の損傷が認められると，重度の腟炎になる印象がある。また，過去の報告において，**腟内の膿の存在は必ずしも子宮内膜炎の発症を示唆しているわけではない**[14]が，**腟炎から続発して子宮内まで炎症が波及する可能性**がある。

処置：逆性石鹸入りのお湯（または生理食塩水）で腟洗浄する。数日おきに何回か繰り返し洗浄する方が良い。重度の場合は子宮内にも炎症が波及している可能性があるため，子宮内膜炎の処置も行う。

子宮の異常

1．子宮内膜炎

病態：子宮内膜に炎症が認められる状態である。子宮内膜炎は大きく２つに分類され，外陰部・腟内で膿が観察（正確には，外子宮口から膿が排出）されるものを**臨床性子宮内膜炎**，膿が観察されないものを**潜在性子宮内膜炎**という。

臨床性子宮内膜炎は腟内の膿の存在により診断されるが，過去の報告で，**腟に膿が観察された牛で，実際に子宮内膜にも炎症が確認された牛の割合は36～38％だった**と示されている[14]。これは，**腟の膿の存在だけでは必ずしも子宮内膜炎があるとは言えない**ことを意味している。子宮内膜炎の有無を評価する方法として簡易的かつ有効性が認められているのは，サイトブラシにより子宮内膜スメアを採取し，上皮細胞に占める多形核白血球（PMN）の割合を評価する方法である。

臨床性子宮内膜炎の場合は子宮内に滲出物が認められることもあるが，直腸検査で評価するのは難しく，超音波画像により確認できることがある。図11 Aでは子宮内にやや厚みのある高輝度の異物が確認できる。この牛に対して子宮内灌流を行ったところ，血液と膿片が認められた（図11 B）。超音波検査により子宮内膜炎の検出ができる可能性はあるが，超音波検査で子宮内に高輝度の線が確認された牛（子宮内貯留が認められた牛ではない）で子宮内を洗浄してみて膿片などが確認できた

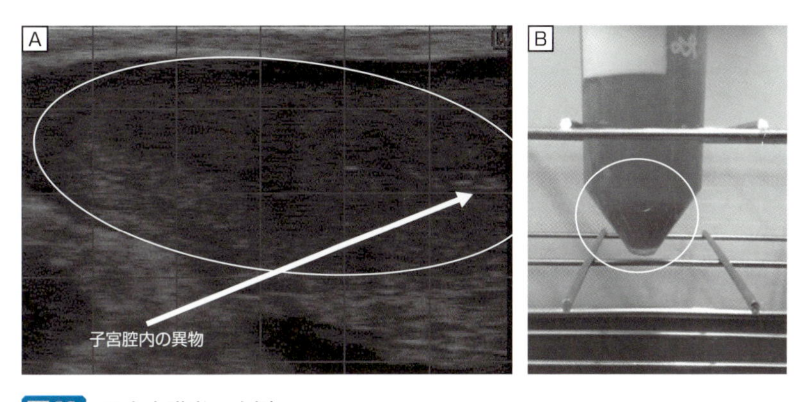

図11　子宮内膜炎の症例

A：子宮内膜炎の超音波画像，高輝度異物が確認できる。B：回収された子宮灌流液。血液と膿が回収された。

B：p.8，カラー口絵

のは50％程度，またサイトブラシによる評価で子宮内膜に炎症が確認されたのは30％程度であった（個人データ）。そのため，臨床性子宮内膜炎の診断を正確に行うのは難しいところがある。

潜在性子宮内膜炎は膿も確認できず，また超音波画像からも子宮の異常を確認することは困難であると考えている。図12 Aは潜在性子宮内膜炎であった牛に子宮内灌流を行った際の回収液である。回収液（子宮灌流液）に膿などはなく，異常は認められないように見えるが，サイトブラシによる子宮内膜スメアのスライドグラスへの塗抹標本に対してメイグリュンワルド・ギムザで染色を行ったところ（図12 B），PMNが多数確認された（計測された全細胞の15.0％）。そのため，サイトブラシ法により子宮内膜の炎症を確認するのが確実な診断方法であろう。これらのことを踏まえて著者は，**正常な発情で3回AIをしても受胎しない場合は，潜在性子宮内膜炎を疑い**，子宮に対する処置を行うようにしている。

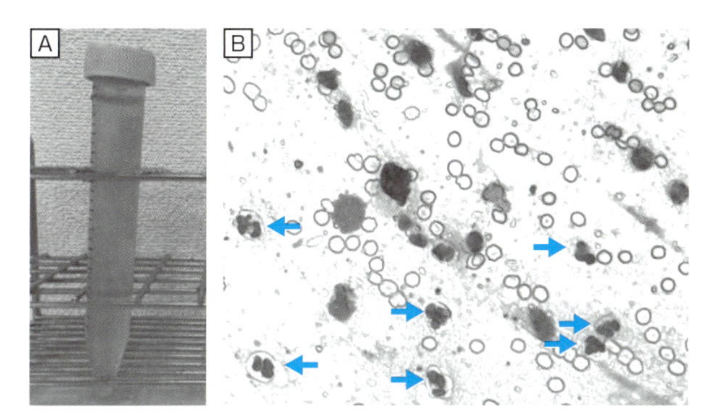

図12　サイトブラシによる潜在性子宮内膜炎牛の子宮灌流液（A）と子宮スメアの顕微鏡写真（×400）（B）

A：子宮灌流液。B：メイグリュンワルド・ギムザ染色。矢印はPMNを示す。
子宮灌流液には膿などなく，異常は認められないように見えるが，子宮スメアではPMNが多数確認できる（計測された全細胞の15.0％）。

p.8，カラー口絵

原因：分娩後の子宮修復の遅延（難産，子宮炎，胎盤停滞など），免疫機能の低下に伴い子宮内に侵入した病原性細菌の排除低下，分娩後の栄養不足など様々である。特に，潜在性子宮内膜炎発生の危険因子としては，分娩後1週の高β-ヒドロキシ酪酸（≧1,100 μmol/L）と高ハプトグロビン（≧0.8 g/L），そして分娩時の低BCS（≦2.75）との報告があり[15]，分娩後に子宮炎や胎盤停滞などの周産期疾患や分娩時の難産を経験していない牛であっても子宮内膜炎を発症することが示唆され，これらの要因から**分娩前後の栄養管理**が潜在性子宮内膜炎の発生に重要な影響を与えることが考えられる。

処置：臨床性・潜在性子宮内膜炎では子宮内注入が第1選択となる。注入するものは抗菌薬や

第5章

2.0%ヨード剤を使用することが多い。注入量は50～100 mLで子宮体部に注入し，子宮をよく揉み，全体に行き渡るようにする。子宮内膜炎が重度であったり，数度の子宮内注入でも治癒しない場合は，子宮洗浄を行うのが良い。生理食塩水1～2 L（子宮内の汚れの程度に応じて）で子宮内を灌流する。

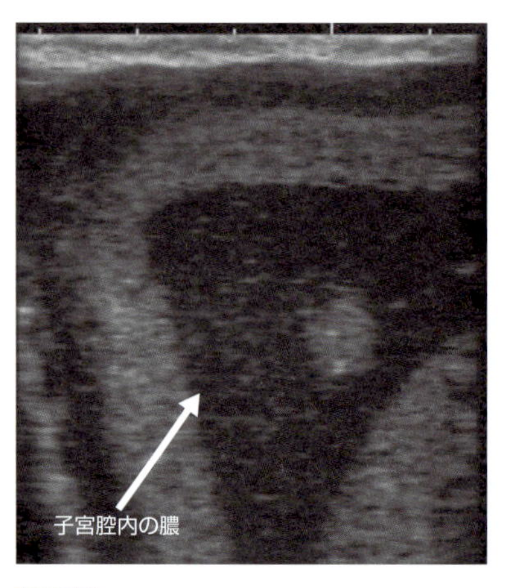

図13　子宮蓄膿症の超音波画像
高輝度の子宮内貯留物が確認できる。

2．子宮蓄膿症

病態：子宮蓄膿症は子宮腔に膿または膿様滲出物が貯留する状態である[1,2]。貯留する膿の量は50 mL～十数Lと様々である。腟鏡検査では，一般的には外子宮口から膿様物が観察されることはないが，膿の排出や腟壁の充血などが観察されることもある。直腸検査では，膨満した子宮が触知され，子宮壁は薄く感じられる。卵巣には黄体が確認される。超音波検査を行うことで診断精度が高くなる。超音波画像では，図13のように子宮腔内に高輝度の貯留物が確認でき，子宮をプローブで押すと，貯留物が動く様子が観察される。

原因：分娩後の子宮修復の過程で，子宮内に微生物が感染し，炎症が残っているにもかかわらず黄体が形成され，子宮内容物を排出することができず，発症するケースが多いと考えられる。その結果，子宮内での微生物の増殖と膿の産生が増加し，さらに，子宮内の膿により子宮内膜で黄体退行因子の$PGF_{2\alpha}$が正常に産生・放出されなくなることで，黄体が退行しなくなる。そのため，黄体遺残の状態になり，無発情となる。分娩後に子宮炎や胎盤停滞などを発症した牛で発生が多いと考えられる。

処置：$PGF_{2\alpha}$の筋肉内投与で発情を誘起し，子宮頸管の拡張，子宮収縮を促し，子宮内の膿を排出するのが第1選択となる。黄体退行が誘起されると速やかに膿が排出され，子宮が元に戻る。しかしながら，子宮内に膿が残存し，子宮内膜が正常化するのに時間を要することがあるため，1～2回の発情周期を経たのちに，再び子宮内に膿が貯留して再発することもある。そのため，子宮内容物が排出されたのち，子宮内注入（抗菌薬，ヨード剤）を行うと治癒が早まることもある。また，牛によっては$PGF_{2\alpha}$に反応しないことがあり，その場合は子宮洗浄を行う。子宮蓄膿症は個体によっては長期間にわたり再発するので，根気よく治療する必要がある。

文　献

1）中尾敏彦，津曲茂久，片桐成二 編：獣医繁殖学 第４版，文永堂出版，東京（2012）
2）小笠 晃，金田義宏，百目鬼郁夫 監：動物臨床繁殖学，朝倉書店，東京（2014）
3）Garverick HA：*J Dairy Sci*, 80, 995-1004（1997）
4）Gümen A, Sartori R, Costa FMJ, et al.：*J Dairy Sci*, 85, 43-50（2002）
5）Gümen A, Wiltbank MC：*Reproduction*, 129, 737-745（2005）
6）Gümen A, Wiltbank MC：*Theriogenology*, 63, 202-218（2005）
7）Kim IH, Suh GH, Kim UH, et al.：*Anim Reprod Sci*, 95, 206-213（2006）
8）Kim IH, Kim UH：*Anim Reprod Sci*, 98, 197-203（2007）
9）Wilson SJ, Marion RS, Spain JN, et al.：*J Dairy Sci*, 81, 2124-2131（1998）
10）Opsomer G, Gröhn YT, Hertl J, et al.：*Theriogenology*, 53, 841-857（2000）
11）Kafi M, Mirzaei A, Tamadon A, et al.：*Theriogenology*, 77, 421-429（2012）
12）Wolfenson D, Lew BJ, Thatcher WW, et al.：*Anim Reprod Sci*, 47, 9-19（1997）
13）Gautam G, Nakao T：*Theriogenology*, 71, 1451-1461（2009）
14）Dubuc J, Duffield TF, Leslie KE, et al.：*J Dairy Sci*, 93, 5225-5233（2010）
15）Dubuc J, Duffield TF, Leslie KE, et al.：*J Dairy Sci*, 93, 5764-5771（2010）

索　引

欧文

あ

か

さ

た

な

は

ま・や

ら

人も動物も大切なのは 健康な日々だから

動物用医薬品

生菌製剤

獣医用宮入菌末

【効能効果】単純性下痢の予防・治療
【包　　装】500g（50g×10包）
【対象動物】牛、馬、豚、鶏

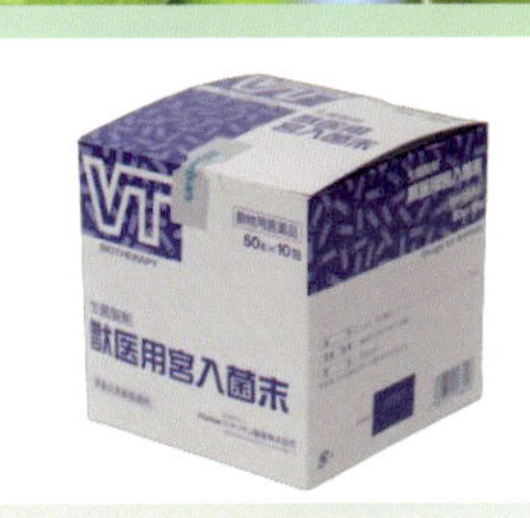

止瀉・消化器疾患改善剤

動物用ミヤリサン

【効能効果】下痢における症状改善
消化器疾患、消化器衰弱、食欲不振における症状改善
【包　　装】500g（50g×10包）
【対象動物】牛、馬、豚、緬・山羊、鶏、犬、猫

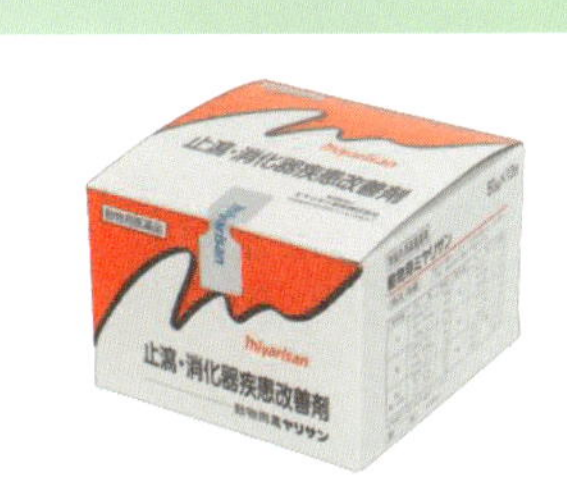

乳酸菌配合生菌製剤

ボバクチン®

【効能効果】第一胃異常発酵の治療
【包　　装】5kg（500g×10包）
【対象動物】成牛および育成牛

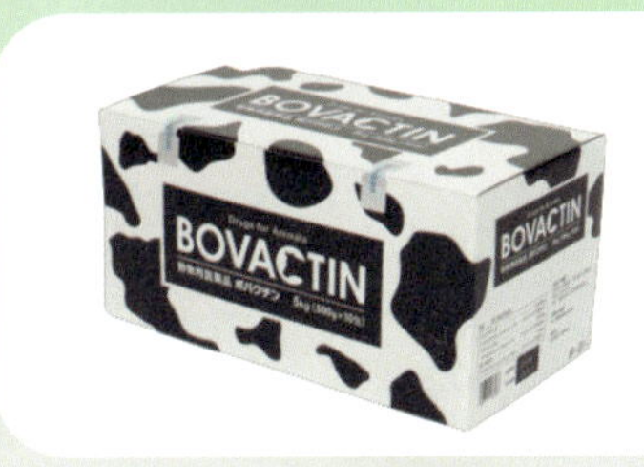

飼料添加物

【A飼料】

ミヤゴールド®

成長促進・飼料効率改善に

混合飼料

【A飼料】

ミヤゴールド®アクアNEO

水への溶解性が良い飲水添加タイプです！！

企業情報・製品情報が掲載されているホームページを公開中!!
動物用医薬品の詳細情報は添付文書をご参照ください。

https://www.miyarisan.com

Miyarisan

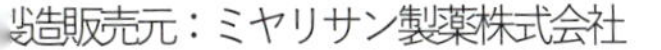
製造販売元：ミヤリサン製薬株式会社

製品お問合せ・資料請求先
ミヤリサン製薬株式会社
〒114-0016 東京都北区上中里1-10-3　TEL:03-3917-1191　FAX:03-3940-1140

2441297

動物用医薬品
要指示医薬品

あすかアニマルヘルスの
牛繁殖用ホルモン剤

膣挿入プロゲステロン・エストラジオール安息香酸エステル配合剤

プリッド® デルタ

性腺刺激ホルモン放出ホルモン製剤

コンサルタン® 注射液

劇 プロスタグランジン$F_{2\alpha}$類縁体製剤

レジプロン®-C
レジプロン®-C 20

エストラジオール安息香酸エステル注射液

動物用オバホルモン® 注

注射用ヒト絨毛性性腺刺激ホルモン

動物用ゴナトロピン® 3000

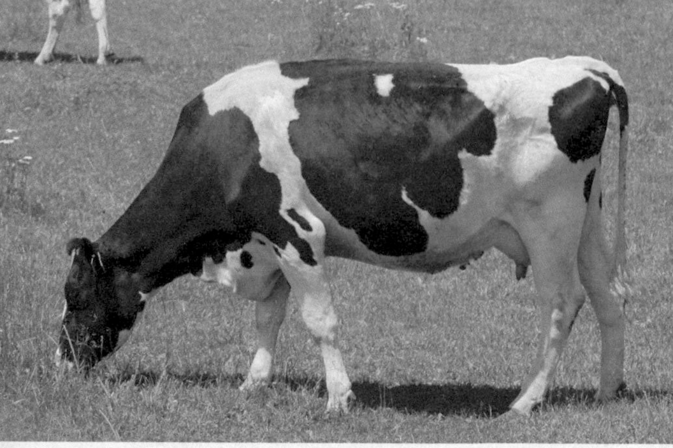

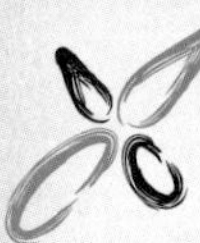

製造販売元
あすかアニマルヘルス株式会社
東京都港区芝浦二丁目5番1号
TEL. 03-5439-4188 FAX.03-5439-4191
URL:https://www.aska-animal.co.jp

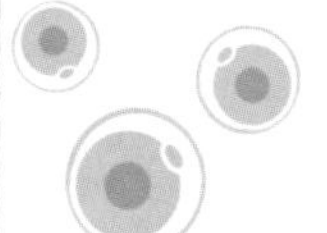

採卵/移植でも大好評!!!

繁殖対策に使われて半世紀以上

アドヘルス
アドヘルスペレットK

リゾープス麹エキス(RU)含有　混合飼料[A飼料]

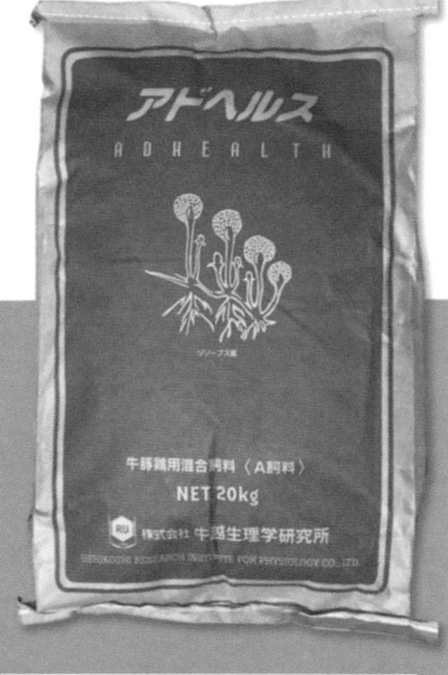

黒毛和牛にアドヘルスを
100g20～100日間給与

採卵
給与区:4頭
対照区:10頭

	給与区	対照区
平均採卵数	13.8	3.5
正常卵率	98%	51%
Aランク卵率	65%	14%

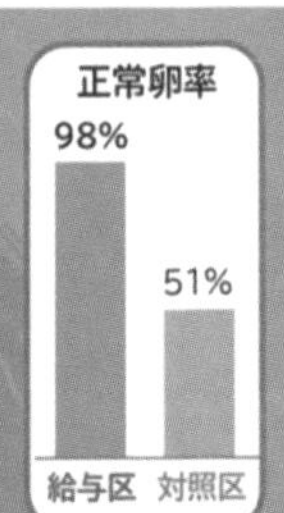
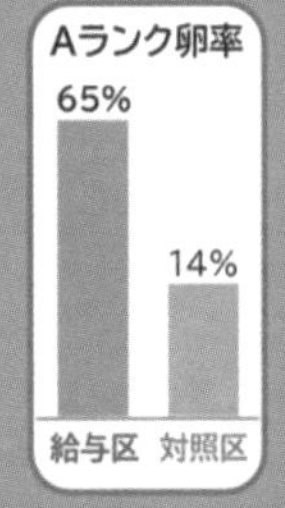

参照元:社内資料

株式会社牛越生理学研究所
千葉県佐倉市石川601-1
TEL.043-485-2324 / FAX 043-485-6643

imv imaging authorised partner

ハイエンド ポータブル スキャナ
超音波画像診断装置

EXAPad mini エクサパッド ミニ

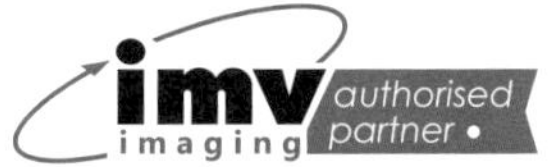
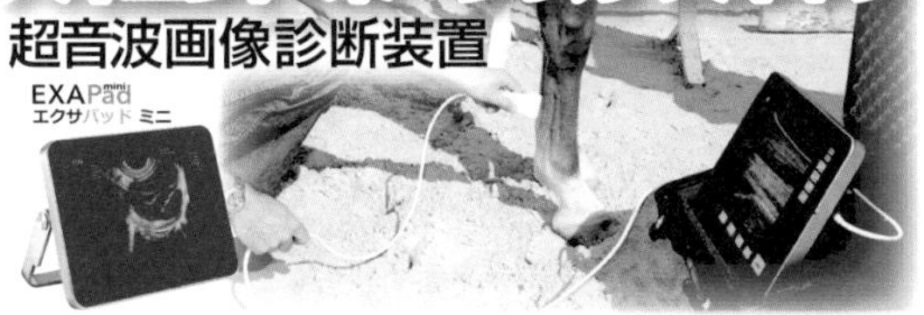

繁殖診断/腹部診断/腱診断

- 高画質エコー、最新技術を駆使して高鮮明なイメージを表現。
- ポータブル、軽量、人間工学に基づいた直感的な使用感。
- OPU(経膣採卵:OvumPick-Up)プローブが使用可能
- 各種診断から肉質測定まで、2MHz～10MHzの8種類プローブで対応可能!!

オプション

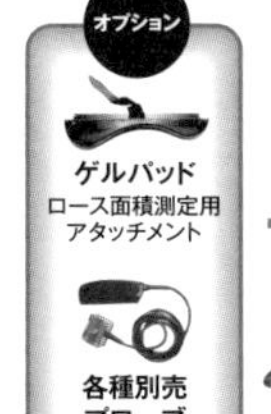
ゲルパッド
ロース面積測定用アタッチメント

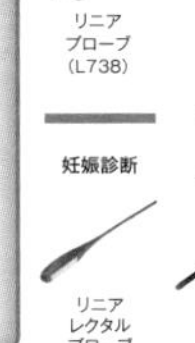
各種別売プローブ

腹部診断	大動物腹部診断	小動物の腹部診断心臓診断	小動物の腹部診断心臓診断
リニアプローブ(L738)	コンベックスプローブ(C360A)	コンベックスプローブ(C320A)	マイクロコンベックスプローブ(C614)

妊娠診断	馬や羊の受精卵移植用	背脂肪筋肉の深さロース断面積	背脂肪筋肉の深さロース断面積
リニアレクタルプローブ(LR760)	OPUプローブ(E610A)	牛肉質測定用プローブ(L3180B)	豚肉質測定用プローブ(L3130B)

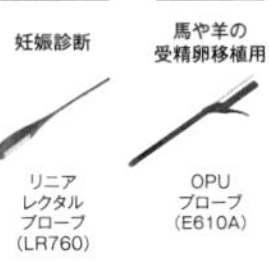
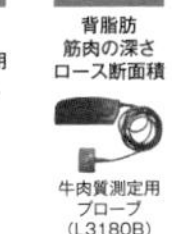
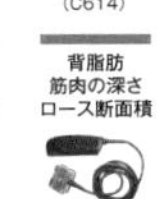
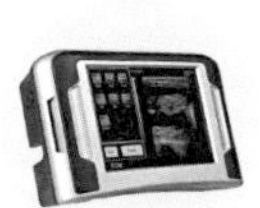
iMAGo

カラー対応 Easi-Scan:Go が新登場!

AIによる新機能も搭載
詳細は動画にてご確認ください!

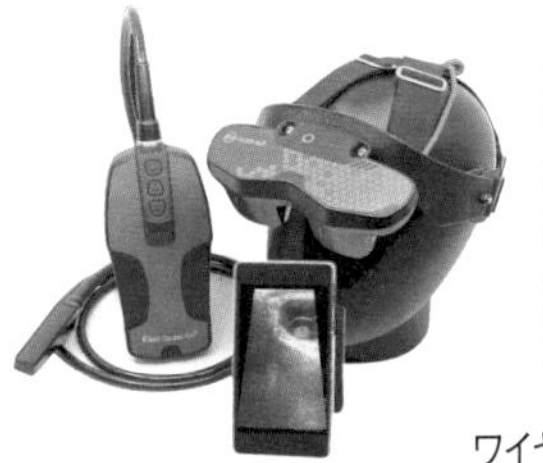
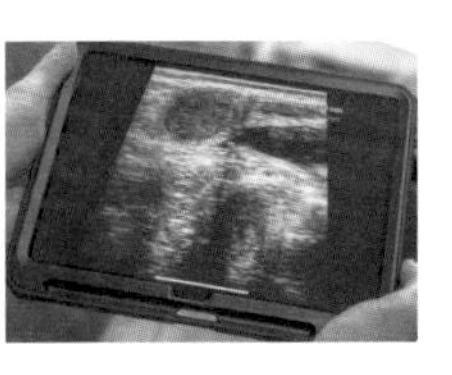

ワイヤレス超音波画像診断装置
イージースキャン ゴー

- 重量800gと軽量で水洗い可能
- ワイヤレス有機ELゴーグルに接続
- 無料APPを利用して、スマートデバイスに接続
- 保存した画像や動画はクラウドへ自動アップロード

動画配信中

Way Ahead

株式会社フロンティアインターナショナル
Frontier International Co.,Ltd.

■本社/神奈川県川崎市麻生区五力田2-9-1
■町田事務所/東京都町田市忠生3-1-50
TEL.044-980-2226　FAX.044-980-2270
http://www.frontier-intl.co.jp/

著者プロフィール

三浦亮太朗（みうら りょうたろう）
日本獣医生命科学大学 獣医学部獣医学科 産業動物臨床学研究室 准教授。博士（獣医学）
2011年帯広畜産大学畜産学部獣医学科卒業，2015年3月岐阜大学大学院連合獣医学研究科博士課程修了（帯広畜産大学配属 獣医臨床繁殖学研究室），同年4月より農研機構 動物衛生研究所（現 農研機構 動物衛生研究部門）特別研究員，2016年日本獣医生命科学大学 獣医学部獣医学科助教，2019年同 講師を経て，2023年より現職。専門は，牛の発情および排卵時期の予測，分娩後の子宮修復のメカニズム，リピートブリーダーの発生要因の探索に関する研究。

診療に活かす！ ホルモンからおさえる牛の繁殖

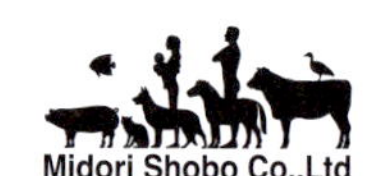

2024年12月30日 第1刷発行

著　者……………………三浦亮太朗
発行者……………………森田浩平
発行所……………………株式会社 緑書房
〒103-0004
東京都中央区東日本橋3丁目4番14号
TEL 03-6833-0560
https://www.midorishobo.co.jp

編　集……………………石井秀昌，島田明子
カバーデザイン…………尾田直美
印刷所……………………アイワード

©Ryotaro Miura

ISBN978-4-86811-013-2　Printed in Japan

落丁・乱丁本は弊社送料負担にてお取り替えいたします。

本書の複写にかかる複製，上映，譲渡，公衆送信（送信可能化を含む）の各権利は株式会社緑書房が管理の委託を受けています。

JCOPY〈（一社）出版者著作権管理機構　委託出版物〉
本書を無断で複写複製（電子化を含む）することは，著作権法上での例外を除き，禁じられています。本書を複写される場合は，そのつど事前に，（一社）出版者著作権管理機構（電話 03-5244-5088，FAX03-5244-5089，e-mail：info@jcopy.or.jp）の許諾を得てください。また本書を代行業者等の第三者に依頼してスキャンやデジタル化することは，たとえ個人や家庭内の利用であっても一切認められておりません。